守護大腦的激活配方

MEDICAL MEDIUM
BRAIN SAVER
PROTOCOLS,
CLEANSES&RECIPES

激活淨化法7階段，修復大腦損傷與排毒

慢性疲勞症候群、癲癇、頭暈、耳鳴、無法思考或腦霧等久治不癒的症狀都可獲得解答。

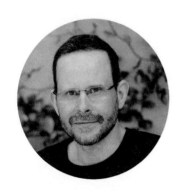

紐約時報NO.1暢銷作家
醫療靈媒
安東尼·威廉 (Anthony William) 著
郭珍琪、吳念容 譯

晨星出版

醫療靈媒
致未來健康將面臨挑戰的人

　　如果你曾經失去希望，當你打開這本書時，你即是打開一扇通往療癒的窗口。牢記這些話，因為它們會深入你的靈魂，生根發芽，開花結果。多年來，許多早你一步踏上這條療癒之旅的人已經得到療癒，你也可以成為其中之一，下一個就是你。

—— 安東尼·威廉

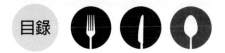

第五部
大腦和靈魂的康復之道　309

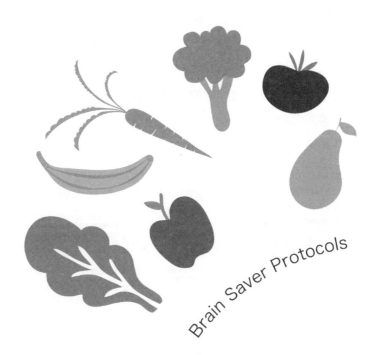

Brain Saver Protocols

前言

安東尼具有上師、守護天使和療癒的天賦，與我親如兄弟，他是一位真好男人與無可挑剔的朋友，我愛安東尼，我們相互支持，他總是在我身邊。如果你仔細觀察，你會明白我不是因為他的通靈天賦而吹噓。我對安東尼的高度評價是源自於我遇過許多大師和療癒師的經歷，這些人當中有真有假。

在我們這一代，出現了一個真正的先知（和傾聽者）：醫療靈媒。

一九九○年，我從烏拉圭的醫學院畢業，搬到紐約，專攻內科與心血管疾病，生活形態突然改變。以至於我完全沒有意識到，經過四年的訓練，我的體重過重，罹患大腸激躁症和嚴重過敏，更糟的是我很沮喪，根本無法正常工作。

在我看過腸胃專家、過敏專家和精神科醫生後，我得到三種診斷，拿到七種藥物處方籤。我盯著處方，內心深處不斷吶喊：「一定還有別的出路」，於是我開始探索。我曾在印度寺院待過一段時間，遇到我們這個時代最有影響力的大師。我見過許多療癒師、治療專家、醫生、醫療從業者、教練、薩滿巫師、靈媒和女巫，次數多到我都記不得了。我找到透過排毒和腸道修復的方法治癒自己，成為一位著名的功能醫學醫生，寫了四本書，分享我所知道的一切，並且找到一個團隊，協助我分享我不知道的一切，幫助了成千上萬在康復過程中的人。我經常和他們一起去諮詢其他的專家或治療師，我想學習、觀察和理解什麼是有效的，在治療的領域中我的經驗算是非常豐富。

但沒有什麼比安東尼所說的更讓我頭暈目眩，摸不著邊，主要是因為它的成功率。

早在十多年前遇到安東尼，當時醫療靈媒系列書籍尚未出版。在我的第一本書發表會上，我們的一位共同朋友將他介紹給我。朋友把我拉到一邊，告訴我安東尼聽到一個聲音，有關健康和疾病的資訊。我立刻對他產生興趣，心想，這是真的嗎？是他有精神病，應該服用精神藥物？或是言之有理？當我們開始交談

時，我批判性地觀察安東尼，而不只是聽他究竟在說什麼。他說的是真的嗎？他真的聽得到聲音嗎？那聲音是從哪裡來的？告訴他的事情是準確的嗎？傳達的資訊真的有幫助嗎？

在我們一開始談話時，我以為他很害羞。過了五分鐘，我意識到他一點也不害羞，實際上他活潑外向，溝通風格不僅有趣而且誠實，他的措辭非常精準且思緒條理分明，在談論疾病時充滿說服力，彷彿是一名醫生。當時他的信息對我而言，就像《星際大戰》的電影一樣不可思議。不過，我被說服了。他聽到一個聲音，但接下來的問題是，這個聲音知道祂在說什麼嗎？對我來說，衡量的方法就是搜索各種研究和試驗發表文獻，證明祂所說的在科學和醫學上是經過醫學證實的。另一種方法則是根據結果來判斷，於是我兩者並行。

但在研究和出版文獻方面，卻都沒有什麼進展。原來，他的信息聲音是領先許多出版物。安東尼分享的訊息精髓之一，是大多數慢性病和許多急症都是由病毒引起。有些病毒可能在體內潛伏多年，只有在你的免疫力下降時才會引起麻煩。有些是很久以前的病毒、有些是變種和一些尚未被發現的病毒。其中有些我們早已知道，而且無處不在，甚至在例行檢查中不會被列入檢測的內容，例如皰疹病毒，但它每隔一段時間就會引起嘴唇疼痛。我們不會害怕這些病毒，並與之共存。另一個主要的例子就是安東尼一直提及的 EB 病毒（人類皰疹病毒第四型），它是許多症狀和疾病的根源。安東尼告誡我們，幾乎每個人都接觸過 EB 病毒，它駐紮在我們的器官和腺體中，可能處於休眠或低度活躍的狀態，最終影響我們的中樞神經系統。許多人在嬰兒時期就從父母那裡得到 EB 病毒，而父母也是從他們的父母那裡得到的。大家都知道，傳染性單核細胞增多症又稱「接吻病」，EB 病毒通常是透過唾液傳染的。

在研究中，我從這些理論多少有些理解，即癌症等某些疾病可能與病毒有關。自從醫療靈媒系列著作問世後，自體免疫醫師社群議論紛紛，認為自體免疫疾病可能是由常見的病毒所引發。但在我為第一本醫療靈媒著作寫前言近十年後，現在他們說 EB 病毒會導致多發性硬化症（MS），而安東尼早在第一本書中就提到過 MS 的真正原因是 EB 病毒。安東尼提供有關 EB 病毒是如何導致與多發性硬化症相關和神經系統症狀的細節，目前這項研究正加速進行中，但安東尼

十多年前就告訴過我，當時我心生懷疑，現在卻成為媒體頭條。文章中指出長新冠症狀與 EB 病毒的重新激活有關，皆是安東尼已發表過的內容。

我相信，這些例子正說明安東尼是從一個知道祂在說什麼的源頭獲得信息，而且這些訊息來源往往超前科學證據十年以上。

身為一名功能醫學醫生和心臟病專家，我的患者大多有許多慢性疾病。我用各種方法，將安東尼的教導應用在大多數患者身上，因而讓我成為一名更好的醫生，幫助一些以前無法幫助的人。

這就是為何我很高興看到安東尼的最新著作《守護大腦的飲食聖經》和《守護大腦的激活配方》、《守護大腦的療癒食譜》* 出版。大腦是我們最不瞭解的器官，但對我們的生活體驗影響卻是最大的，我們可以用人工移植的心臟、腎臟、肝臟、肺和其他器官來延續我們的生命，但當患者被判定腦死時，醫生就會建議拔管。

我迫不及待想與你們分享這些書，希望它們能為你帶來你一直在尋找的治癒方法。

懷著無比的愛與尊重

亞歷杭德羅·榮格，醫學博士（Alejandro Junger, M.D.）

《紐約時報》暢銷書《Clean, Clean Eats, Clean Gut》和《CLEAN 7》作者

---

* 編注：因原書 BRAIN SAVER PROTOCOLS,CLEANSES&RECIPES 內容龐大，故將其分為《守護大腦的激活配方》與《守護大腦的療癒食譜》兩本書。

作者小記

《守護大腦的飲食聖經》成為兩本書之來龍去脈

「安東尼，這本書超過一千頁，實在太大本了，無法裝訂。」那是我在交出《守護大腦的飲食聖經》手稿後一週從出版商那裡接到的電話。

我一點都不驚訝。在寫《守護大腦的飲食聖經》從幾個月到幾年裡，我看著書桌上堆積如山的手稿，任何知道我在做什麼的人都會問，「難道你還沒有寫完嗎？」

這時我會說：「人們需要答案」，然後又埋首繼續寫。

一開始我並沒有打算寫這麼大的一本書，但我意識到，如果我要讓人們知道這些資訊，總有一天我要完成這本書。然而，訊息不斷湧現，世界變化之快，人們的病情越來越重，慈悲高靈預先警告我未來五到十年及以後會發生的事情。

我每天花 20 小時，甚至 22 小時，接收來自慈悲高靈的信息，有時燈還開著在辦公室地板上倒頭就睡。醒來，又開始新的一天。如果你問從我的書中可以學到什麼，那就是我相信人們應該盡可能照顧好自己，吃好睡飽、曬太陽、散步等等。儘管如此，在我接收高靈的聲音並履行上帝給我的任務時，我卻忽略了自己的需求，這讓我感到內疚。我經常提醒別人，生命很短暫，如果我消失並離開這個地球，是因為在巨大的壓力下蠟燭兩頭燒，以及外在黑暗的力量試圖熄滅這道光，這樣世界就不會再收到高靈的預言。很多時候，我開玩笑說，我坐下來和高靈一起研究資訊的時間，足以把我坐的椅子燒出一個大洞。這個玩笑現在近乎事實，也是我最終扔掉椅子那一刻的情景——整個坐墊嚴重下陷毀損。

我不斷強調，在接收慈悲高靈的訊息時，眼前是一片刺眼的迷霧——感覺身在異處被一股能量包圍，不過我知道我仍在原地，因為此刻的我完全是清醒的。在我寫《守護大腦的飲食聖經》的大部分時間裡，我都身在白雲中。因為

高靈希望我不僅能在視覺上看到我聽到的文字所代表的圖像，甚至還能感受人們在病痛中的痛苦。這片白雲讓我脫離個人的生活、責任和經歷，這樣我才能專注在高靈給我的信息和他人的痛苦上。不僅是接收信息與寫下來，而是關於接收完整的體驗，並將其與其他人在為健康奮鬥過程連結起來。這種感覺如同悲喜交加的雲霄飛車——悲傷於人們所經歷的病痛；欣喜於這可能是他們打開克服疾病的機會之門。一旦我收到訊息並找出其中的連結後，我必須學習與研究高靈提供的這些內容。

年復一年，我與慈悲高靈合作寫另一本書時，我注意到我聽到的聲音依然沒變，但身為人類的我正在改變。這種變化來自於意識到這個星球上有超過 80 億的人最終會生病，並且不是所有人都有機會體驗到高靈在我面前所傳遞的訊息。這正是旅程中困難的部分之一：知道有些人會找到這些救命寶典，有些人不會。小時候，我以為每個人在面臨健康挑戰時，肯定都能收到來自高靈的智慧。相較於年輕時，滿懷信心以為所有人都能找到這些訊息，長大後，才知道這似乎不太可能。隨著時間流逝，帶著這份領悟我不斷在改變，因此，當我接收高靈訊息和寫關於在這個世界生存有多困難的書時，我一直在追問高靈「為什麼」和「怎麼會這樣」，以及其他的問題。

寫作過程也讓我親身體驗到人們的經歷。當我掙扎去沖澡、洗臉、刷牙、換衣服時，想到了慢性病患者的困境，當他們試圖完成無病痛之人視為理所當然的日常瑣事。我的難題只在於時間太少，與面臨病痛或限制性症狀的人相比，這些瑣事如同登山一樣艱難，因此我更要支持那些在康復過程中努力照顧自己的人。

我也能理解慢性病患者，因為在我寫《守護大腦的飲食聖經》時，我與親朋好友失去聯絡，犧牲與家人相處的時間。通常，我熱愛觀察四季的變化，我喜歡聽小鳥吱吱聲、聽風聲，我喜歡看樹葉和草地變色，但我真的不記得在寫這本書時是否享受過這些時光。我不是在抱怨，這些都只是小事。那些長期患病或受苦的人要跨越的難題更大，他們的犧牲和損失可不止這些。我總是在接收來自高靈的訊息時想到他們。當他們翻開這些書，踏上從灰燼中崛起的旅程時，他們的生命將出現喜悅的曙光。

讓我們回到《守護大腦的飲食聖經》是如何變成兩本書的話題。慈悲高靈的訊息源源不絕，我根本無法停筆，但我必須臣服並將信息傳遞給需要的人。我本來打算將這些訊息全放在一本書中，這樣你就可以一次掌握所有的答案。但當出版商打電話告訴我這本書有多大時，我不得不面對現實：沒有人願意拿一本 5 公斤的書，更不用說那些正面臨神經系統症狀的人。

　　我糾結於哪些內容應該取捨。很明顯所有內容都需要保留。醫療靈媒信息解釋許多關於慢性疾病醫學新知尚未引用的來源，例如 EB 病毒導致多發性硬化症的部分。我諮詢慈悲高靈，答案很明確：這些訊息都要傳達給讀者。例如，醫療靈媒對長新冠症狀的某些見解，本身就是一個治癒的答案。當讀者看到世界上流傳的信息最初來是自醫療靈媒的教導時，他們就有機會發現全貌，尤其是如何治癒的全貌。

　　我一直在想如何精簡這本書，有些內容會引起爭議，值得發表嗎？反正，關於慢性病的真相早就備受爭議，我也已經談論和書寫這麼多年了。在大多數情況下，慢性病沒有得到應有的重視。這是一個隱藏的爭議，直到你為慢性病患者挺身而出，說出他們為何受苦的真相，你才會意識到問題的嚴重性。那些出現症狀的人生命日漸暗淡，他們對自己的人生方向感到困惑和迷失，不知道自己為何生病，四處求醫仍徒勞無功，這使得他們的旅程更加艱辛。所以，是的！這一切訊息都要留在書中。

　　於是我採納出版商的建議，將《大腦》這本巨作變成配套書：《守護大腦的飲食聖經》和《守護大腦的激活配方》、《守護大腦的療癒食譜》*。將細節分類，兩本書同時出版，因此人們可以同時收到所有的信息。這兩本書都有必備的醫療靈媒工具——重金屬排毒、大腦激活療法和十四種因人而異的排毒法——完整出版。這樣，如果有人手邊只有一本書，他們也不會錯過關鍵的療癒資源。

　　接下來你將在〈如何應用本書〉章節中，閱讀到更多本書的相關內容，以及其配套書中可以找到的資訊。這兩本書是獨立的，每一本都有你現在可以應用的

---

* 編注：因原書 BRAIN SAVER PROTOCOLS,CLEANSES&RECIPES 內容龐大，故又將其分為《大腦的激活配方》與《大腦的療癒食譜》兩本書。

信息。正如你從我的分享中瞭解到為何這兩本書變成套書，只要你在生活中善用它們，你就能從中獲得最大的保護力。

如果要我給你關於如何閱讀這兩本書的建議，那就是：這些信息非常廣泛，編排上井然有序，一旦你讀完一遍，再讀一次會受惠更多，這會讓你的靈魂和大腦有機會接收和牢記所學的一切。當你每次閱讀時，你都可能會發現以前從未留意到的強大信息和領悟。

誠摯的祝福你

安東尼

「多年來，在協助許多人康復的過程中，慈悲高靈一直對我說，知道生病的真正原因是戰勝疾病的一半。知道該做什麼，該吃什麼，以及如何應用這些工具，就是戰勝疾病的另一半。」

—— 安東尼·威廉

如何應用這本書

有了這本書，可以設計個專屬自己的療癒計畫，讓你的健康達標。無論你的重點是心理健康還是身體健康，或是想緩解慢性症狀還是預防保健，想要徹底改變還是循序漸進，這些工具都在你身邊。

這不是一種方法用到底的手冊。每個人體內都有個別殘留的毒物、毒素、病原體、接觸源和情緒體驗，人們的健康狀況不盡相同，這就是為何這裡的信息要量身訂製，這樣你才有機會治癒。我一直強調沒有單一的「醫療靈媒方案」，我們有無數的醫療靈媒方案，這些工具可以根據你的個人需求無限客製化。在《守護大腦的激活配方》這本書中，提供一章又一章的治療選項，歡迎你來探索部分或全部，啟動身體自癒的能力。

第一部：〈補充品的重要性〉，這一章專門介紹如何成為自己健康的偵探，並避免在治癒過程中犯下易犯的錯誤。接下來是重要的〈補充品黃金法則〉，指導你從補充品清單到劑量，以及可即時緩解的九種醫療靈媒密集療法。〈補充品的重要性〉涵蓋 300 多種症狀和病症，可以作為你和家人在生活中面臨挑戰時，隨時可以翻閱的手冊。

第二部分：〈大腦的叛徒〉，深入探討在我們不知情的狀況下，那些破壞我們大腦和神經系統的食物、補充品和添加劑。你要想辦法從生活中限制或去除這些物質，以發揮更大的療效。這不是譴責療癒美食或覺得吃那些東西很不應該，而是為了讓你可以安心：在瞭解什麼對你的健康有益和無益的基礎上做出自在的選擇。

透過第三部〈大腦激活療法〉，你可以找到即時緩解大腦、神經系統和身體更深層問題的解方，然後根據需要，應用其中的食譜，使用專門的成分組合製作簡單的療癒「仙丹」。無論你的症狀為何，這三大類別（防護飲、轉換飲和安神飲）中的 30 種大腦激活療法可以滿足你的需求。這個最新的醫療靈媒工

具可以單獨靈活運用，或者你也可以嘗試七種安東尼大腦激活淨化法中的任何一種。

第四部：〈重金屬排毒〉，將已成為改變世界各地人們生活習慣的經典醫療靈媒工具提升到一個全新的層面。除了重申重金屬排毒果昔配方如何對大腦健康產生如此深遠的影響，以及我們為何需要它之外，本章還介紹新的主食：進階版重金屬排毒果昔，加上根除化學毒物果昔和進階版根除化學毒物果昔，搭配原始版果昔一起使用，可提供更有效的大腦排毒。為了獲得最大利益，請根據你的個人需求安排七種重金屬排毒淨化法中的任何一種。

第五部：〈大腦和靈魂的康復之道〉，這是你要不斷重溫的庇護所。生命是要付出代價的。當你疾病纏身無可奈何，或者看到親人受苦，或經歷情感傷害，你會很容易失去信心、失去自己。重點是，你有機會照顧自己受盡折磨的神經和破碎的靈魂，在這裡提供一些治療冥想和技術，專門用來提高你的能力，用以治癒本書中提及的症狀和狀況。你的痛苦不是自找的，這絕非你的錯，帶著這份新的洞見在生活中實踐，你一定會找回最真實的自我。

順帶一提，如果你想瞭解更多關於你的症狀的「原因」，本書的配套書《守護大腦的飲食聖經》有相關慢性身心痛苦原因的詳細信息。何謂當機的大腦、合金的大腦、病毒的大腦、情緒化的大腦、發炎的腦神經、耗竭的大腦、成癮的大腦、酸性的大腦？書中有 100 多種症狀的解釋，其中有一章專門討論焦慮、抑鬱、飲食失調、強迫症、躁鬱症、阿茲海默症和失智、成癮、倦怠和腦神經問題，包括迷走神經發炎。此外，還有如何在日常生活中減少接觸毒素和污染物，如何在抽血時保護自己，為什麼「適量」並不像聽起來那麼無害，以及如何重新檢視大腦的燃料。

無論你是兩本配套書一起使用，還是只有《守護大腦的激活配方》，請都將這些視為終生的參考指引，把它放在你的廚房、床邊或任何觸手可及的地方，如此一來你就可以繼續研讀頁面中的資訊。一旦你習慣一種最喜歡的工具，你可能會想嘗試更多。我們的需求和挑戰會隨著時間而變化，現在看似不相關的工具，未來可能會成為你的首選。你的大腦具有超越當今醫學和科學研究未知的治癒能力，好好善用這些知識，你將成為其他需要答案的人的燈塔。

「醫療靈媒資訊不是一種方案用到底。你可以安排適合自己症狀的內容，並盡一切可能進行治療。它有無窮的方案供你選擇，當你的癥狀無法緩解或多個症狀持續時，你更要瞭解細節。當你長期患病時，細節很重要；當你開始治療時，細節很重要。」

—— 安東尼·威廉

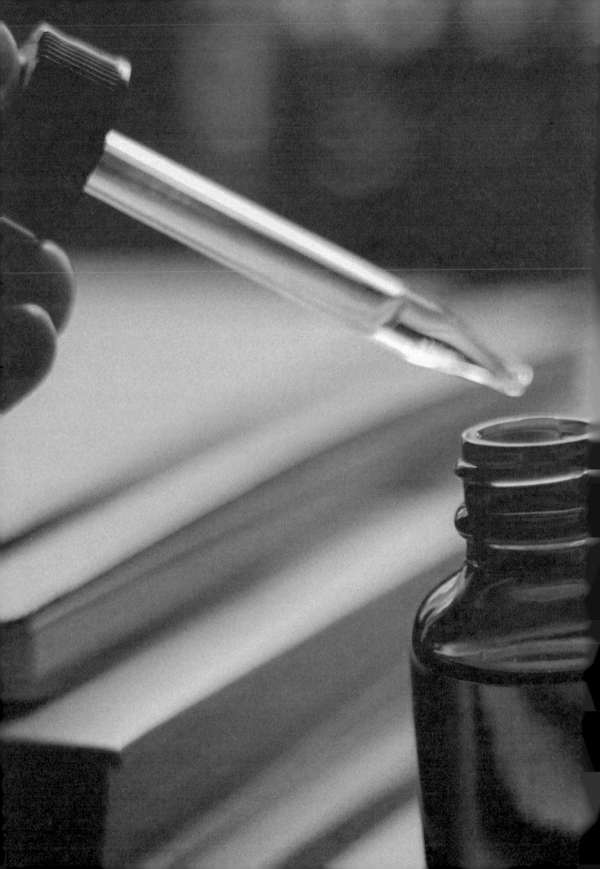

第一部

補充品的重要性

「病原體無所不在，我們無法做到滴水不漏，或者不知道新的病毒風險。例如，你可能在最近的一段關係中感染新的病毒。人們置身在各種暴露源，用醫療靈媒信息治癒病原體是常有的事，讓你再次生龍活虎；但不久，或許你又從一段新的關係中感染新的病毒或細菌（甚至是多種菌株）——且出現疲勞和腦霧的症狀，於是，你認為所有的治療都無效，但實際上，你第一次用來治療的所有工具和知識也可以讓你擺脫眼前的困境。」

—— 安東尼・威廉

第一章

你的療癒過程

　　每個人都有獨特的個體，雖然我們的靈魂不同，但身為人類，我們的身體是以同樣的方式運作：吃東西、喝水、排尿和排便；心跳和血泵；我們用腳走路、用眼睛看、用耳朵聽、用胃來消化食物，直到出現問題而變成萬事不能；不能走路、不能說話，聽不見、看不見；血液堵塞或心臟跳動不正常，我們因體內不同的問題產生各種差異。我們的傷害、病原體、壓力、金屬、創傷、人際關係、環境、資源、支持、藥物、經驗、缺陷、抽血量、罹患過流感的次數，我們出生時傳承自前人的暴露源——所有這些都因人而異，我們的差異使我們的康復過程及時間表也不同。

　　如果你正在閱讀這本書，那麼你很可能有健康方面的問題，或許早已困擾很久，但始終不得其解。也許你患有重大疾病，嚴重影響你的日常起居，透過本書的配套書《守護大腦的飲食聖經》，可以瞭解自己是如何開始生病，以及你的體內哪些物質會干擾你的復原能力。在《守護大腦的飲食聖經》和本書中，可以找到方法與工具來恢復正常的生活。

　　你的康復時間表不會與其他人完全相同，因為每個人面對的問題不同。如果你接觸這些療癒信息是想試試看，你可以儘量嘗試，先從 500 毫升的芹菜汁和一些優質維生素 B₁₂，並遠離麩質開始。這樣就具有強大的療效，不過這只是小試身手；那些長期疾病纏身的人可能需要 1,000 毫升的芹菜汁、重金屬排毒果昔、完整的補充品方案、單一飲食排毒，並避免雞蛋、乳製品和醋；病情非常嚴重的人甚至需要其他額外的醫療靈媒工具。不過，如果你一次只能嘗試一種，那就算只進行一種也會有所進展，你的身體會收到這道彷彿來自天上的光。

　　療癒的過程不是被動地等待身體自行癒合，而是你要採取行動協助身體痊

癒，包括你的意志力、學習資訊、身體自癒的能力、使用的工具、你為身體提供什麼，全部缺一不可。

你的療癒過程還取決於過去所做的一切，在不明就裡的情況下病急亂投醫會阻礙你的康復過程，不過沒關係，現在你正朝著另一個方向前進，將曾經嘗試過的方法拋在腦後。

即使你不相信你正在做的事情會治癒你，你仍然可以康復，只要給予身體所需的東西，並且排除它不需要的東西，知道自己為什麼生病，並且知道該怎麼做才能復原。這些步驟可以讓你治癒，即使你不相信自己能夠痊癒。當人們在治療的過程中，由於沒有使用正確的工具，也不知道自己為什麼會生病，從滿懷信心到徹底絕望，耗盡精力仍不見起色。如果你用盡各種方法，經過長時間的治療，也因為錯誤的信息和無止盡的試驗導致信心盡失，你仍然可以治癒，當你漸漸好轉並且看見曙光，你就會相信自己可以痊癒。

你可以設定兩種目標：一是要採取哪些治療步驟的目標，例如完成一種排毒法或針對狀況服用各種補充品，以及未來你想達成的目標。如果曾經有段時間你覺得很好，或者至少覺得還不錯，記住這種感覺。牢記生活中那些你可以自主或甚至沒有生病的感受，將感受放到康復目標中，找回這種感覺和重拾健康。

醫療靈媒資訊不是一種方案用到底。你可以安排適合自己症狀的內容，並盡一切可能進行治療。它有無窮的方案供你選擇，當你的症狀無法緩解或多個症狀持續時，你更要瞭解細節。當你長期患病時，細節很重要；當你開始治療時，細節很重要。

成為自己的偵探

許多開始使用醫療靈媒方案的人發現，他們有一到十或更多的症狀立即得到緩解。更深層的療癒和其他症狀的緩解可能需要更長的時間，短時間痊癒不太可能。每個人的療程都不同，而且可能會中斷，沒有人能輕而易舉一蹴而成。

當你在治癒的過程中，做自己的偵探。如果你沒有得到預期的結果，你要檢

視過程中的細節。許多人進行醫療靈媒排毒法，試過後得到一些結果，卻沒有意識到可以重複排毒或使用補充品和其他工具來繼續治癒的過程。

你還要調查你吃了什麼會妨礙康復過程的產品、補充品、食品和飲料。許多人在不知不覺中重蹈覆轍。當他們開始培養新習慣時，舊習慣依然沒變，而且完全沒有意識到這個舊習慣所產生的影響。舊習慣不改會拖累療程。你每天的咖啡因攝取量多少？吃多少巧克力？喝多少咖啡？抹茶？醋？純素乳酪？營養酵母？椰子冰淇淋？天然香料？若要身體健康好轉，這些平日的習慣可能會讓你朝反方向前進。

如果你沒有任何症狀，習慣可能還不至於讓你失去平衡。另一方面，如果你生病了，或出現任何症狀，代表你已經失去平衡，而失衡的程度與影響取決於你做了哪些不利於健康的事，你甚至沒有意識到這些事是有害的。

如果你的惡習堅持不改，可能會延誤你的康復速度。如果你急於治癒，想要盡快解脫，那麼細節對你來說就非常重要。

治癒需要時間

治癒可能需要一些時間，因為你可能有多種病毒感染，或者你有多種有毒重金屬或較大的金屬沉積物。

此外，病原體無所不在，我們無法做到滴水不漏，或者不知道新的病毒風險。例如，你可能感染新的病毒。人們置身在各種暴露源，用醫療靈媒信息治癒病原體是常有的事，讓你再次生龍活虎；但不久，或許你又感染新的病毒或細菌（甚至是多種菌株）──且出現疲勞和腦霧的症狀。於是，你認為所有的治療都無效，但實際上，你第一次用來治療的所有工具和知識也可以讓你擺脫眼前的困境。

許多人很快就能看到療效並症狀減緩，當他們透過殺死病原體和去除有毒重金屬、舊藥物、有毒化學物質和有毒食物來解決問題。這取決於體內有多少毒物需要排除與修復。有些人需要更長的時間才能感受到結果，因為中樞神經系統和

全身神經都需要一些恢復時間。

（有些人需要更長的時間才能感受到結果，因為頻繁的性行為或定期自慰會耗盡他們體內的鋅、其他微量礦物質和重要營養素，以及腎上腺素，從而降低免疫系統。這是男性康復過程比預期慢時的常見原因之一，特別是如果他們的免疫系統正在對抗輕度或重度的病毒感染。）

大腦本身也需要時間進行自我修復。當毒物、毒素甚至脂肪沉積在大腦時，會干擾健康的腦組織。這些和其他大腦的叛徒會慢慢蠶食大腦，造成凹陷。當你去除大腦中不該存在的物質並為大腦提供所需的養分時，腦細胞就會發育，填滿這些腦內的坑洞。

和自己比較

我們很容易將自己和自己的康復過程與別人做比較。

「傑夫正在減肥，而且恢復得很快，為什麼我就要拖這麼久？」許多女性將她們的康復過程與生活中的男性做比較，無論是伴侶、配偶、男朋友還是朋友。

傳統上，男人的形象就是幹勁十足，身體沒有太多毛病。如果他們感冒了，很快就好，最終可能死於心臟病發作（這意味著隱疾一直存在，即使沒有明顯的症狀，或不知如何解釋的症狀）。傳統上，女性往往有無數莫名的症狀，而且這些症狀經常困擾一生。不過，角色也可能顛倒過來，有些男性似乎復原較慢，或者感覺根本沒有進展，而他將自己和一個恢復得很快並重回正軌的女性做比較。無論哪一種，與他人做比較都會讓自己陷入困境。

你永遠不知道，每個人需要多少時間才能痊癒。例如，如果你經歷過懷孕和分娩，你的腎上腺就會承受巨大的壓力，這可能意味著需要更多的治癒過程；使用咖啡因來刺激腎上腺會使情況更複雜。如果你沒有像其他人一樣快速好轉，請記住：這並不意味著你的身體比你的伴侶、配偶、家人、朋友或你在社交媒體上關注的人恢復得更慢，而是意味著你有更多的部分需要治癒。

揭穿趨勢，讓大腦得到治療

幾十年來，我看到許多飲食潮流，但這些趨勢並未讓人們從本書中列出的症狀中恢復健康。

或者，當某種非常有效的趨勢開始時，它最終會被扭曲，變成不再有益人們。例如，早上喝新鮮檸檬水有益淨化全身，但當變成喝熱檸檬水時，效果就不同。雖然檸檬在煮熟後仍有藥用價值，但熱檸檬水無法排出血液、肝臟和體內的毒物和毒素，只有室溫、溫水、涼水甚至冷水製成的檸檬水才能達到這個效果。芹菜汁也是一樣，唯有在鮮榨且不添加任何物質時才能發揮療效。然而，現在流行加入檸檬、冰塊或冰水，這些作法讓芹菜汁的藥用效果大打折扣。

應用療癒信息、工具和技術需要大腦；在康復過程中收集你需要的資訊需要大腦；理解和學習細節需要大腦，這樣你才能達到最大的療效。當你的生活中充滿許多干擾和阻礙時，你的大腦可能會漸漸不管用。因此，如果你遵循一個無效的趨勢，或者無法達到它所承諾的療效，但你又確信它會成功時，你就很難發覺真正可以治癒的選項，因為你滿腦子都是這些浪費時間又無效的趨勢。

對患有神經系統症狀的慢性病患者和非慢性病患者之間的區別，醫療界有很大的混淆，你無法用同樣的健康趨勢來處理。

例如，如果你沒有神經系統方面的症狀，當你採取冰浴時，你或許以為自己正在進行對健康有益的事情。實際上，冰冷的水溫會讓你的身體快速進入接近低溫的狀態，衝擊你的神經系統、心血管系統和內分泌系統，促使腎上腺素激增——因為你的大腦正向腎上腺發送緊急求救信息，表明有危及生命的狀況正在發生。長時間強迫體溫突然降低也會造成免疫系統下降，這對於患有慢性神經系統問題的人來說，是一個大災難，由於體內的病原體、金屬和其他問題，使得神經系統無法運作正常。對於患有肌腱炎、神經病變、偏頭痛或疲勞的人來說，冰浴並不是一個好主意，這只是數百種症狀其中的幾種，這些症狀都不適合參加冰浴派對。（注意，快速冷水淋浴或短暫浸泡冷水以降低高燒，與躺在雪地或在酷寒中幾乎裸體或長時間浸泡冰水是截然不同的。）

健康趨勢從未考慮哪些族群適合或不適合，喝水斷食法甚至間歇性斷食法也

是如此。每個人的症狀都有不同，因此在斟酌使用哪些方法時也要因人而異。某些健康趨勢反而會帶你往治癒的反方向前進。鹼性離子水機就是一個典型「健康趨勢」的例子，但當你試圖治癒時，它卻不利於你的健康。

從歷史上來看就可以知道這些趨勢是否真的有效。當健康運動興起時，人們紛紛改用鹼性離子水機，結果健康不僅沒有得到改善——反而更差。時代改變人們吃得更好，又有琳琅滿目的補充品，運氣好，再加上明智地選擇就有效果。在避免使用防腐劑、填充劑、加工食品和速食的掩護下，人們很難看清楚鹼性離子水機等趨勢的負面影響。然而，當人們在療癒過程中，排除如鹼性離子水機等的負面影響，同時應用醫療靈媒工具後看到療癒成效顯著時，才會意識到你不知道單獨使用鹼性離子水機的歷史，就無法得知原來排除這些機器，康復之路會走得更快更遠。

適量的真正含義

理解「適量」的意義需要更進一步的思考。你的所謂適量，取決於你想要療癒的速度是更快或更慢，或甚至根本不想治癒。

你可能認為自己是所謂的適量飲食，正如在《守護大腦的飲食聖經》書中提及的「適量陷阱」，就是我們學到的：這個吃一點，那個吃一點。例如，一點義式濃縮咖啡或一點葡萄酒，這一切聽起來非常合理。然而，從大局來看，何謂適量？

人們害怕檸檬、香蕉、葡萄、水果果糖會侵蝕牙齒。然而，他們一生中會吃下 1 萬甚至 1 千顆檸檬、香蕉或葡萄嗎？不，但他們吃過的巧克力或咖啡可不只這個數量。也許你最近才開始喝咖啡，所以你只喝了 1 千杯，但 15 年後，你可能會累積達 1 萬 1 千杯的咖啡？到時候你可能在晚上也會喝咖啡？你平時會吃巧克力嗎？假設你經常食用醋，那你很可能在 10 年內會攝取超過 80 公升的醋。

人們喝下 1 萬杯咖啡、1 萬份巧克力、1 萬份醋，但沒有吃下 1 萬根香蕉、檸檬或葡萄。儘管如此，我們被警告香蕉、檸檬和葡萄不要多吃——這些對我們

有顯著療效的選項，而不是遠離咖啡、巧克力或醋。

也許你是一個對如何治癒一無所知的人，現在正在學習。本書的一切內容都是為了讓你擺脫疾病或症狀。意味著你在本書看到的許多資訊都會與你學到的健康訊息（你被誤導的健康知識）背道而馳。

並非一定要放棄最愛的一切，而是有了這本書的知識，你可以自行選擇取捨。當我們被告知要放下過去的委屈、創傷、關係上的傷害或任何過去的難處時，我們知道這並不容易。「放手吧！」我們經常被告知，但當涉及看不見或摸不到的想法和情感時，這反而更困難。雖然我們仍然很難放下眼前的物質——巧克力棒、營養酵母、淋在食物上的醋、熱騰騰的奶油煎蛋，但我們擁有自主的力量，因為它們就在眼前。我們可以讓它們離開，當你瞭解到遠離那些雞蛋可以讓你往前時，你有能力可以選擇讓它離開，你有這份能力，用你的意志力將這些東西逐一或全部從你的飲食和生活中刪除。

我明白成癮的衝動、渴望和與食物的掙扎很真實，當涉及到我們上癮的某些成分時，「放手」談何容易。但現在不同，你已經理解原因以及如何因應這些挑戰，有了《守護大腦的飲食聖經》書中的〈成癮的大腦〉、〈適量陷阱〉和〈飲食失調〉章節，不再是無解的謎團。你可以從中理解大腦的需求，而本書的教戰手冊和食譜可以為你提供必要的治療行動，讓你有能力面對成癮和渴望的難題。

在本書第二部「大腦的叛徒」中，有許多我告訴你要放棄的項目：蘋果醋、營養酵母、咖啡、巧克力、抹茶、綠茶，或許你以為它們有益健康，但這都是一種欺瞞。沒有人真正知道什麼對我們有好處，給你建議的人只因為他們本身的喜好，或者他們從某處的研究或文章中得知。科學並沒有驗證所有的答案，這就是為什麼每個人都生病了。

與此同時，我們被告知要遠離對我們有幫助的東西。今日，我們聽說某些水果和蔬菜中含有抗營養素。同樣，這背後沒有科學根據。人們不會每天都吃紅甜椒，但每天都會喝咖啡；人們不會每天都吃芹菜，除非他們從醫療靈媒信息中得知；人們不會每天都吃紅甘藍菜或菠菜，他們被告知要少吃菠菜和十字花科蔬菜，如甘藍菜，但他們每天一定要喝抹茶。人們習慣在日常飲食中使用醋，或者每隔幾天使用一次醋，無論是在外帶還是自製的食物中。他們沒有被告知要每天

吃芒果或木瓜，卻被告知要遠離水果，因為「糖份太高」。還有巧克力，人們被告知，含量 70% 到 90% 的可可對身體有益，「含量越高效果越好」，然而實際上，可可含量比例越高，意味著更多的咖啡因，這對腎上腺的傷害也會更大。

「適量」的概念不會消失。只要這個星球上還有人類就一定會有適量之道。慾望是人類的天性，在某種程度上是一種即時的滿足、惡習和成癮。這個世界充滿各種挑戰，適量是一種好聽的藉口，用以取代「在為生活奮戰，努力過活的生存模式下，我需要放縱一下才能安然度過這一天。」療癒不是要把「適量」變成你的敵人，而是成為朋友，這樣它才不會在背後扯你的後腿，讓你摔個四腳朝天，從瞭解何謂「適量」就是瞭解如何保護大腦的好方法。

若要理解「適量」的意義，你需要更深入的思考。你的所謂適量，取決於你想要療癒的速度是更快或更慢，或甚至根本不想治癒。

—— 安東尼·威廉

第二章

補充品的黃金法則

在你進入後續章節的補充品方案之前，請務必熟讀本章，以獲得正確詳細的說明。

如果你想知道自己適合哪些補充品，可以參考本書推薦。如果你偏好食療法（在生活中加入具有療效的食譜和食物，同時消除背叛大腦的食物），你隨時可以採取行動。如果你不想涉獵補充品，本書中的排毒淨化法也是一種強大的治療選項。

如果你正在對抗嚴重的症狀或疾病，且療效不佳不如預期，這時請務必對未來使用補充品抱持開放的態度。或許一開始你有超過 50 到 100 種不同的症狀，可能你已經克服並治癒許多症狀，但仍有一些很頑固的症狀或需要更多時間。在這種情況下，你或許可以針對特定症狀接受特定的補充品；或者在你決定開始服用補充品之前，先透過不同的醫療靈媒排毒，包括持續排毒以加速癒合的過程。

本書列出的補充品方案是為那些想要尋找更多選項的人所準備的，因為他們的處境讓他們非常困惑。如果你是其中之一，那麼請將書中針對個別症狀的專門補充品列表好好研究收藏，這些補充品方案非常有效，而且早已協助無數人從複雜的健康狀況中康復。

重點是，知道營養素不足是我們生病的重要原因。例如，今天的食物幾乎不存在鋅，缺鋅會使免疫系統降低，所以我們要補充鋅。此外，我們的體內有很多有毒重金屬和有毒化學物質，而螺旋藻對於去除這些金屬和新的有毒化學物質至關重要。

第四章〈安東尼保健法〉中的列表是按字母順序排列，而非按重要順序排列。不過芹菜汁、重金屬排毒果昔、大腦激活療法和密集療法則是例外，它們會

出現在列表的前列。

　　請記住，這些補充品對你的身體和大腦的作用效果仍屬醫學研究和科學未知的領域，雖然有少數因其療效而受到關注，但其中許多的療效仍不為人知。即使如此，其對健康的益處遠遠超出任何人的想像，這就是醫療靈媒補充品方案之所以有效的原因之一。

　　多年來，在協助許多人康復的過程中，慈悲高靈一直對我說：「知道生病的真正原因是戰勝疾病的一半。」知道該做什麼、該吃什麼，以及如何應用這些工具，就是戰勝疾病的另一半。縱觀本書的配套書《守護大腦的飲食聖經》，可以深入了解 100 多種神經系統症狀的真正原因；瞭解為何慢性疾病會流行，以及為何你一直疾病纏身，甚至每天過得很辛苦。你可以因此發現該如何處理這些狀況，本書的補充品選項是強大的工具，可以幫助你解決「為什麼」，讓你再次掌握自己的生活，贏得這場堅毅的戰鬥。

　　關於本章未提及的任何補充品問題，請參閱安東尼系列叢書《3:6:9 排毒飲食聖經》章節。

補充品列表關鍵提示說明

　　這些關鍵提示有助於讓你更瞭解以下補充品方案的說明：

- 當你看到「滴管」這個詞，意味著當你擠壓滴管的橡膠頂部時，以液體補充液被吸入滴管的劑量為準，或許液體只填滿滴管的一半，這仍然可視為是 1 滴管的劑量。1 滴管並不代表要填滿整根管子。
- 有些補充品以「滴劑」形式給藥。請務必仔細確認說明為滴劑或滴管。
- 大部分的液體和粉末補充劑均應搭配水服用，請檢查補充品標籤上的說明。
- 購買草藥酊劑時，請找不含酒精的產品（也避免含有乙醇）。如果只有酒精基酊劑的選項，請盡量使用乾燥的草藥形式製成茶飲。
- 列表中的多種草藥和酊劑你可以將它與 25 毫升或更多的水混合服用。

- 同樣，茶也是如此。如果針對你的症狀或狀況列出多種茶飲，你可以自行將香草茶混合，製成個人化的特殊茶飲，或者將多款茶包一起使用。
- 一杯茶泡一個茶包或 1 至 2 茶匙的散裝茶葉。
- 有關任何含有蘆薈的補充品列表，請參閱第三章〈安東尼密集蘆薈療法〉的說明，瞭解如何製作新鮮蘆薈凝膠。
- 某些劑量以毫克為單位。如果你找不到符合建議的膠囊劑量，你可以找劑量相近的膠囊。
- 第四章〈安東尼保健法〉大多數的方案為成人的劑量，針對兒童的適當用法，請事先諮詢醫生。
- 當你看到「每日」這個詞，意味著在一天中服用給予的劑量補充劑，你可以選擇何時補充。你可以一次服用全部的劑量，如果你很敏感，你可以分成多次服用。假設每天要服用 2 茶匙大麥苗汁粉，你可以選擇 2 茶匙全加入果昔，或者早上在果昔中加入 1 匙，晚上 1 匙加入飲水中。
- 當你看到每天 2 次時，意味著在一天中的任何時間分 2 次服用，只要相隔至少 4 個小時即可。如果你在一天中錯過任何一次，那麼請從第 2 天開始算起。
- 你可以自行選擇在吃這些補充品時，是否要搭配食物一起吃。

從哪裡開始？

一旦你在第四章〈安東尼保健法〉找到自己的症狀，你無需服用列表中的每一種補充品。如果你很敏感，可以每天嘗試一種補充品。如果沒有，將它們放在一起作為日常生活保養。或者採取中庸之道，先選擇幾種慢慢開始，然後再按部就班增加。

芹菜汁永遠是一個很好的開始，或者嘗試大腦激活療法和／或重金屬排毒果昔。

除此之外，如果你的清單上有維生素 B_{12}、鋅、維生素 C 和／或檸檬香蜂草

都可以持續補充。

　　如果你想更進一步，而且你的清單中有螺旋藻、薑黃素、貓爪藤和／或左旋離胺酸（L-lysine），請在下一步補充它們。

　　若你覺得這些補充劑並未達到你要的效果，可以從列表中再添加一些。如果你很敏感，可以自行減少列表中的建議劑量。

　　也可以選擇混合本書不同清單中的補充品。如果你的直覺告知你身體需要什麼，或者你的醫生建議你，本書任何的補充品都是一種選項，這些都有助於改善慢性疾病的問題。

　　（當我提到為自己量身定製一個補充品方案時，我指的是本書和配套書、《3:6:9排毒飲食聖經》和《醫療靈媒》中的補充品，稍後我會詳細說明。）

　　如果你處理不止一種症狀或狀況，請選擇最嚴重的。例如，你若長期因疲勞感到困擾，你可以將補充品的重點先放在第四章解決疲勞的問題。隨著時間的推移，你可能會發現在處理一個問題的同時，另一個問題也解決了，或者在經過一段時間後，你可以換成另一種不同的補充品列表。

　　如果你的病症未出現在第四章，請試著在列表中找出你有的症狀，並遵循該補充品列表，或者在本章中查詢與你病症相似的補充品列表。如果本書未列出你的自體免疫性疾病，請查詢第四章中的〈自體免疫性疾病〉補充品方案。

　　有些神經系統症狀和疾病可能需要更長的療癒時間，因為即使在金屬、毒素、化學物質和病毒清除後，神經仍然需要時間才能修復。補充品會慢慢修復長期的神經損傷，所以你要持續進行該方案，給神經一些時間康復。

劑量

　　一開始你可以從低劑量開始使用。例如，先從小部分的滴管或膠囊開始，即使使用這些低劑量高品質的補充品，也能讓你獲得比低品質大量成分的補充品更多的健康效益。如果你很敏感，可以依照自己的經驗或治療的直覺，或與你的醫生討論你的身體可以承受的劑量。

兒童

　　第四章列表的劑量是針對成年人。如果你考慮給孩子服用補充品，請事先諮詢孩子的醫生，瞭解哪些是安全和適當的劑量。

　　關於兒童的芹菜汁劑量，請參考本章後列出的表格。

品質很重要

　　我不斷被問到什麼形式的補充品最有效？真的很重要嗎？是的，這點非常重要。補充品的差異性有時很細微有時很大，而這些差異可能會影響你體內病毒或細菌數量消除的速度（如果有的話）；你的中樞神經系統是否能自行修復，以及需要多久時間；你的炎症減輕的速度有多快；你的症狀和疾病需要多久才能痊癒；以及你是否可以安全排除有毒重金屬，這時你選擇的補充品足以成就或破壞你的進展。為了加速癒合的過程，你需要正確類型的補充品。基於這些非常重要的原因，我的網站（www.medicalmedium.com）上有提供書中列出的每種補充劑最佳的種類。

　　你會注意到，本書介紹的產品幾乎都是單一的草藥或補充劑，你可以從《3:6:9 排毒飲食聖經》中瞭解其中的原因。列表中的每一種補充劑都擁有上帝賜予的力量，可以幫助你復原。你的肝臟，身體的處理中心認識每一種並知道如何善用它。

　　一個鮮為人知讓營養補充品發揮最大效益的小提示：用一片水果搭配你的補充品，比如香蕉，甚至一些馬鈴薯、地瓜、南瓜、生蜂蜜、純楓糖漿或椰子水（純椰子水不含添加物）。天然的糖可以攜帶維生素、礦物質和其他營養物質進入血液，協助它們找到要去的方向，因此服用補充劑時搭配天然糖可以確保肝臟（你的加工中心）和身體的其他部位確實善用它們（例外：芹菜汁和大腦激活療法不適用這個小提示，它們必須單獨飲用）。

療癒過程中要避免哪些補充品

對醫療靈媒系列叢書沒有推薦的補充品要非常謹慎，許多補充品含有對你不利的成分。正如第六章〈出賣大腦的補充品〉中提及的一些補充品，像是魚油和乳清蛋白粉會餵養導致本書提及的症狀的病原體，進而阻礙你的療癒過程。換句話說，我沒有推薦的補充品可能會導致疾病產生，讓你的病情惡化或為將來的症狀埋下伏筆。有時候，你服用多年的東西最終可能出現問題，或者造成另一個症狀阻礙你的康復。如果你盡全力排毒與療癒，同時間卻繼續服用非推薦的補充品時，你的療癒效果可能無法達到你的期望。

補充品要吃多久？

服用這些補充劑的時間長短取決於多種因素，例如身體缺乏（血液檢查甚至無法確定）及病毒感染的程度（輕微、未檢測到或尚未確診的病毒感染類型），以及你的大腦和肝臟中可能殘留多少有毒重金屬，各種器官中葡萄糖和礦物鹽的消耗程度，你有多少尚未確診的輕微病毒和細菌感染，因而引發的莫名炎症，以及你的全身系統虛弱的程度，所有這些都無法檢測出來。你可能會說：「我的醫生幫我做了檢查，我什麼都不缺。他們沒有提到任何關於重金屬的事情。我為什麼要吃補充品？」關鍵是醫生沒有受過訓練或工具來瞭解慢性疾病背後的所有因素。重金屬測試不會顯示器官內含有多少殘留重金屬，更看不到在今日有毒物質暴露的時代，我們身體真正面臨哪些問題。即使你做了檢查，你的症狀和狀況是否依然存在？這就是要補充營養補充品以解決潛在問題的徵兆。

其他照顧自己的方法包括定期進行各種醫療靈媒排毒選項，並且不時加入療癒性食物來支持自己、減少脂肪、避免有毒的麻煩製造者和麻煩製造者的食物，這些將對你的療程產生重大的影響。你的身體掙扎多久了？你已經忍受多久了？當你踏上康復之路，這些都會有很大的不同。每個人都有不同的療癒過程和時間表，你可能已經生病很久，在這種情況下，補充品非常適合在痊癒後維持關鍵性

的進展。即使你的病情好轉正在復原中，隨著症狀逐漸消失後，持續服用補充品也很重要。

懷孕和哺乳

所有懷孕的婦女在考慮服用任何類型的補充品之前，都應先諮詢醫生。

如果妳在哺乳期間身體出現某些症狀或狀況，妳可以參考列表中的任何補充品。如果妳對在特定情況下使用補充品有任何疑問，請先諮詢妳的醫生。

藥用芹菜汁

在第四章〈安東尼保健法〉的每一份補充品清單中，你都會看到建議量的新鮮芹菜汁。芹菜汁是一種強效的藥方，可以強化任何對你有益的療效，你可以在《守護大腦的療癒食譜》找到關於芹菜汁的食譜。

如同以往，以下為使用芹菜汁的指南：

- 新鮮、原味、純正的芹菜汁。不添加冰塊、檸檬汁、蘋果醋、膠原蛋白或其他混合物。此外，儘管混合綠色果汁有益健康，但它們不能取代純芹菜汁。

- 芹菜汁就是榨芹菜汁。在不過濾芹菜纖維的情況下飲用芹菜汁不會產生相同的效果，請參考《3:6:9 排毒飲食聖經》關於〈榨汁與纖維之爭〉章節以瞭解更多的原因。

- 新鮮意味著現榨。使用重組芹菜汁粉製作的飲品喝巴氏殺菌或 HPP（高壓巴氏殺菌）的芹菜汁都不會有確實的效益。任何榨汁機都可以用來榨芹菜汁，你也可以選擇從果汁吧購買新鮮的芹菜汁。現榨的芹菜汁有最好的效果。如果你不能在榨汁後立即飲用，例如當天要喝的第二杯，那也沒關係。你可以將其冷藏在密閉的容器中。

- 如果你要儲存芹菜汁，最多冷藏 24 小時還能保持療效。如果放入密封容器中，保存期限可長達 48 至 72 小時。不過，在 48 小時之後，芹菜汁的療效會開始減弱。盡量不要超過 24 小時，在那之前是療效最強的階段。

- 你可以將芹菜汁冷凍起來，如果這是你唯一的選項，那就只好冷凍備用。當你要喝時再拿出來，一旦解凍後就要喝掉，並且不要在解凍的芹菜汁中加水，不然會干擾其中的療效。

- 空腹喝新鮮的芹菜汁。如果你事先喝了一些水或檸檬水，至少要等 15 到 20 分鐘，最好是 30 分鐘後再喝芹菜汁。喝完芹菜汁後，至少等 15 到 20 分鐘，最好是 30 分鐘後再吃其他的東西。

- 如果你在當天晚些時候喝芹菜汁，請先讓你吃過的食物有足夠的時間消化。如果你上次吃的點心或正餐富含脂肪／蛋白質，至少等 2 個小時，最好是 3 個小時，再喝芹菜汁。如果你上一餐吃的是一些清淡的食物，例如水果、蔬菜、馬鈴薯或水果果昔，那你可以在吃完 60 分鐘後喝芹菜汁。

- 如果你正在服用醫生處方藥，那你可以在芹菜汁之前或之後服用，取決於藥物是空腹服用還是與食物一起服用。（注意，如果你的藥物應該與食物一起服用，芹菜汁不能算是食物。）如果你先服藥，請等待至少 15 到 20 分鐘，最好是 30 分鐘後再喝芹菜汁。如果你先喝芹菜汁，請等待至少 15 至 20 分鐘，最好是 30 分鐘後再服藥。如有任何其他問題或疑慮，請事先諮詢你的醫生。

- 當涉及到列表中的其他補充品時，請不要將它們與芹菜汁一起服用。雖然補充品搭配芹菜汁很好，但芹菜汁在單獨飲用時效果最好，至少等到喝完芹菜汁後 15 到 20 分鐘，最好是 30 分鐘後再服用補充品。

- 如果你對在生活中如何應用芹菜汁還有任何疑問，請參考《神奇芹菜汁》，這本書可以提供你所有的答案。

適合兒童的芹菜汁分量

關於兒童的芹菜汁計量，你可以參考以下表格。這些是建議的每日最低攝

取量。你可以依照孩子的喜好增加或減少，不必擔心超過這些最低標準對孩子有害。

年齡	分量
6 個月	30 毫升
1 歲	60 毫升更多
18 個月	90 毫升更多
2 歲	120 毫升更多
3 歲	150 毫升更多
4-6 歲	180-210 毫升或更多
7-10 歲	240-300 毫升或更多
11 歲以上	350-1,000 毫升

重金屬排毒果昔、螺旋藻和大麥苗汁粉如何搭配補充品方案

如果你每天都喝重金屬排毒果昔，而你的補充品方案中有列出大麥苗汁粉和／或螺旋藻，那麼你無需再單獨服用這些補充品。可以僅針對你沒有喝重金屬排毒果昔，大麥苗汁粉和／或螺旋藻作為重金屬排毒果昔的一部分時。單獨服用大麥苗汁粉和／或螺旋藻。

第三章

安東尼密集療法

你會在下一章的補充品方案中看到以下的選項：

- 安東尼密集鋅療法
- 安東尼密集維生素 C 療法
- 安東尼密集檸檬香蜂草療法
- 安東尼密集金印草（Goldenseal）療法
- 安東尼密集百里香茶（Thyme Tea）療法
- 安東尼密集蜂膠療法
- 安東尼密集蘆薈療法
- 安東尼密集維生素 B_{12} 療法
- 安東尼密集加州罌粟療法

以上是強大的療癒工具，透過提供免疫系統所需的能量來重建你的免疫系統，以對抗感染，支持大腦和身體克服情緒起伏，舒緩和修復你的神經系統；強化和治癒你的消化系統，以及／或清除、重建和鞏固你的淋巴系統——無論你是第一次發病還是舊疾復發。

安東尼密集療法幫助許多患者克服健康方面的困擾，幾乎可以緩解任何你正在經歷的病症。無論你是承受巨大的壓力，還是想要扭轉長期慢性疾病的困境，都能為你帶來強大的效果。

安東尼密集療法在當今這個年代更是重要。當黑暗試圖摧毀一切美好的事物之際，我們要用來自光所創造的健康防衛武器對抗黑暗，以重新獲得力量。隨著時代變遷帶給我們額外的壓力，人類的健康危機比過去更加嚴重。當今疾病主宰著數十億人們的生活，化學和醫療行業卻心懷不軌趁機玩弄人類，此刻，安東尼

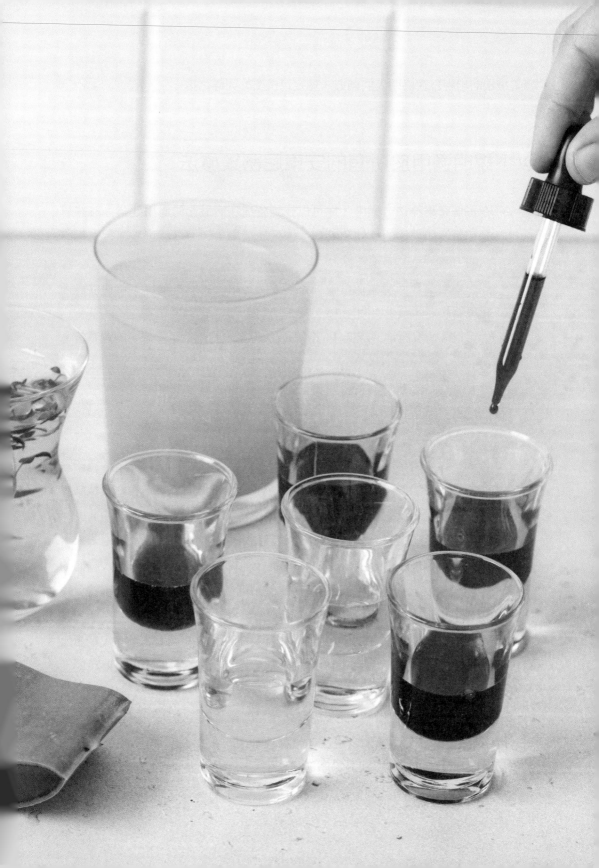

密集療法的出現旨在協助人們創造一個足以抗衡的因應之道。

以下說明適用於所有的安東尼密集療法

- 在每個密集療法方案中，你可以找到各種疾病最佳的應用建議。這些只是範例，如果你的症狀和疾病並未列於清單中，你仍然可以進行密集療法的方案。
- 如果你需要在同一天進行多種密集療法，請避免混合進行，在進行每個密集療法之間至少要間隔 15 分鐘。
- 你可以視情況而定，降低任何密集療法方案中的劑量至你想要的劑量值。

安東尼密集鋅療法

安東尼密集鋅療法是一種有效的方法，因為大多數人都缺乏鋅。這種礦物質很久以前就從我們的土壤中消失，當有毒重金屬進入我們的土壤（包括有機農場的土壤）時產生反應，久而久之破壞土壤的免疫系統，造成土壤貧瘠。因此，食物中的鋅微乎其微，再加上污染物（例如殺蟲劑、除草劑、汽車廢氣、過去幾十年汽車剎車板產生的舊石棉，以及 DDT 和從天而降的有毒重金屬）進入我們的土壤，將土壤的免疫系統破壞殆盡，使得鋅越來越稀有。鋅原本是我們自體免疫系統的第一道防線，我們非常需要鋅。

如果我們體內沒有足夠的鋅，我們的免疫系統可能會對流感病毒等入侵者反應過度，或者對人類疱疹病毒第四型等慢性病毒感染反應遲鈍。過度反應可能造成高燒不退和其他更嚴重的症狀。反應遲鈍可能造成長期輕微的症狀，時間久了就成為慢性疾病。當我們的免疫系統得到充足的鋅，就不會發生這些情況。此外，鋅本身還可以減緩病毒和非益性、侵略性細菌的速度。病毒和非益性細菌對鋅過敏，礦物質可以抑制與削弱它們，甚至馴服病原體，從而使免疫系統更快速

殺死和消滅病原體。

　　許多不孕症是由於缺乏鋅，鋅是生育力重要的元素之一，過於活躍的性生活也會耗盡體內的鋅儲備量。

安東尼密集鋅療法適用症狀

　　感冒、流感、COVID 新冠肺炎、單核細胞增多症、扁桃腺發炎、喉嚨痛、鏈球菌性咽喉炎、過敏、尿道感染、膀胱感染、腎臟感染、酵母菌感染、神經系統症狀、貝爾氏麻痺（顏面神經麻痺）、急性神經痛、身體疼痛、單純皰疹第一型、單純皰疹第二型、腦炎、帶狀皰疹、急性帶狀皰疹、創傷性情緒事件、暴露於任何類型的病毒、在飛機飛行或進出機場後、自體免疫性症狀、急性耳鳴、眩暈。

安東尼密集鋅療法指南

- 如果你認為自己感染了病菌，得到流感，或者患有以上列出的症狀之一，以成年人而言，每 3 小時將 2 滴管優質的液態硫酸鋅滴入口中。若覺得味道太濃烈，可以將鋅滴入 30 毫升的水中一起服用，其療效一樣。滴入後等待 10 秒至 1 分鐘後再吞嚥；或者吐出來，如果你的胃很敏感，接下來你可以選擇喝水或果汁來沖淡鋅的強烈氣味。

- 如果你的流感症狀沒有包括噁心，你可以每天服用 5 到 6 次（每 3 個小時滴入 2 滴管鋅，每天共 10 到 12 滴管），持續 2 天。如果你的症狀沒有好轉，你可以選擇持續 3 天甚至 4 天。

- 如果你的味覺很敏感，可以嘗試更溫和的安東尼密集鋅療法：每 3 小時 1 滴管，最多每天 5 次，或 2 滴管，每天 3 次。

- 不管你是採用哪一個版本的安東尼密集鋅療法，進行 2 至 4 天後，將鋅的劑量降低到補充品說明書上的劑量。

- 經過 1 週或以上的時間，你可以根據自己的需要或狀況進行第二輪安東尼密集鋅療法。

以下是針對兒童鋅補充療法液態硫酸鋅的調整劑量：

- **1 至 2 歲**：醒著時每 3 小時將 2 小滴（非整管滴管）滴入 1 茶匙果汁或水中。
- **3 至 4 歲**：醒著時每 3 小時將 3 小滴（非整管滴管）滴入果汁、水或直接滴入口中。
- **5 至 8 歲**：醒著時每 3 小時將 4 小滴（非整管滴管）滴入果汁、水或直接滴入口中。
- **9 至 12 歲**：醒著時每 3 小時將 10 小滴（非整管滴管）直接滴入口中。
- **13 歲以上**：醒著時每 4 小時 1 滴管直接滴入口中。

由於兒童天生敏感，選擇適合的液態硫酸鋅尤其重要，你可以在我的網頁 www.medicalmedium.com 中的目錄找到適合的產品。幾乎所有公司生產的鋅都帶有強烈的味道難以入口，而且往往含有刺激性的添加劑。

安東尼密集維生素 C 療法

為什麼安東尼密集維生素 C 療法能大幅提升治癒療效？因為這需要特定類型的葡萄糖，主要存在於生蜂蜜、純楓糖漿和鮮榨柑橘中，以結合正確類型的維生素 C，並將其導入細胞和器官中。生蜂蜜和柳橙汁結合後會直接附著在維生素 C 上，讓這種強大的抗病毒、抗菌療癒營養物質有效地在體內傳送。

除此之外，導致症狀和疾病的病毒和非益性細菌對維生素 C 非常敏感。因此，維生素 C 不僅能保護你的細胞免於氧化，同時還具有氧化和破壞病原體的能力，使其分解和消失。

隨著身體受到各種人為毒素（包括人為藥物）的傷害，我們比過往任何時候都更需要維生素 C。我們的免疫系統需要更強化，才能在這個星球上繼續生存與對抗各種病原體，而維生素 C 正是身體渴望的營養素，可以協助我們保持強健的體魄。

安東尼密集維生素C療法適用症狀

支氣管炎、肺炎、咳嗽、感冒、流感、COVID 新冠肺炎、單核細胞增多症、扁桃腺發炎、喉嚨痛、鏈球菌性咽喉炎、過敏、尿道感染、膀胱感染、腎臟感染、酵母菌感染、神經系統症狀、貝爾氏麻痺（顏面神經麻痺）、急性神經痛、身體疼痛、單純皰疹第一型、單純皰疹第二型、腦炎、帶狀皰疹、急性帶狀皰疹、創傷性情緒事件、暴露於任何類型的病毒、在飛機飛行或進出機場後、自體免疫性症狀、急性耳鳴、眩暈、處於高壓、關係挫敗之際、抑鬱發作、焦慮發作、強迫症發作、癲癇發作後、手術後、醫療療程後、身體受傷後、身體遭受事故後、情緒腎上腺素激增、服用娛樂藥物和酒精後、假期過後、劇烈運動後、牙科手術。

安東尼密集維生素C療法指引

- 針對成人的安東尼密集維生素 C 療法，成分是 2 顆 500 毫克 Micro-C 膠囊，1 杯水（最好是溫水），2 茶匙生蜂蜜和 1 個柳橙鮮榨汁。

- 以下是製作方法：打開 Micro-C 膠囊，將粉末倒入溫水中。攪拌至溶解，加入生蜂蜜和柳橙汁，攪拌均勻。

- 從感冒、流感或任何以上列出的感染第一個徵兆出現時，在醒著的時候每 2 個小時喝一次，連續 2 天，之後再回到個別補充品列表上的劑量，或者你可以在感冒或流感期間使用這個療法。

- 如果你覺得你需要更多的維生素 C，你可以在每杯水中加入 2 顆以上的 Micro-C 膠囊。如果你不想使用生蜂蜜，你可以使用 100% 純楓糖漿（不是楓糖味糖漿）來取代。如果你不喜歡柳橙，你可以用 1 顆檸檬汁取代。

以下是針對兒童 C 補充療法的維生素 C 調整劑量：

- **1 至 2 歲**：將 1 顆 500 毫克 Micro-C 膠囊與 ½ 杯水、1 茶匙生蜂蜜和半顆柳橙鮮榨汁混合，在醒著時每 6 小時喝一次。

- **3 至 4 歲**：將 1 顆 500 毫克 Micro-C 膠囊與 ½ 杯水、1 茶匙生蜂蜜和 1 顆

柳橙鮮榨汁混合，在醒著時每 5 小時喝一次。

- **5 至 8 歲**：將 1 顆 500 毫克 Micro-C 膠囊與 1 杯水、2 茶匙生蜂蜜和 1 顆柳橙鮮榨汁混合，在醒著時每 4 小時喝一次。
- **9 至 12 歲**：將 1 顆 500 毫克 Micro-C 膠囊與 1 杯水、2 茶匙生蜂蜜和 1 顆柳橙鮮榨汁混合，在醒著時每 2 小時喝一次。
- **13 歲以上**：將 2 顆 500 毫克 Micro-C 膠囊與 1 杯水、2 茶匙生蜂蜜和半顆柳橙鮮榨汁混合，在醒著時每 3 小時喝一次。

安東尼密集檸檬香蜂草療法

檸檬香蜂草具有穩定神經細胞的功效，透過進入神經細胞，重新調整它們，並在神經細胞被觸發進入激烈反應後，再次建立平衡。檸檬香蜂草還可以保護神經細胞免於受到在情緒困擾期間釋放的腐蝕性腎上腺素損傷——否則腎上腺素會與神經細胞產生拮抗作用。

安東尼密集檸檬香蜂草療法適用症狀

壓力、情緒波動、情緒困擾、情緒創傷、情緒事件、強迫症發作、注意力不足過動症加劇、焦慮、抑鬱、情緒失控、背叛心碎、情緒危機、神經系統症狀、癲癇發作前後、意外事件、身體意外、神經疼痛、帶狀皰疹發作、帶狀皰疹後、躁鬱症發作、躁狂症、精神病、緊張、不安、憂慮、情緒引起的胃不適、腦神經發炎、身體疼痛。

在醫生的指導和協助下，安東尼密集檸檬香蜂草療法可作為擺脫精神科藥物，如抗抑鬱藥、抗焦慮藥和苯二氮平類藥物的後盾。

安東尼密集檸檬香蜂草療法指引

- **成人劑量**：每 3 小時 4 滴管無酒精檸檬香蜂草酊劑，加入 30 毫升或以上的水或果汁中飲用（或直接滴入口中後再喝水或果汁）。

- 持續 3 至 5 天後，將劑量降低至補充品說明上的指示劑量。
- 在情緒尚未好轉前，你可以持續使用密集檸檬香蜂草療法。作法如下：
  進行檸檬香蜂草療法持續 3 至 5 天後，降低至補充品說明上的指示劑量
  持續 3 天。之後，再重複進行密集檸檬香蜂草療法持續 3 至 5 天，依此
  類推。
- 如果你正經歷神經系統和情緒方面的困擾，自行選擇降低密集檸檬香蜂
  草療法的劑量。

以下是針對兒童無酒精檸檬香蜂草密集療法的調整劑量：
- **1 至 2 歲**：醒著時每 3 小時將 12 小滴（非整管滴管）滴入果汁或水中。
- **3 至 4 歲**：醒著時每 3 小時將 20 小滴（非整管滴管）滴入果汁或水中。
- **5 至 8 歲**：醒著時每 3 小時將 1 滴管滴入果汁或水中。
- **9 至 12 歲**：醒著時每 3 小時將 2 滴管滴入果汁或水中。
- **13 歲以上**：醒著時每 3 小時將 3 滴管滴入果汁或水中。

安東尼密集金印草療法

　　金印草具有抗菌和抗病毒作用，因此具有抗發炎的療效，可以減少病原體並
有助於恢復弱化的免疫細胞。白血球細胞可以將金印草的抗病毒、抗菌化合物帶
至戰區——體內白血球細胞與病原體交戰的區域，並且釋放它們。安東尼密集金
印草療法可用於急性病症和久治不癒的慢性疾病。

安東尼密集金印草療法適用症狀

　　感冒、流感、COVID 新冠肺炎、鼻竇充血、過敏、支氣管炎、肺炎、肺部
感染、急性咳嗽或慢性咳嗽、耳痛、耳部感染、鏈球菌性咽喉炎、喉嚨痛、流鼻
涕、鼻涕倒流、麥粒腫、結膜炎、尿道感染、膀胱感染、腎臟感染、細菌性陰道
炎（BV）、骨盆腔發炎（PID）、酵母菌感染、各種痤瘡、唇皰疹／發燒水皰、

單純皰疹第一型、單純皰疹第二型、帶狀皰疹、急性神經系統症狀、經期不順、幽門螺旋桿菌、金黃葡萄球菌（MRSA）、單核細胞增多症。

安東尼密集金印草療法指引

- **成人劑量**：醒著時，每 4 小時 6 滴管無酒精金印草酊劑，加入 30 毫升或以上的水或果汁中飲用（或直接滴入口中後再喝水或果汁）。
- 持續 3 至 5 天後，將劑量降低至補充品說明上的指示劑量。
- 和其他安東尼密集療法一樣，如果你很敏感，自行選擇將劑量降低至適合自己的情況。
- 如果你已完成一輪密集金印草療法後 1 週或以上，疾病、感染或症狀仍然沒有好轉，你可以選擇再進行一輪密集金印草療法 3 到 5 天。不過，在密集療程之間至少要間隔 1 週。

以下是兒童無酒精金印草酊劑密集療法的調整劑量：

- **1 至 2 歲**：醒著時每 4 小時將 10 小滴（非整管滴管）滴入果汁或水中。
- **3 至 4 歲**：醒著時每 4 小時將 20 小滴（非整管滴管）滴入果汁或水中。
- **5 至 8 歲**：醒著時每 4 小時將 1 滴管滴入果汁或水中。
- **9 至 12 歲**：醒著時每 4 小時將 2 滴管滴入果汁或水中。
- **13 歲以上**：醒著時每 4 小時將 3 滴管滴入果汁或水中。

安東尼密集百里香茶療法

　　百里香含有一種抗病毒、抗菌、抗黴菌、抗酵母和抗非益性真菌作用的植物化學化合物，當其他食物中的營養物質被身體吸收、利用、分解或排出體外後，百里香的化合物仍然會在血液中循環一段時間。因此，百里香的長效屬性可以為身體打造一個針對病原體的長期保護屏障，而且百里香的植物化合物可以深入體內每個器官，相較之下，其他草藥只能進入身體的某些器官。

安東尼密集百里香茶療法適用症狀

流感、COVID 新冠肺炎、感冒、肺部感染、支氣管炎、肺炎、過敏、鼻竇充血、咳嗽、喉嚨痛、鏈球菌性咽喉炎、喉嚨沙啞、耳部感染、尿道感染、膀胱感染、腎臟感染、人類乳突病毒（HPV）、帶狀皰疹、人類皰疹病毒第四型（EBV）引起的感染、小腸菌叢過度增生（SIBO）、幽門螺桿菌、大腸桿菌、鏈球菌、金黃色葡萄球菌（MRSA）、艱難梭菌（C. difficile）、急性下頜疼痛、舌頭疼痛、口腔疼痛、牙齦疼痛、發燒、身體疼痛、唇皰疹／發燒水皰、單純皰疹第一型、寄生蟲問題、自體免疫性發作、神經系統症狀發作。

安東尼密集百里香茶療法指引

- 特製百里香茶：每杯熱水浸泡 12 枝新鮮百里香。（如果你只有乾燥百里香，則每杯熱水沖泡 2 湯匙乾燥百里香。）浸泡至少 15 分鐘後，取出百里香枝或過濾茶渣，特別是如果你使用的是乾燥百里香。
- 醒著時，每 3 小時喝一杯這種強效百里香茶。
- 持續 3 至 5 天後，將用量降低至一般說明上的指示分量。
- 經過休息 1 週或以上的密集百里香茶療法後，根據需要自行選擇再進行一輪。
- 如果你很敏感，在沖泡過程中，你可以自行降低百里香的分量。
- 你可以根據喜好，在每杯茶中加入半顆檸檬汁和／或 1 茶匙生蜂蜜以增加甜味。
- 你可以一次依比例增量沖泡每日要喝的百里香茶，全天分次飲用，這樣你就無需喝熱茶或溫茶，冷卻後也可以飲用。

以下是針對兒童百里香茶密集療法沖泡的調整分量：
- **1 至 2 歲**：醒著時每 3 小時 30 毫升冷卻或微溫（不燙）百里香茶。
- **3 至 4 歲**：醒著時每 3 小時 60 毫升冷卻或微溫（不燙）百里香茶。
- **5 至 8 歲**：醒著時每 3 小時 90 毫升冷卻或微溫（不燙）百里香茶。
- **9 至 12 歲**：醒著時每 3 小時 120 毫升冷卻或微溫（不燙）百里香茶。

- **13 歲以上**：醒著時每 3 小時 180 毫升冷卻或微溫（不燙）百里香茶。

安東尼密集蜂膠療法

蜂膠是一種強效抗病毒、抗菌的藥用好幫手。高品質的蜂膠如果使用正確則具有減緩、逆轉，甚至可以預防各種感染。蜂膠不只含有一種抗病毒劑化合物，而是具有多種抗病毒劑化合物，有些甚至高達數十種。

在此我們列出兩種不同的安東尼密集蜂膠療法。第一種是蜂膠酊劑內服，第二種是蜂膠酊劑直接抹在口腔潰瘍上。這兩種療法可以搭配使用，也可以單獨使用，詳情請參閱以下說明。

安東尼密集蜂膠療法適用症狀

喉嚨痛、鏈球菌性咽喉炎、扁桃腺發炎、鼻竇感染、過敏、肺部感染、支氣管炎、肺炎、咳嗽、鼻涕倒流、感冒、流感、COVID 新冠肺炎、耳部感染、尿道感染、膀胱感染、腎臟感染、發燒、發冷、盜汗、三叉神經痛、牙齦疼痛、口腔疼痛、牙痛、舌頭疼痛、偏頭痛、頭痛、帶狀皰疹、神經系統症狀發作、唇皰疹／發燒水皰、單純皰疹第一型、口腔潰瘍、口瘡。

安東尼密集蜂膠療法指引

- **成人劑量**：醒著時，每 3 小時 4 滴管無酒精*蜂膠酊劑，加入 30 毫升或以上的水或果汁中飲用。
- 持續 3 至 5 天後，將劑量降低至瓶裝上說明的指示劑量。
- 自行選擇持續進行密集蜂膠療法，作法分別有：休息 1 週，然後再進行一輪；或者如果你願意，你可以連續進行幾輪密集蜂膠療法。如果你的

---

* 即使是標示無酒精的蜂膠酊劑也可能含有不同形式的酒精痕跡。盡量使用酒精含量最少的蜂膠酊劑。你可以上網 www.medicalmedium.com 查詢目錄，尋找唯一真正的無酒精蜂膠。

補充品清單中沒有蜂膠，你可以在密集蜂膠療法休息的空檔間，每天攝取 2 滴管蜂膠酊劑。

以下是針對兒童無酒精蜂膠酊劑密集療法的調整分量：

- **1 至 2 歲**：醒著時每 3 小時將 8 小滴（非整管滴管）滴入果汁或水中。
- **3 至 4 歲**：醒著時每 3 小時將 16 小滴（非整管滴管）滴入果汁或水中。
- **5 至 8 歲**：醒著時每 3 小時將 1 滴管滴入果汁或水中。
- **9 至 12 歲**：醒著時每 3 小時將 2 滴管滴入果汁或水中。
- **13 歲以上**：醒著時每 3 小時將 3 滴管滴入果汁或水中。

醫療靈媒口腔潰瘍密集蜂膠療法之應用

唇皰疹／發燒水泡、單純皰疹第一型、口瘡、口腔潰瘍等症狀

你可以同時進行外部口瘡密集蜂膠療法和內部密集蜂膠療法。如果你有唇皰疹／發燒水泡等症狀，這時最好同時進行兩種密集蜂膠療法。另一方面，如果你只是口腔潰瘍，這時你可以只使用外部口腔潰瘍密集蜂膠療法。

醫療靈媒口腔潰瘍密集蜂膠療法指引

- 如果患處位於被唾液弄濕的部位（例如：內唇、牙齦、口腔內側、舌頭）手指是可以觸及的位置，請先用紙巾快速擦乾患處。
- 一旦患處擦乾，或者患處位於口腔外且乾燥，請直接在患處滴幾滴蜂膠酊劑。靜待 30 秒至 1 分鐘。
- 如果患處位於必須擦乾的部位，則立即重複以下作法：用紙巾再次快速吸乾唾液，然後將幾滴蜂膠酊劑直接滴在患處上，讓蜂膠再靜置 30 秒到 1 分鐘。等乾燥後再重新塗抹一次，總共塗抹三層。請勿將其擦乾。接下來你只要放鬆嘴巴，讓蜂膠留在傷口上即可。
- 如果患處乾燥就不需要重複以上的作法，只需塗抹一層即可。一旦蜂膠滴劑塗在患處後，就讓蜂膠留在傷口上。（或者如果需要，你可以在 30 秒到 1 分鐘後擦掉蜂膠。）

- 每天重複 4 到 6 次以上的作法，直到症狀消失。
- 若要加快癒合時間，你可以在臨睡前再做一次口腔潰瘍密集蜂膠療法。

安東尼密集蘆薈療法

　　許多人都有肚子痛的毛病，這種疼痛從腹部痛到後背，但沒有人意識到其實原因出自胃或腸道。蘆薈內含的化學成分可以中和腸道內的酸性和鎮靜腸道內壁的神經，減緩和預防腸道痙攣。蘆薈不僅可以中和酸性體液，並且抑制細菌和病毒，以及酵母、非益性真菌和黴菌的生長，同時舒緩腸道內壁，鎮定發炎的腸道神經，抑制胃神經痙攣，減輕迷走神經的壓力。

安東尼密集蘆薈療法適用症狀

　　胃痛、腹部疼痛、腸胃疼痛擴及到胸或後背漫延至肩頸、結腸炎、大腸激躁症、克隆氏症、乳糜瀉、胃酸逆流、潰瘍、胃灼熱、幽門螺旋桿菌、小腸菌叢過度增生、進餐後胃痛、腸胃痙攣、胃炎、嚴重腹脹疼痛、便秘、胃酸過多、胃輕癱。

安東尼密集蘆薈療法指引

- **成人劑量**：每 2 到 4 個小時攝取 5 至 10 公分新鮮蘆薈凝膠（去皮）。
- 持續 1 ～ 7 天。
- 在密集蘆薈療法休息 3 天或以上時間後，再次進行 1 ～ 7 天的療程。在密集蘆薈療法休息這段期間，每天一次或兩次攝取 5 公分或以上的新鮮蘆薈凝膠。
- 在準備蘆薈凝膠時，請小心切開 5 至 10 公分蘆薈葉，削去綠皮和尖刺，挖出透明凝膠。
- 蘆薈綠皮要去除乾淨，挖出蘆薈凝膠時盡量不要刮到綠皮，因為綠皮中的化合物對有些人來說可能具有刺激性。

- 切除蘆薈根部 2.5 公分處丟棄，因為蘆薈末端帶有苦味。
- 如果可以，請直接攝取凝膠以獲得最佳療效。如果無法適應，可以將蘆薈膠與水混合（仍然要去除綠皮）。
- 蘆薈密集療法需要大量蘆薈，你可以在大型超市農產區找到。如果你使用的是自種蘆薈，請確保它是可食用的品種。
- 你可以一次準備好當天所有蘆薈凝膠的用量，裝入密封容器中置於冰箱冷藏，以備當天晚些時候使用。
- 如果你要保存部分蘆薈葉，請將切口端用濕毛巾或保鮮膜包裹，然後再放入冰箱冷藏。
- 避免使用軟爛出水的蘆薈葉，這些葉子不新鮮容易腐爛。
- 與其他安東尼密集療法一樣，你可以根據自己的情況，自行調降蘆薈凝膠的用量。

以下是針對兒童蘆薈膠密集療法的調整分量：
- **1 至 2 歲**：醒著時每 2 至 4 小時 1 茶匙新鮮蘆薈膠。
- **3 至 4 歲**：醒著時每 2 至 4 小時 2 茶匙新鮮蘆薈膠。
- **5 至 8 歲**：醒著時每 2 至 4 小時 1 湯匙新鮮蘆薈膠。
- **9 至 12 歲**：醒著時每 2 至 4 小時 2 湯匙新鮮蘆薈膠。
- **13 歲以上**：醒著時每 2 至 4 小時 5 公分新鮮蘆薈膠。

安東尼密集維生素 B_{12} 療法

當我們經歷身體或精神上的困境，包括長期慢性疾病時，我們會消耗體內的維生素 B_{12} 儲備量。維生素 B_{12} 尤其在危機時刻會迅速耗盡，隨後在幾年內健康陸續出現問題。有關維生素 B_{12} 更多資訊，請參閱本書配套書《守護大腦的飲食聖經》中的〈耗竭的大腦〉這一個章節。

安東尼密集維生素 B₁₂ 療法適用症狀

壓力、意外事件身體受創、意外事件心靈受創、情緒事件、情緒創傷、失落、急性焦慮發作、急性抑鬱發作、強迫症發作加劇、憤怒、神經系統症狀發作、癲癇發作、發燒後（感染後或 COVID 或流感後）、手術後、醫療療程後、使用娛樂性藥物或酒精後、難以戒斷咖啡因、度假後、身體劇烈疼痛、工作上用腦過度、創造力、學校學習、考試或高強度運動之後。

安東尼密集維生素 B₁₂ 療法指引

- **成人劑量**：醒著時，每 3 小時 2 滴管維生素 B₁₂（腺苷鈷胺和甲基氰鈷胺形式）直接滴入口中後再喝果汁或水；或加入 30 毫升或以上的水或果汁中飲用。
- 持續 1 至 2 天。如果需要，你可以選擇延長療程 3 至 4 天。
- 在持續 1 至 4 天後，將維生素 B₁₂ 劑量降低至瓶裝上說明的指示劑量。並且在進行第二輪療程前休息至少 1 週。

以下是針對兒童維生素 B₁₂ 密集療法的調整分量：
- **1 至 2 歲**：醒著時每 3 小時將 2 小滴（非整管滴管）滴入果汁或水中。
- **3 至 4 歲**：醒著時每 3 小時將 3 小滴（非整管滴管）滴入果汁或水中。
- **5 至 8 歲**：醒著時每 3 小時將 5 小滴（非整管滴管）滴入果汁或水中。
- **9 至 12 歲**：醒著時每 3 小時將 10 小滴（非整管滴管）滴入果汁或水中。
- **13 歲以上**：醒著時每 3 小時將 1 滴管滴入果汁或水中。

安東尼密集加州罌粟療法

加州罌粟含有特定的生物鹼，可以舒緩和鎮靜疼痛受體細胞，特別是腦神經和腦幹周圍的細胞，加州罌粟有助於消除或大幅減緩劇烈的疼痛。

安東尼密集加州罌粟療法適用症狀

神經痛、三叉神經痛、頸部疼痛、背部疼痛、坐骨神經痛、牙痛、口腔疼痛、舌頭疼痛、下頜疼痛、全身疼痛、頭痛、肩痛、髖關節痛、膝蓋疼痛、迷走神經症狀、情緒不穩、創傷、失落、情緒困擾、焦慮、痛苦、承受高壓。在醫生的指導下，加州罌粟可用於協助戒斷娛樂性或處方藥物，包括止痛藥。

安東尼密集加州罌粟療法指引

- **成人劑量**：醒著時，每 4 小時 3 滴管無酒精加州罌粟酊劑加入 30 毫升或以上的水或果汁中飲用，或 3 粒膠囊。

- 針對急性疼痛，這種療法可持續 1 至 3 天。之後視情況而定，你可以重複這種療法連續 6 天。接下來的 3 天，如果仍然需要，劑量則降低為每日兩次，每次 3 滴管。療程結束後，如果疼痛仍然存在，你可以進行以下的慢性疼痛舒緩週期療程。

- 針對慢性疼痛，根據需要使用這個療法，以 7 天為一個療程。之後降低為每日兩次，每次 3 滴管（如果仍然需要），持續 3 天，然後再視狀況決定是否要再進行另一個 7 天的療程。

- 如果加州罌粟會讓你昏昏欲睡，那麼你要小心使用。尤其在操作設備／機械或長途駕車前更要謹慎使用。

以下是針對兒童無酒精加州罌粟密集療法的調整分量，有關任何加州罌粟的問題，請諮詢孩子的醫生：

- **5 至 8 歲**：醒著時每 4 小時將 10 小滴（非整管滴管）滴入果汁或水中。
- **9 至 12 歲**：醒著時每 4 小時將 15 小滴（非整管滴管）滴入果汁或水中。
- **13 歲以上**：醒著時每 4 小時將 1 滴管滴入果汁或水中或 1 粒膠囊。

「所謂的健康趨勢從未考慮哪些族群適合，哪些族群不適合：有些人有本錢可以跟風小試一下，但對有些人來說，這可是危機一場。」

—— 安東尼・威廉

第四章

安東尼保健法

這些補充品方案不僅效果顯著，而且有治癒記錄可尋，至今已有無數的人們從複雜的健康問題中康復。若想解讀和弄清楚這些清單要從何處著手，請先閱讀第二章〈補充品黃金法則〉，你會在該章節找到重要的指引。

例如：

- 在這些補充品方案中，你有很多選擇。可以使用其中一種建議的補充品，也可以使用多種補充品。我之所以提供完整的補充品清單，主要是讓你擁有多種選擇，以達到自己想要的健康程度。你可以根據自己的身心狀況，選擇放慢或加快療癒的速度，無需服用表格中全部列出的完整補充品和劑量。

- 你可以自行調降補充品劑量。許多人是透過醫療靈媒排毒、重金屬排毒果昔和許多其他醫療靈媒的工具重拾健康。

- 在大多數情況下，每個方案中的補充品都是按字母順序排列而非重要性。你可以在第二章〈從哪裡開始〉的章節中找到相關重要的補充品指南。

- 請詳讀第二章以獲得更多相關內容。

- 在攝取補充品時，請隨時諮詢您的醫療保健相關人員。

疾病的原因？

為了節省空間，盡可能列出更多的治癒方案，以下列表只包含治癒方案，沒

有疾病原因的詳解。如果你想知道你的健康問題背後的原因，你可以在本書的配套書《守護大腦的飲食聖經》中找到 100 多種與大腦和神經系統相關的症狀、疾病和障礙等詳細說明。

日常的大腦保健和養生

在應用以下保健法之前，請先閱讀第二章〈補充品的黃金法則〉。

- 鮮榨芹菜汁：每日 1,000 毫升
- 重金屬排毒果昔：每日 1 份（參考第十章）
- **5-MTHF（5- 甲基四氫葉酸）**：每日 1 粒膠囊
- 蘆薈：每日 5 公分或更多新鮮的凝膠（去除表皮）
- 大麥苗汁粉：每日 1 茶匙或 3 粒膠囊
- 維生素 B 群：每日 1 粒膠囊
- 西芹力（**Celeryforce**）：每日兩次，每次 1 粒
- 白樺茸粉：每日 2 茶匙或 6 粒膠囊
- 薑黃素：每日 2 粒膠囊
- **EPA 和 DHA**（不含魚油）：每日 1 粒膠囊（與晚餐一起服用）
- 穀胱甘肽（**Glutathione**）：每日 1 粒膠囊
- 檸檬香蜂草：每日 3 滴管
- 左旋離胺酸（**L-lysine**）：每日 3 粒 500 毫克膠囊
- 甘胺酸鎂（**Magnesium glycinate**）：每日 2 粒膠囊
- 褪黑激素：每日睡前 1 粒 5 毫克膠囊
- 初生碘（**Nascent iodine**）：每日 4 小滴（非整管滴管）
- 蕁麻葉：每日 2 杯茶或 3 滴管
- 覆盆子葉茶：每日 1 杯
- 螺旋藻：每日 1 茶匙或 3 粒膠囊
- 維生素 B$_{12}$（腺苷鈷胺和甲基氰鈷胺形式）：每日 1 滴管
- 維生素 C（微化 -C ／ Micro-C）：每日兩次，每次 4 顆 500 毫克膠囊
- 野生藍莓：每日 1 茶匙加入 30 毫升果汁
- 鋅（液態硫酸鋅形式）：每日 1 滴管

疼痛

參考腦神經發炎方案。

急性瀰漫性腦脊髓炎（ADEM）

參考自體免疫性疾病或肌萎縮性脊髓側索硬化症（ALS／俗稱漸凍症）方案。

成癮

在應用以下保健法之前，請先閱讀第二章〈補充品的黃金法則〉。

- 鮮榨芹菜汁：每日至少 500 毫升
- 重金屬排毒果昔：每日 1 份（參考第十章）
- 成癮轉換飲：每日 1 份大腦激活飲（參考第八章）
- 腎上腺戰或逃安神飲：每日 1 份大腦激活飲（參考第八章）
- 藥物防護飲：每日 1 份大腦激活飲（參考第八章）
- 能量轉換飲：每日 1 份大腦激活飲（參考第八章）
- 密集加州罌粟療法：視情況而定（參考第三章）
- 密集檸檬香蜂草療法：視情況而定（參考第三章）
- 5-MTHF（5- 甲基四氫葉酸）：每日 1 粒膠囊
- 印度人參（又稱南菲醉茄）：每日兩次，每次 1 滴管
- 大麥苗汁粉：每日 1 湯匙或 9 粒膠囊
- 西芹力：每日三次，每次 2 粒膠囊
- 白樺茸粉：每日 2 茶匙或 6 粒膠囊
- 薑黃素：每日兩次，每次 2 粒膠囊
- **EPA 和 DHA（不含魚油）**：每日 2 粒膠囊（與晚餐一起服用）
- **GABA（γ- 胺基丁酸）**：每日 1 粒 250 毫克膠囊
- 檸檬香蜂草：每日三次，每次 4 滴管
- 左旋麩醯胺酸（**L-glutamine**）：每日兩次，每次 2 粒膠囊
- 甘草根：每日 1 滴管（持續 2 週後，休息 2 週）
- 褪黑激素：每日兩次，每次 1 粒 5 毫克膠囊

- 薄荷茶：每日 1 杯
- 生蜂蜜：每日 1 湯匙
- 螺旋藻：每日 1 湯匙或 9 粒膠囊
- 維生素 B₁₂（腺苷鈷胺和甲基氰鈷胺形式）：每日兩次，每次 3 滴管
- 維生素 C（微化 -C ／ Micro-C）：每日 4 粒 500 毫克膠囊
- 野生藍莓：每日 2 湯匙藍莓粉或 60 至 120 毫升藍莓汁
- 鋅（液態硫酸鋅形式）：每日兩次，每次 1 滴管

愛迪生氏症

參考自體免疫性疾病方案。

注意力不足過動症（ADHD）

在應用以下保健法之前，請先閱讀第二章〈補充品的黃金法則〉。

記住，你可以提供這些成人劑量給你的兒科醫生，諮詢他們多少劑量適合你的孩子。另外，請參考第八章〈大腦激活療法〉、第十章〈重金屬排毒法〉和第二章〈補充品的黃金法則〉，關於芹菜汁、重金屬排毒果昔和兒童大腦激活療法的劑量。

- 鮮榨芹菜汁：每日 500 毫升
- 重金屬排毒果昔：每日 1 份（參考第十章）
- 倦怠安神飲：每日 1 份大腦激活飲（參考第八章）
- 腎上腺戰或逃安神飲：每日 1 份大腦激活飲（參考第八章）
- 大麥苗汁粉：每日 1 茶匙或 3 粒膠囊
- 維生素 B 群：每日 1 粒膠囊
- 西芹力：每日 2 粒膠囊
- 接骨木糖漿：每日 1 茶匙
- EPA 和 DHA（不含魚油）：每日 1 粒膠囊（與晚餐一起服用）
- GABA（γ - 胺基丁酸）：每日 1 粒 250 毫克膠囊
- 金印草：每日 1 滴管（每月一次，每次連續 7 天）
- 檸檬香蜂草：每日 3 滴管

- 甘草根：每日 1 滴管（持續 2 週後，休息 2 週）
- 甘胺酸鎂（**Magnesium glycinate**）：每日 2 粒膠囊
- 褪黑激素：每日 1 至 5 毫克（最好在晚上服用）
- 毛蕊花葉：每日 1 滴管（每月一次，每次連續 7 天）
- 螺旋藻：每日 1 茶匙或 3 粒膠囊
- 維生素 B12（腺苷鈷胺和甲基氰鈷胺形式）：每日 1 滴管
- 維生素 C（微化 -C ／ **Micro-C**）：每日 2 粒 500 毫克膠囊
- 鋅（液態硫酸鋅形式）：每日 1 滴管

老人斑

參考皮膚色素異常症方案。

酒精戒斷症候群

參考成癮方案。

肌萎縮性脊髓側索硬化症（ALS ／ 俗稱漸凍症 ／ 運動神經元疾病）

在應用以下保健法之前，請先閱讀第二章〈補充品的黃金法則〉。

- 鮮榨芹菜汁：每日 1,000 毫升；之後，你可以選擇是否增量至每日兩次，每次 1,000 毫升
- 重金屬排毒果昔：每日 1 份（參考第十章）
- 根除化學毒物果昔：每日 1 份（參考第十章）
- 神經轉換飲：每日 1 份大腦激活飲（參考第八章）
- 第三章任何一種密集療法：視情況而定
- 5-HTP（5- 羥色胺酸）：每日睡前 1 粒膠囊
- 5-MTHF（5- 甲基四氫葉酸）：每日 1 粒膠囊
- 蘆薈：每日 5 公分或更多新鮮的凝膠（去除表皮）
- 印度人參（又稱南菲醉茄）：每日 1 滴管
- 大麥苗汁粉：每日 1 茶匙或 3 粒膠囊
- 維生素 B 群：每日 1 粒膠囊

- 貓爪藤：每日兩次，每次 2 滴管
- 西芹力：每日兩次，每次 2 粒膠囊
- 輔酶 Q10：每日 1 粒膠囊
- 薑黃素：每日兩次，每次 2 粒膠囊
- 接骨木糖漿：每日 1 茶匙
- EPA 和 DHA（不含魚油）：每日 2 粒膠囊（與晚餐一起服用）
- GABA（γ- 胺基丁酸）：每日兩次，每次 1 粒 250 毫克膠囊
- 穀胱甘肽：每日兩次，每次 2 粒膠囊
- 金印草：每日兩次，每次 4 滴管（持續 2 週後，休息 2 週）
- 檸檬香蜂草：每日兩次，每次 4 滴管
- 甘草根：每日兩次，每次 1 滴管（持續 2 週後，休息 2 週）
- 左旋離胺酸（L-lysine）：每日兩次，每次 2 粒 500 毫克膠囊
- 甘胺酸鎂（Magnesium glycinate）：每日兩次，每次 3 粒膠囊
- 褪黑激素：每日睡前 1 粒 5 毫克膠囊
- 乳薊：每日 1 滴管
- MSM（筋骨素／甲基硫醯基甲烷）：每日 1 粒膠囊
- 蕁麻葉：每日兩次，每次 2 滴管
- 橄欖葉：每日兩次，每次 1 滴管
- 蜂膠：每日兩次，每次 2 滴管
- 生蜂蜜：每日 1 湯匙
- 螺旋藻：每日 1 茶匙或 3 粒膠囊
- 維生素 B$_{12}$（腺苷鈷胺和甲基氰鈷胺形式）：每日兩次，每次 3 滴管
- 維生素 C（微化 -C ／ Micro-C）：每日兩次，每次 8 粒 500 毫克膠囊
- 維生素 D$_3$：每日 1,000 至 5,000 IU
- 野生藍莓：每日 1 湯匙藍莓粉或 60 毫升藍莓汁
- 鋅（液態硫酸鋅形式）：每日兩次，每次 2 滴管

阿茲海默症

在應用以下保健法之前，請先閱讀第二章〈補充品的黃金法則〉。

- 鮮榨芹菜汁：每日 1,000 毫升

- 鮮榨柳橙汁：每日 500 毫升
- 重金屬排毒果昔：每日 1 份（參考第十章）
- 根除化學毒物果昔：每日 1 份（參考第十章）
- 倦怠安神飲：每日 1 份大腦激活飲（參考第八章）
- 情緒轉換飲：每日 1 份大腦激活飲（參考第八章）
- **5-MTHF（5- 甲基四氫葉酸）**：每日兩次，每次 1 粒膠囊
- 大麥苗汁粉：每日 1 湯匙或 9 粒膠囊
- 維生素 B 群：每日 1 粒膠囊
- 貓爪藤：每日兩次，每次 1 滴管
- 西芹力：每日三次，每次 3 粒膠囊
- **輔酶 Q10**：每日兩次，每次 1 粒
- 薑黃素：每日兩次，每次 3 粒膠囊
- **EPA 和 DHA（不含魚油）**：每日 2 粒膠囊（與晚餐一起服用）
- **GABA（γ- 胺基丁酸）**：每日兩次，每次 1 粒 250 毫克膠囊
- 穀胱甘肽：每日 1 粒膠囊
- 檸檬香蜂草：每日兩次，每次 3 滴管
- 左旋麩醯胺酸：每日兩次，每次 2 粒膠囊
- 左旋離胺酸：每日兩次，每次 1 粒 500 毫克膠囊
- 甘胺酸鎂：每日兩次，每次 1 粒膠囊
- 褪黑激素：每日最多六次，每次 1 粒 5 毫克膠囊
- 蕁麻葉：每日兩次，每次 3 滴管
- 螺旋藻：每日 1 湯匙或 9 粒膠囊
- **維生素 B₁₂（腺苷鈷胺和甲基氰鈷胺形式）**：每日兩次，每次 3 滴管
- **維生素 C（微化 -C ／ Micro-C）**：每日兩次，每次 2 粒 500 毫克膠囊
- 野生藍莓：每日 1 湯匙藍莓粉或 60 毫升藍莓汁
- 鋅（液態硫酸鋅形式）：每日 1 滴管

健忘症

參考腦震盪復原副作用方案。

貧血

參考自體免疫性疾病方案。

動脈瘤

參考中風方案。

僵直性脊椎炎

參考自體免疫性疾病方案。

厭食

參考飲食失調方案。

長期性焦慮

在應用以下保健法之前，請先閱讀第二章〈補充品的黃金法則〉。

• **鮮榨芹菜汁**：每日 1,000 毫升
• **重金屬排毒果昔**：每日 1 份（參考第十章）
• **腎上腺戰或逃安神飲**：每日 1 份大腦激活飲（參考第八章）
• **神經轉換飲**：每日 1 份大腦激活飲（參考第八章）
• **密集檸檬香蜂草療法**：視情況而定（參考第三章）
• **5-HTP（5- 羥色胺酸）**：每日睡前 1 粒膠囊
• **5-MTHF（5- 甲基四氫葉酸）**：每日 1 粒膠囊
• **蘆薈**：每日 5 公分或更多新鮮的凝膠（去除表皮）
• **印度人參（又稱南菲醉茄）**：每日兩次，每次 1 滴管
• **大麥苗汁粉**：每日 2 茶匙或 6 粒膠囊
• **維生素 B 群**：每日 1 粒膠囊
• **西芹力**：每日三次，每次 3 粒膠囊
• **薑黃素**：每日 2 粒膠囊
• **EPA 和 DHA（不含魚油）**：每日 1 粒膠囊（與晚餐一起服用）
• **GABA（ γ - 胺基丁酸）**：每日 1 粒 250 毫克膠囊

- **薑**：每日 2 杯薑茶或適量現磨薑泥或薑汁加水飲用

- **啤酒花茶**：每日 1 杯

- **檸檬香蜂草**：每日四次，每次 4 滴管

- **左旋離胺酸**：每日 2 粒 500 毫克膠囊

- **甘胺酸鎂**：每日 3 粒膠囊

- **褪黑激素**：每日睡前 1 粒 5 毫克膠囊

- **螺旋藻**：每日 2 茶匙或 6 粒膠囊

- **維生素 B₁₂（腺苷鈷胺和甲基氰鈷胺形式）**：每日兩次，每次 3 滴管

- **維生素 C（微化 -C ／ Micro-C）**：每日兩次，每次 4 顆 500 毫克膠囊

- **維生素 D₃**：每日 1,000 IU

- **野生藍莓**：每日 2 茶匙藍莓粉或 60 毫升藍莓汁

- **鋅（液態硫酸鋅形式）**：每日 1 滴管

暫時性焦慮

在應用以下保健法之前，請先閱讀第二章〈補充品的黃金法則〉。

- **鮮榨芹菜汁**：每日 1,000 毫升

- **重金屬排毒果昔**：每日 1 份（參考第十章）

- **腎上腺戰或逃安神飲**：每日 1 份大腦激活飲（參考第八章）

- **神經轉換飲**：每日 1 份大腦激活飲（參考第八章）

- **印度人參（又稱南菲醉茄）**：每日 1 滴管

- **大麥苗汁粉**：每日 1 茶匙或 3 粒膠囊

- **維生素 B 群**：每日 1 粒膠囊

- **西芹力**：每日兩次，每次 2 粒膠囊

- **白樺茸粉**：每日 2 茶匙或 6 粒膠囊

- **薑黃素**：每日兩次，每次 1 粒

- **EPA 和 DHA（不含魚油）**：每日 1 粒膠囊（與晚餐一起服用）

- **GABA（γ - 胺基丁酸）**：每日 1 粒 250 毫克膠囊

- **芙蓉茶**：每日 2 杯

- **檸檬香蜂草**：每日兩次，每次 3 滴管

- 左旋離胺酸：每日兩次，每次 2 粒 500 毫克膠囊

- 甘胺酸鎂：每日兩次，每次 1 粒

- 褪黑激素：每日睡前 1 粒 5 毫克膠囊

- 螺旋藻：每日 1 茶匙或 3 粒膠囊

- 維生素 B12（腺苷鈷胺和甲基氰鈷胺形式）：每日兩次，每次 2 滴管

- 維生素 C（微化 -C ／ Micro-C）：每日兩次，每次 4 顆 500 毫克膠囊

- 維生素 D3：每日 1,000 IU

- 野生藍莓：每日 2 茶匙藍莓粉或 60 毫升藍莓汁

- 鋅（液態硫酸鋅形式）：每日 1 滴管

失語症

參考腦病變方案。

失用症（失能症）

參考腦病變方案。

心律不整

參考腦神經發炎方案和／或心悸（非神經系統）方案。

動脈硬化

在應用以下保健法之前，請先閱讀第二章〈補充品的黃金法則〉。

- 鮮榨芹菜汁：每日 1,000 毫升

- 大麥苗汁粉：每日 1 茶匙或 3 粒膠囊

- 白樺茸粉：每日 1 茶匙或 3 粒膠囊

- 輔酶 Q10：每日兩次，每次 1 粒

- 薑黃素：每日兩次，每次 3 粒膠囊

- EPA 和 DHA（不含魚油）：每日 1 粒膠囊（與晚餐一起服用）

- 穀胱甘肽：每日兩次，每次 2 粒膠囊

- 山楂：每日兩次，每次 1 滴管
- 甘胺酸鎂：每日兩次，每次 3 粒膠囊
- 褪黑激素：每日睡前 1 粒 5 毫克膠囊
- 乳薊：每日兩次，每次 2 滴管
- 蕁麻葉：每日兩次，每次 2 滴管
- 螺旋藻：每日 1 茶匙或 3 粒膠囊
- 維生素 B12（腺苷鈷胺和甲基氰鈷胺形式）：每日兩次，每次 2 滴管
- 維生素 C（微化 -C ／ Micro-C）：每日兩次，每次 8 粒 500 毫克膠囊
- 野生藍莓：每日 1 湯匙或 60 至 120 毫升藍莓汁
- 鋅（液態硫酸鋅形式）：每日 1 滴管

反應性關節炎

參考自體免疫性疾病方案。

類風濕性關節炎（類風濕）

參考自體免疫性疾病方案。

粥狀瘤斑塊

參考動脈硬化方案。

動脈粥狀硬化

參考動脈硬化方案。

心房纖維性顫動（AFIB）

參考腦神經發炎方案和／或心悸（非神經系統）方案。

聽覺處理異常（APD）

在應用以下保健法之前，請先閱讀第二章〈補充品的黃金法則〉。

記住，你可以提供這些成人劑量給你的兒科醫生，諮詢他們多少劑量適合你的孩子。另外，請參考第八章〈大腦激活療法〉、第十章〈重金屬排毒法〉和第二章〈補充品的黃金法則〉，關於芹菜汁、重金屬排毒果昔和兒童大腦激活療法的劑量。

- **鮮榨芹菜汁**：每日至少 500 毫升
- **重金屬排毒果昔**：每日 1 份（參考第十章）
- **神經轉換飲**：每日 1 份大腦激活飲（參考第八章）
- **5-MTHF（5- 甲基四氫葉酸）**：每日 1 粒膠囊
- **大麥苗汁粉**：每日 1 茶匙或 3 粒膠囊
- **西芹力**：每日兩次，每次 1 粒
- **薑黃素**：每日 1 粒膠囊
- **EPA 和 DHA（不含魚油）**：每日 1 粒膠囊（與晚餐一起服用）
- **GABA（γ- 胺基丁酸）**：每日 1 粒 250 毫克膠囊
- **穀胱甘肽**：每日 1 粒膠囊
- **檸檬香蜂草**：每日兩次，每次 1 滴管
- **甘胺酸鎂**：每日兩次，每次 1 粒
- **褪黑激素**：每日睡前 1 粒 5 毫克膠囊
- **螺旋藻**：每日 1 茶匙或 3 粒膠囊
- **維生素 B$_{12}$（腺苷鈷胺和甲基氰鈷胺形式）**：每日兩次，每次 1 滴管
- **維生素 C（微化 -C ／ Micro-C）**：每日兩次，每次 2 粒 500 毫克膠囊
- **野生藍莓**：每日 2 茶匙藍莓粉或 60 毫升藍莓汁
- **鋅（液態硫酸鋅形式）**：每日 1 滴管

自閉症

參考注意力不足過動症。

自體免疫性疾病

在應用以下保健法之前，請先閱讀第二章〈補充品的黃金法則〉。

如果你在接下來的頁面找不到你的個人自體免疫性疾病相關的補充品清單，你可以參考此列表的補充品。

- 鮮榨芹菜汁：每日 1,000 毫升；之後，你可以選擇是否增量至每日兩次，每次 1,000 毫升

- 重金屬排毒果昔：每日 1 份（參考第十章）

- 黴菌防護飲：每日 1 份大腦激活飲（參考第八章）

- 第三章任何一種密集療法：視情況而定，特別是突發事件

- **5-MTHF（5- 甲基四氫葉酸）**：每日兩次，每次 1 粒膠囊

- **ALA（α 硫辛酸）**：每週兩次，每次 1 粒 500 毫克膠囊

- 蘆薈：每日 5 公分或更多新鮮的凝膠（去除表皮）

- 大麥苗汁粉：每日兩次，每次 2 茶匙或 6 粒膠囊

- 貓爪藤：每日兩次，每次 2 滴管

- 西芹力：每日兩次，每次 3 粒膠囊

- 白樺茸粉：每日兩次，每次 2 茶匙或 6 粒膠囊

- 薑黃素：每日兩次，每次 2 粒膠囊

- 穀胱甘肽：每日 1 粒膠囊

- 金印草：每日兩次，每次 2 滴管（持續 2 週後，休息 2 週）

- 芙蓉茶：每日 1 杯

- 檸檬香蜂草：每日兩次，每次 2 滴管

- 甘草根：每日 1 滴管（持續 2 週後，休息 2 週）

- 左旋離胺酸：每日兩次，每次 4 顆 500 毫克膠囊

- 歐山芹根：每日 1 滴管

- **MSM（筋骨素／甲基硫醯基甲烷）**：每日兩次，每次 1 粒膠囊

- 毛蕊花葉：每日兩次，每次 2 滴管

- 初生碘（Nascent iodine）：每日兩次，每次 3 小滴（非整管滴管）

- 蕁麻葉：每日兩次，每次 2 滴管

- 奧勒岡葡萄根：每日兩次，每次 1 滴管（持續 2 週後，休息 2 週）

- 蜂膠：每日兩次，每次 2 滴管

- 生蜂蜜：每日 1 至 3 茶匙

- 硒：每日 1 粒膠囊

- 螺旋藻：每日 2 茶匙或 6 粒膠囊

- 百里香：每日 2 枝新鮮百里香浸泡熱水或 4 枝浸泡室溫水當茶飲

- 薑黃：每日兩次，每次 1 粒膠囊

- **維生素 B₁₂**（腺苷鈷胺和甲基氰鈷胺形式）：每日兩次，每次 2 滴管
- **維生素 C**（微化 -C ／ Micro-C）：每日兩次，每次 6 粒 500 毫克膠囊
- **野生藍莓**：每日 1 湯匙藍莓粉或 60 毫升藍莓汁
- **鋅**（液態硫酸鋅形式）：每日兩次，每次 2 滴管

迴避或限制性食物攝入障礙（ARFID）

參考自體免疫性疾病方案。

死藤水戒斷

參考成癮方案。

平衡問題

參考暈眩方案。

同心圓性硬化

參考多發性硬化症。

貝爾氏麻痺

參考帶狀皰疹方案。

暴食症

參考飲食失調方案和／或莫名飢餓感方案。

躁鬱症（雙極性疾患）

在應用以下保健法之前，請先閱讀第二章〈補充品的黃金法則〉。

- **鮮榨芹菜汁**：每日 1,000 毫升
- **鮮榨小黃瓜汁**：每日 500 毫升
- **重金屬排毒果昔**：每日 1 份（參考第十章）

- 情緒轉換飲：每日 1 份大腦激活飲（參考第八章）
- 腎上腺戰或逃安神飲：每日 1 份大腦激活飲（參考第八章）
- 密集檸檬香蜂草療法：視情況而定（參考第三章）
- 密集加州罌粟療法：視情況而定（針對躁症發作）（參考第三章）
- **5-HTP（5- 羥色胺酸）**：每日睡前 1 粒膠囊
- **5-MTHF（5- 甲基四氫葉酸）**：每日 1 粒膠囊
- 印度人參（又稱南菲醉茄）：每日 1 滴管
- **大麥苗汁粉**：每日 1 茶匙或 3 粒膠囊
- **維生素 B 群**：每日 1 粒膠囊
- **西芹力**：每日兩次，每次 2 粒膠囊
- **薑黃素**：每日兩次，每次 1 粒膠囊
- **GABA（γ- 胺基丁酸）**：每日兩次，每次 1 粒 250 毫克膠囊
- **穀胱甘肽**：每日 1 粒膠囊
- **檸檬香蜂草**：每日兩次，每次 4 滴管
- **甘胺酸鎂**：每日兩次，每次 2 粒膠囊
- **褪黑激素**：每日睡前 1 粒 5 毫克膠囊
- **螺旋藻**：每日 1 茶匙或 3 粒膠囊
- **維生素 B$_{12}$（腺苷鈷胺和甲基氰鈷胺形式）**：每日兩次，每次 2 滴管
- **維生素 C（微化 -C ／ Micro-C）**：每日兩次，每次 4 顆 500 毫克膠囊
- **維生素 D$_3$**：每日 1,000 IU
- **野生藍莓**：每日 2 茶匙藍莓粉或 60 毫升藍莓汁
- **鋅（液態硫酸鋅形式）**：每日 1 滴管

嚴重腹脹

參考胃病方案。

血栓

在應用以下保健法之前，請先閱讀第二章〈補充品的黃金法則〉。

- **鮮榨芹菜汁**：每日 1,000 毫升
- **鮮榨小黃瓜汁**：每日 1,000 毫升

應用《守護大腦的飲食聖經》食譜以降低飲食中的脂肪
• **藥物防護飲**：每日 1 份大腦激活飲（參考第八章）
• **密集百里香茶療法**：視情況而定（參考第三章）
• **輔酶 Q10**：每日兩次，每次 1 粒
• **薑黃素**：每日兩次，每次 2 粒膠囊
• **EPA 和 DHA（不含魚油）**：每日 1 粒膠囊（與晚餐一起服用）
• **穀胱甘肽**：每日 1 粒膠囊
• **金印草**：每日兩次，每次 2 滴管（持續 2 週，休息 2 週）
• **山楂**：每日 1 滴管
• **甘胺酸鎂**：每日兩次，每次 2 粒膠囊
• **乳薊**：每日兩次，每次 1 滴管
• **百里香**：每日兩次，每次 2 枝新鮮百里香浸泡熱水或 4 枝浸泡室溫水當茶飲
• **維生素 B12（腺苷鈷胺和甲基氰鈷胺形式）**：每日兩次，每次 2 滴管
• **維生素 C（微化 -C／Micro-C）**：每日兩次，每次 4 顆 500 毫克膠囊

抽血（抽血前 1 週）

這個方案可以強化你的血液，並為抽血前 1 週的大腦和身體做好準備。如果你已進行本章提供的其他方案而服用更高劑量的任何補充劑，你可以繼續維持更高的劑量。如果你有使用本章方案的其他補充，你仍然可以繼續使用。

更多關於抽血補充說明，請參考本書的套書《守護大腦的飲食聖經》中的抽血議題。

在應用以下保健法之前，請先閱讀第二章〈補充品的黃金法則〉。

• **鮮榨芹菜汁**：每日 500 至 1,000 毫升
• **檸檬或萊姆水**：每日兩次，每次 1,000 毫升
• **椰子水**：每日 600 至 1,200 毫升（純椰子水）
試著在 1 週內根據需要加入《守護大腦的療癒食譜》（越多越好）
• **甘胺酸鎂**：每日 2 粒膠囊
• **維生素 B12（腺苷鈷胺和甲基氰鈷胺形式）**：每日 2 滴管
• **維生素 C（微化 -C／Micro-C）**：每日 4 粒 500 毫克膠囊
• **鋅（液態硫酸鋅形式）**：每日 2 滴管

抽血（抽血後 1 週內）

　　這個方案可以協助你在抽血後的 1 週內重建血液、減輕休克和增強免疫系統。如果你已進行本章提供的其他方案而服用更高劑量的任何這些補充劑，你可以繼續維持更高的劑量。如果你有使用本章方案的其他補充，你仍然可以繼續使用。

　　更多關於抽血補充說明，請參考本書的套書《守護大腦的飲食聖經》中的抽血議題。

　　在應用以下保健法之前，請先閱讀第二章〈補充品的黃金法則〉。

• **鮮榨芹菜汁**：每日 500 至 1,000 毫升
• **鮮榨小黃瓜汁**：自選每日 500 至 1,000 毫升
• **檸檬或萊姆水**：每日兩次，每次 1,000 毫升
• **椰子水**：每日 600 至 1,200 毫升（純椰子水）
• **補腦蔬果汁**：自選，每日 1 份（參考《守護大腦的療癒食譜》）
• **舒腦蔬果汁**：自選，每日 1 份（參考《守護大腦的療癒食譜》）
• **瓜類**：每天半顆甜瓜，如哈密瓜，或 2 至 3 杯西瓜
• **菠菜湯或大腦救星沙拉**：每日 1 份（參考《守護大腦的療癒食譜》）
試著在 1 週內根據需要加入《守護大腦的療癒食譜》（越多越好）
• **甘胺酸鎂**：每日 2 粒膠囊
• **維生素 B₁₂**（腺苷鈷胺和甲基氰鈷胺形式）：每日 2 滴管
• **維生素 C**（微化 -C ／ **Micro-C**）：每日 4 粒 500 毫克膠囊
• **鋅**（液態硫酸鋅形式）：每日 2 滴管

視力模糊

　　參考腦神經發炎方案。

身體出現嗡嗡聲

　　參考腦神經發炎方案。

身體畸形恐懼症（BDD）

參考強迫症（OCD）方案和／或飲食失調方案。

腦膿瘍

在應用以下保健法之前，請先閱讀第二章〈補充品的黃金法則〉。

- 鮮榨芹菜汁：每日 1,000 毫升；之後，你可以選擇是否增量至每日兩次，每次 1,000 毫升
- 病原體防護飲：每日 1 份大腦激活飲（參考第八章）
- 輻射線防護飲：每日 1 份大腦激活飲（參考第八章）
- 密集金印草療法：視情況而定（參考第三章）
- 密集鋅療法：視情況而定（參考第三章）
- 密集維生素 C 療法：視情況而定（參考第三章）
- 大麥苗汁粉：每日 2 茶匙或 6 粒膠囊
- 貓爪藤：每日兩次，每次 2 滴管
- 薑黃素：每日兩次，每次 2 粒膠囊
- 金印草：每日兩次，每次 3 滴管（持續 2 週後，休息 2 週）
- 檸檬香蜂草：每日兩次，每次 4 滴管
- 毛蕊花葉：每日兩次，每次 3 滴管
- 橄欖葉：每日兩次，每次 2 滴管
- 奧勒岡葡萄根：每日兩次，每次 2 滴管（持續 2 週後，休息 2 週）
- 蜂膠：每日兩次，每次 2 滴管
- 生蜂蜜：每日 1 湯匙
- 螺旋藻：每日 2 茶匙或 6 粒膠囊
- 維生素 B$_{12}$（腺苷鈷胺和甲基氰鈷胺形式）：每日兩次，每次 1 滴管
- 維生素 C（微化 -C ／ Micro-C）：每日兩次，每次 6 粒 500 毫克膠囊
- 野生藍莓：每日 2 湯匙藍莓粉或 120 毫升藍莓汁
- 鋅（液態硫酸鋅形式）：每日兩次，每次 2 滴管

大腦老化

參考日常的大腦保健和養生。

腦癌

參考腦腫瘤和囊腫方案。

腦霧

在應用以下保健法之前，請先閱讀第二章〈補充品的黃金法則〉。

- 鮮榨芹菜汁：每日 1,000 毫升
- 鮮榨小黃瓜汁：每日 1,000 毫升
- 鮮榨柳橙汁：每日 500 至 1,000 毫升
- 重金屬排毒果昔：每日 1 份（參考第十章）
- 根除化學毒物果昔：每日 1 份（參考第十章）
- 神經轉換飲：每日 1 份大腦激活飲（參考第八章）
- 倦怠安神飲：每日 1 份大腦激活飲（參考第八章）
- **5-MTHF（5- 甲基四氫葉酸）**：每日兩次，每次 1 粒膠囊
- 印度人參（又稱南菲醉茄）：每日兩次，每次 1 滴管
- 大麥苗汁粉：每日兩次，每次 1 茶匙或 3 粒膠囊
- 維生素 B 群：每日 1 粒膠囊
- 貓爪藤：每日兩次，每次 1 滴管
- 西芹力：每日三次，每次 3 粒膠囊
- 白樺茸粉：每日兩次，每次 1 茶匙或 3 粒膠囊
- 大西洋紅藻液：每日 1 滴管
- 檸檬香蜂草：每日兩次，每次 1 滴管
- 甘草根：每日 1 滴管（持續 2 週後，休息 2 週）
- 左旋離胺酸：每日兩次，每次 2 粒 500 毫克膠囊
- 蕁麻葉：每日兩次，每次 1 滴管
- 螺旋藻：每日兩次，每次 1 茶匙或 3 粒膠囊
- **維生素 B₁₂**（腺苷鈷胺和甲基氰鈷胺形式）：每日兩次，每次 1 滴管

- 維生素 C（微化 -C ／ Micro-C）：每日兩次，每次 2 粒 500 毫克膠囊
- 野生藍莓：每日 1 湯匙藍莓粉或 60 毫升藍莓汁
- 鋅（液態硫酸鋅形式）：每日兩次，每次 1 滴管

大腦發炎

在應用以下保健法之前，請先閱讀第二章〈補充品的黃金法則〉。

- 鮮榨芹菜汁：每日 1,000 毫升；之後，你可以選擇是否增量至每日兩次，每次 1,000 毫升
- 鮮榨小黃瓜汁：每日 1,000 毫升
- 重金屬排毒果昔：每日 1 份（參考第十章）
- 病原體防護飲：每日 1 份大腦激活飲（參考第八章）
- 神經轉換飲：每日 1 份大腦激活飲（參考第八章）
- 輻射線防護飲：每日 1 份大腦激活飲（參考第八章）
- 藥物防護飲：每日 1 份大腦激活飲（參考第八章）
- 密集金印草療法：視情況而定（參考第三章）
- 密集鋅療法：視情況而定（參考第三章）
- 密集維生素 C 療法：視情況而定（參考第三章）
- 密集百里香茶療法：視情況而定（參考第三章）
- 5-MTHF（5- 甲基四氫葉酸）：每日 1 粒膠囊
- 蘆薈：每日 5 公分或更多新鮮的凝膠（去除表皮）
- 大麥苗汁粉：每日 1 茶匙或 3 粒膠囊
- 貓爪藤：每日兩次，每次 4 滴管
- 西芹力：每日兩次，每次 2 粒膠囊
- 薑黃素：每日兩次，每次 3 粒膠囊
- 金印草：每日兩次，每次 4 滴管（持續 3 週後，休息 1 週）
- 檸檬香蜂草：每日兩次，每次 3 滴管
- 甘草根：每日兩次，每次 2 滴管（持續 3 週後，休息 1 週）
- 左旋離胺酸：每日兩次，每次 4 顆 500 毫克膠囊
- 甘胺酸鎂：每日兩次，每次 2 粒膠囊
- 毛蕊花葉：每日兩次，每次 4 滴管

- 初生碘：每日 6 小滴（非整管滴管）
- 蕁麻葉：每日兩次，每次 2 滴管
- 橄欖葉：每日兩次，每次 2 滴管
- 蜂膠：每日兩次，每次 3 滴管
- 螺旋藻：每日 1 茶匙或 3 粒膠囊
- 維生素 B₁₂（腺苷鈷胺和甲基氰鈷胺形式）：每日兩次，每次 3 滴管
- 維生素 C（微化 -C ／ Micro-C）：每日兩次，每次 8 粒 500 毫克膠囊
- 野生藍莓：每日 2 湯匙藍莓粉或 120 毫升藍莓汁
- 鋅（液態硫酸鋅形式）：每日兩次，每次 2 滴管

腦損傷

在應用以下保健法之前，請先閱讀第二章〈補充品的黃金法則〉。

- **鮮榨芹菜汁**：每日 1,000 毫升
- **重金屬排毒果昔**：每日 1 份（參考第十章）
- **根除化學毒物果昔**：每日 1 份（參考第十章）
- **藥物防護飲**：每日 1 份大腦激活飲（參考第八章）
- **輻射線防護飲**：每日 1 份大腦激活飲（參考第八章）
- **倦怠安神飲**：每日 1 份大腦激活飲（參考第八章）
- **5-MTHF**（5- 甲基四氫葉酸）：每日 1 粒膠囊
- **ALA**（α 硫辛酸）：每日 1 粒膠囊
- **蘆薈**：每日 5 公分或更多新鮮的凝膠（去除表皮）
- **大麥苗汁粉**：每日 1 茶匙或 3 粒膠囊
- **維生素 B 群**：每日 1 粒膠囊
- **貓爪藤**：每日兩次，每次 3 滴管
- **西芹力**：每日兩次，每次 2 粒膠囊
- **白樺茸粉**：每日 1 茶匙或 3 粒膠囊
- **薑黃素**：每日兩次，每次 3 粒膠囊
- **蒲公英根**：每週 2 杯茶
- **EPA 和 DHA**（不含魚油）：每日 1 粒膠囊（與晚餐一起服用）
- **GABA**（γ - 胺基丁酸）：每日 1 粒 250 毫克膠囊

- **穀胱甘肽**：每日兩次，每次 2 粒膠囊
- **金印草**：每日兩次，每次 1 滴管（持續 3 週後，休息 1 週）
- **檸檬香蜂草**：每日兩次，每次 2 滴管
- **左旋麩醯胺酸**：每日兩次，每次 2 粒 500 毫克膠囊
- **甘草根**：每日兩次，每次 1 滴管（持續 3 週後，休息 1 週）
- **左旋離胺酸**：每日兩次，每次 2 粒 500 毫克膠囊
- **甘胺酸鎂**：每日兩次，每次 2 粒膠囊
- **褪黑激素**：每日睡前逐步增量至 20 毫克
- **MSM（筋骨素／甲基硫醯基甲烷）**：每日 1 粒膠囊
- **蕁麻葉**：每日兩次，每次 2 滴管
- **蜂膠**：每日兩次，每次 2 滴管
- **生蜂蜜**：每日 1 湯匙
- **硒**：每週 1 粒膠囊
- **矽**：每日 1 茶匙
- **螺旋藻**：每日 1 茶匙或 3 粒膠囊
- **維生素 B₁₂（腺苷鈷胺和甲基氰鈷胺形式）**：每日兩次，每次 3 滴管
- **維生素 C（微化 -C ／ Micro-C）**：每日兩次，每次 8 粒 500 毫克膠囊
- **野生藍莓**：每日 2 茶匙藍莓粉或 60 毫升藍莓汁
- **鋅（液態硫酸鋅形式）**：每日兩次，每次 1 滴管

腦部腫瘤和囊腫

在應用以下保健法之前，請先閱讀第二章〈補充品的黃金法則〉。

- **鮮榨芹菜汁**：每日 1,000 毫升；之後，你可以選擇是否增量至每日兩次，每次 1,000 毫升
- **進階版重金屬排毒果昔**：每日 1 份（參考第十章）
- **進階版根除化學毒物果昔**：每日 1 份（參考第十章）
- **輻射線防護飲**：每日 1 份大腦激活飲（參考第八章）
- **藥物防護飲**：每日 1 份大腦激活飲（參考第八章）
- **密集加州罌粟療法**：視情況而定（參考第三章）
- **密集檸檬香蜂草療法**：視情況而定（參考第三章）

- 密集蘆薈療法：視情況而定（參考第三章）
- **5-HTP（5- 羥色胺酸）**：每日睡前 1 粒膠囊
- **ALA**：每日兩次，每次 1 粒膠囊
- 蘆薈：每日 5 公分或更多新鮮的凝膠（去除表皮）
- 印度醋栗漿果：每日 2 茶匙
- 大麥苗汁粉：每日 1 茶匙或 3 粒膠囊
- 牛蒡根：每日 1 杯茶或 1 根鮮榨成汁
- 加州罌粟：每日 1 滴管
- 貓爪藤：每日兩次，每次 5 滴管
- 西芹力：每日兩次，每次 2 粒膠囊
- 白樺茸粉：每日 1 茶匙或 3 粒膠囊
- 菊花：每週 3 杯茶
- 薑黃素：每日兩次，每次 3 粒膠囊
- 接骨木糖漿：每日 2 茶匙
- **EPA 和 DHA（不含魚油）**：每日 1 粒膠囊（與晚餐一起服用）
- **GABA（γ- 胺基丁酸）**：每日 1 粒 250 毫克膠囊
- 穀胱甘肽：每日兩次，每次 2 粒膠囊
- 檸檬香蜂草：每日兩次，每次 4 滴管
- 左旋離胺酸：每日兩次，每次 2 粒 500 毫克膠囊
- 甘胺酸鎂：每日兩次，每次 2 粒膠囊
- 褪黑激素：每日睡前逐步增量至 80 毫克
- 初生碘：每日 1 滴管（持續 1 週，休息 1 週）
- 蕁麻葉：每日兩次，每次 3 滴管
- 覆盆子葉茶：每日 1 杯，一次沖泡 2 個茶包
- 生蜂蜜：每日 1 湯匙
- 靈芝粉：每日 1 茶匙或 3 粒膠囊
- 螺旋藻：每日 1 茶匙或 3 粒膠囊
- **維生素 B₁₂（腺苷鈷胺和甲基氰鈷胺形式）**：每日兩次，每次 2 滴管
- **維生素 C（微化 -C ／ Micro-C）**：每日三次，每次 8 粒 500 毫克膠囊
- 野生藍莓：每日 2 茶匙藍莓粉或 60 毫升藍莓汁
- 鋅（液態硫酸鋅形式）：每日兩次，每次 1 滴管

乳房植入物相關疾病

在應用以下保健法之前，請先閱讀第二章〈補充品的黃金法則〉。

- 鮮榨芹菜汁：每日 1,000 毫升
- 重金屬排毒果昔：每日 1 份（參考第十章）
- 藥物防護飲：每日 1 份大腦激活飲（參考第八章）
- 黴菌防護飲：每日 1 份大腦激活飲（參考第八章）
- 輻射線防護飲：每日 1 份大腦激活飲（參考第八章）
- 5-MTHF（5- 甲基四氫葉酸）：每日 1 粒膠囊
- 蘆薈：每日 5 公分或更多新鮮的凝膠（去除表皮）
- 印度人參（又稱南菲醉茄）：每日兩次，每次 1 滴管
- 大麥苗汁粉：每日 1 茶匙或 3 粒膠囊
- 貓爪藤：每日兩次，每次 2 滴管
- 西芹力：每日兩次，每次 2 粒膠囊
- 蒲公英根：每日 1 杯茶
- 穀胱甘肽：每日兩次，每次 2 粒膠囊
- 金印草：每日兩次，每次 3 滴管（持續 3 週後，休息 1 週）
- 檸檬香蜂草：每日兩次，每次 2 滴管
- 甘草根：每日兩次，每次 1 滴管（持續 2 週後，休息 2 週）
- 甘胺酸鎂：每日兩次，每次 2 粒膠囊
- 蕁麻葉：每日兩次，每次 2 滴管
- 螺旋藻：每日 1 茶匙或 3 粒膠囊
- 維生素 B$_{12}$（腺苷鈷胺和甲基氰鈷胺形式）：每日兩次，每次 2 滴管
- 維生素 C（微化 -C ／ Micro-C）：每日兩次，每次 6 粒 500 毫克膠囊
- 鋅（液態硫酸鋅形式）：每日兩次，每次 2 滴管

貪食症

參考飲食失調方案。

灼熱感（無發燒）

參考帶狀皰疹和／或單純皰疹第一型和第二型方案。

口腔內有灼熱感

參考帶狀皰疹和／或單純皰疹第一型和第二型方案。

皮膚灼熱感

參考帶狀皰疹和／或單純皰疹第一型和第二型方案。

過勞

在應用以下保健法之前，請先閱讀第二章〈補充品的黃金法則〉。

- **鮮榨芹菜汁**：每日 1,000 毫升
- **重金屬排毒果昔**：每日 1 份（參考第十章）
- **倦怠安神飲**：每日 1 份大腦激活飲（參考第八章）
- **5-MTHF（5- 甲基四氫葉酸）**：每日兩次，每次 1 粒膠囊
- **蘆薈**：每日 5 公分或更多新鮮的凝膠（去除表皮）
- **印度人參（又稱南菲醉茄）**：每日兩次，每次 3 滴管
- **大麥苗汁粉**：每日 1 湯匙或 9 粒膠囊
- **維生素 B 群**：每日 1 粒膠囊
- **加州罌粟**：每日兩次，每次 1 滴管
- **貓爪藤**：每日 1 滴管
- **西芹力**：每日三次，每次 4 粒膠囊
- **白樺茸粉**：每日 1 湯匙或 9 粒膠囊
- **輔酶 Q10**：每日 1 粒膠囊
- **薑黃素**：每日兩次，每次 2 粒膠囊
- **EPA 和 DHA（不含魚油）**：每日 1 粒膠囊（與晚餐一起服用）
- **金印草**：每日 1 滴管（持續 2 週後，休息 2 週）
- **檸檬香蜂草**：每日四次，每次 3 滴管
- **甘草根**：每日 1 滴管（持續 2 週後，休息 2 週）

- 左旋離胺酸：每日兩次，每次 4 顆 500 毫克膠囊
- 甘胺酸鎂：每日兩次，每次 2 粒膠囊
- 褪黑激素：每日睡前 1 粒 5 毫克膠囊
- 蕁麻葉：每日兩次，每次 2 滴管
- 硒：每週 1 粒膠囊
- 螺旋藻：每日 2 茶匙或 6 粒膠囊
- 維生素 B$_{12}$（腺苷鈷胺和甲基氰鈷胺形式）：每日兩次，每次 4 滴管
- 維生素 C（微化 -C ／ Micro-C）：每日兩次，每次 5 粒 500 毫克膠囊
- 野生藍莓：每日 2 湯匙藍莓粉或 120 毫升藍莓汁
- 鋅（液態硫酸鋅形式）：每日兩次，每次 2 滴管

滑囊炎

參考纖維肌痛方案。

耳邊嗡嗡聲

參考耳鳴方案。

咖啡因戒斷

參考成癮方案。

大腦鈣化

參考腦部病變方案。

口腔潰瘍

在應用以下保健法之前，請先閱讀第二章〈補充品的黃金法則〉。

- 鮮榨芹菜汁：每日 1,000 毫升
- 密集蜂膠療法和密集蜂膠口腔潰瘍療法：視情況而定（參考第三章）
- 貓爪藤：每日 2 滴管

- **薑黃素**：每日 2 粒膠囊
- **金印草**：每日兩次，每次 3 滴管（持續 2 週後，休息 2 週）
- **檸檬香蜂草**：每日兩次，每次 3 滴管
- **甘草根**：每日 2 滴管（持續 2 週後，休息 2 週）
- **左旋離胺酸**：每日兩次，每次 4 顆 500 毫克膠囊
- **蜂膠**：每日兩次，每次 3 滴管；你也可以將口腔潰瘍處用紙巾擦乾，在一天中定期將蜂膠滴在潰瘍上
- **生蜂蜜**：每日 1 湯匙
- **螺旋藻**：每日 2 茶匙或 6 粒膠囊
- **維生素 B₁₂（腺苷鈷胺和甲基氰鈷胺形式）**：每日 2 滴管
- **維生素 C（微化 -C ／ Micro-C）**：每日兩次，每次 6 粒 500 毫克膠囊
- **鋅（液態硫酸鋅形式）**：每日 2 滴管

腕隧道症候群

參考纖維肌痛方案。

卡斯爾曼氏症（CASTLEMAN DISEASE）

參考自體免疫性疾病方案。

乳糜瀉

參考自體免疫性疾病方案。

腦萎縮

在應用以下保健法之前，請先閱讀第二章〈補充品的黃金法則〉。

- **鮮榨芹菜汁**：每日 1,000 毫升
- **重金屬排毒果昔**：每日 1 份（參考第十章）
- **輻射線防護飲**：每日 1 份大腦激活飲（參考第八章）
- **藥物防護飲**：每日 1 份大腦激活飲（參考第八章）
- **神經轉換飲**：每日 1 份大腦激活飲（參考第八章）

- 倦怠安神飲：每日 1 份大腦激活飲（參考第八章）
- 5-HTP（5- 羥色胺酸）：每日睡前 1 粒膠囊
- 大麥苗汁粉：每日 1 茶匙或 3 粒膠囊
- 維生素 B 群：每日 1 粒膠囊
- 西芹力：每日兩次，每次 3 粒膠囊
- EPA 和 DHA（不含魚油）：每日 1 粒膠囊（與晚餐一起服用）
- GABA（γ - 胺基丁酸）：每日兩次，兩次 2 粒 250 毫克膠囊
- 穀胱甘肽：每日兩次，每次 1 粒
- 左旋麩醯胺酸：每日兩次，每次 2 粒 500 毫克膠囊
- 甘胺酸鎂：每日兩次，每次 2 粒膠囊
- 褪黑激素：每日睡前逐步增量至 40 毫克
- 蕁麻葉：每日兩次，每次 2 滴管
- 生蜂蜜：每日 1 湯匙
- 矽：每日 1 茶匙
- 螺旋藻：每日 1 茶匙或 3 粒膠囊
- 維生素 B12（腺苷鈷胺和甲基氰鈷胺形式）：每日兩次，每次 2 滴管
- 維生素 C（微化 -C ／ Micro-C）：每日兩次，每次 8 粒 500 毫克膠囊
- 維生素 D3：每日 1,000 IU
- 野生藍莓：每日 2 湯匙藍莓粉或 120 毫升藍莓汁
- 鋅（液態硫酸鋅形式）：每日 1 滴管

腦缺氧

在應用以下保健法之前，請先閱讀第二章〈補充品的黃金法則〉。

- 鮮榨芹菜汁：每日 1,000 毫升
- 重金屬排毒果昔：每日 1 份（參考第十章）
- 大麥苗汁粉：每日 1 茶匙或 3 粒膠囊
- 西芹力：每日兩次，每次 4 粒膠囊
- GABA（γ - 胺基丁酸）：每日兩次，每次 1 粒 250 毫克膠囊
- 檸檬香蜂草：每日兩次，每次 4 滴管
- 甘胺酸鎂：每日兩次，每次 4 粒膠囊

- 覆盆子葉茶：每日兩杯，每次沖泡 2 個茶包
- 生蜂蜜：每日 1 湯匙
- 螺旋藻：每日 1 茶匙或 3 粒膠囊
- 維生素 B12（腺苷鈷胺和甲基氰鈷胺形式）：每日兩次，每次 3 滴管
- 維生素 C（微化 -C ／ Micro-C）：每日兩次，每次 8 粒 500 毫克膠囊
- 野生藍莓：每日 2 湯匙藍莓粉或 120 毫升藍莓汁

大腦性麻痺

在應用以下保健法之前，請先閱讀第二章〈補充品的黃金法則〉。

- 鮮榨芹菜汁：每日 1,000 毫升
- 重金屬排毒果昔：每日 1 份（參考第十章）
- 根除化學毒物果昔：每日 1 份（參考第十章）
- 藥物防護飲：每日 1 份大腦激活飲（參考第八章）
- 大麥苗汁粉：每日 1 茶匙或 3 粒膠囊
- 西芹力：每日兩次，每次 3 粒膠囊
- 穀胱甘肽：每日兩次，每次 1 粒膠囊
- 檸檬香蜂草：每日兩次，每次 3 滴管
- 甘胺酸鎂：每日兩次，每次 3 粒膠囊
- 生蜂蜜：每日 1 湯匙
- 黃芩：每日兩次，每次 1 滴管
- 螺旋藻：每日 1 茶匙或 3 粒膠囊
- 維生素 B12（腺苷鈷胺和甲基氰鈷胺形式）：每日兩次，每次 2 滴管
- 維生素 C（微化 -C ／ Micro-C）：每日兩次，每次 6 粒 500 毫克膠囊
- 野生藍莓：每日 1 湯匙藍莓粉或 60 毫升藍莓汁

腦血管疾病

在應用以下保健法之前，請先閱讀第二章〈補充品的黃金法則〉。

- 鮮榨芹菜汁：每日 1,000 毫升
- 重金屬排毒果昔：每日 1 份（參考第十章）

- 根除化學毒物果昔：每日 1 份（參考第十章）
- 藥物防護飲：每日 1 份大腦激活飲（參考第八章）
- 大麥苗汁粉：每日 1 茶匙或 3 粒膠囊
- 牛蒡根：每日 1 杯茶或 1 根鮮榨汁
- 西芹力：每日兩次，每次 2 粒膠囊
- 白樺茸粉：每日 2 茶匙或 6 粒膠囊
- 輔酶 Q10：每日兩次，每次 1 粒膠囊
- 薑黃素：每日兩次，每次 3 粒膠囊
- EPA 和 DHA（不含魚油）：每日 1 粒膠囊（與晚餐一起服用）
- 山楂：每日兩次，每次 2 滴管
- 甘胺酸鎂：每日兩次，每次 3 粒膠囊
- 乳薊：每日兩次，每次 2 滴管
- 蕁麻葉：每日兩次，每次 2 滴管
- 生蜂蜜：每日 1 湯匙
- 螺旋藻：每日 1 茶匙或 3 粒膠囊
- 維生素 B12（腺苷鈷胺和甲基氰鈷胺形式）：每日兩次，每次 2 滴管
- 維生素 C（微化 -C ／ Micro-C）：每日兩次，每次 6 粒 500 毫克膠囊
- 野生藍莓：每日 2 茶匙藍莓粉或 60 毫升藍莓汁
- 鋅（液態硫酸鋅形式）：每日 1 滴管

化學和食物過敏

在應用以下保健法之前，請先閱讀第二章〈補充品的黃金法則〉。

每日：

- 鮮榨芹菜汁：每日盡量 500 毫升
- 鮮榨小黃瓜汁：每日盡量 500 毫升
- 神經腸道酸性安神飲：每日 1 份大腦激活飲（參考第八章）
- 蘆薈：每日 5 公分或更多新鮮的凝膠（去除表皮）
- 西芹力：每日 1 粒膠囊
- 生蜂蜜：每日 1 茶匙或更多

重覆循環，每日一種：
• **5-MTHF**（5- 甲基四氫葉酸）：1 粒膠囊
• **大麥苗汁粉**：半茶匙或 1 粒膠囊
• **檸檬香蜂草**：1 滴管
• **左旋離胺酸**：500 毫克
• **薄荷茶**：1 杯
• **維生素 B₁₂**（腺苷鈷胺和甲基氰鈷胺形式）：1 滴管
• **維生素 C**（微化 -C ／ Micro-C）：2 粒 500 毫克膠囊
• **維生素 D₃**：1,000 IU
附加選項：
• **密集蘆薈療法**：視情況而定（參考第三章）
• **單一飲食排毒法**：進行《3:6:9 排毒飲食聖經》其中一種排毒法

胸悶（不明原因）

參考迷走神經問題方案。

咀嚼困難

參考帶狀皰疹和／或單純皰疹第一型和第二型方案。

巧克力和可可戒斷

參考成癮方案。

長期憤怒

在應用以下保健法之前，請先閱讀第二章〈補充品的黃金法則〉。

• **鮮榨芹菜汁**：每日 1,000 毫升
• **鮮榨小黃瓜汁**：每日 1,000 毫升
• **重金屬排毒果昔**：每日 1 份（參考第十章）
• **憤怒轉換飲**：每日 1 份大腦激活飲（參考第八章）
• **情緒轉換飲**：每日 1 份大腦激活飲（參考第八章）

- 負面能量防護飲：每日 1 份大腦激活飲（參考第八章）
- 密集檸檬香蜂草療法：視情況而定（參考第三章）
- 密集加州罌粟療法：視情況而定（參考第三章）
- **5-HTP（5- 羥色胺酸）**：每日睡前 1 粒膠囊
- 大麥苗汁粉：每日 1 茶匙或 3 粒膠囊
- 西芹力：每日兩次，每次 3 粒膠囊
- **GABA（γ- 胺基丁酸）**：每日兩次，每次 1 粒 250 毫克膠囊
- 檸檬香蜂草：每日兩次，每次 4 滴管
- 甘胺酸鎂：每日兩次，每次 3 粒膠囊
- 生蜂蜜：每日 2 湯匙
- 螺旋藻：每日 1 茶匙或 3 粒膠囊
- **維生素 B₁₂（腺苷鈷胺和甲基氰鈷胺形式）**：每日兩次，每次 2 滴管
- 野生藍莓：每日 1 湯匙藍莓粉或 60 毫升藍莓汁

慢性疲勞免疫功能障礙症候群（CFIDS）

參考慢性疲勞症候群／肌痛性腦脊髓炎（ME/CFS）方案。

慢性疲勞症候群（CFS）

參考慢性疲勞症候群／肌痛性腦脊髓炎（ME/CFS）方案。

慢性脫髓鞘多發性神經炎（CIDP）

參考腦神經發炎方案。

長期莫名的罪惡感

在應用以下保健法之前，請先閱讀第二章〈補充品的黃金法則〉。

- 鮮榨芹菜汁：每日達到 500 毫升
- 情緒轉換飲：每日 1 份大腦激活飲（參考第八章）
- 內疚和羞恥轉換飲：每日 1 份大腦激活飲（參考第八章）
- 密集檸檬香蜂草療法：視情況而定（參考第三章）

- **5-MTHF（5- 甲基四氫葉酸）**：每日兩次，每次 1 粒膠囊
- **印度人參（又稱南菲醉茄）**：每日兩次，每次 1 滴管
- **大麥苗汁粉**：每日 2 茶匙或 6 粒膠囊
- **維生素 B 群**：每日 1 粒膠囊
- **西芹力**：每日三次，每次 2 粒膠囊
- **輔酶 Q10**：每日 1 粒膠囊
- **薑黃素**：每日 2 粒膠囊
- **EPA 和 DHA（不含魚油）**：每日 1 粒膠囊（與晚餐一起服用）
- **GABA（γ- 胺基丁酸）**：每日兩次，每次 1 粒 250 毫克膠囊
- **薑**：每日 1 杯薑茶或適量現磨薑泥或薑汁加水飲用
- **芙蓉茶**：每日 3 杯
- **檸檬香蜂草**：每日三次，每次 3 滴管
- **甘草根**：每日 1 滴管（持續 2 週後，休息 2 週）
- **甘胺酸鎂**：每日 2 粒膠囊
- **褪黑激素**：每日睡前 1 粒 5 毫克膠囊
- **初生碘**：每日 3 小滴（非整管滴管）
- **玫瑰果**：每日 1 杯茶
- **螺旋藻**：每日 2 茶匙或 6 粒膠囊
- **維生素 B$_{12}$（腺苷鈷胺和甲基氰鈷胺形式）**：每日兩次，每次 2 滴管
- **鋅（液態硫酸鋅形式）**：每日 1 滴管

咖啡戒斷

參考成癮方案。

感冒、流感和新冠病毒

成人感冒、流感和 COVID 所需的補充品

在應用以下保健法之前，請先閱讀第二章〈補充品的黃金法則〉。

- **鮮榨芹菜汁**：每日至少 500 毫升
- **病原體防護飲**：每日 1 份大腦激活飲（參考第八章）

• 鋅密集療法：視情況而定（參考第三章）
• 密集維生素 C 療法：同上
• 密集檸檬香蜂草療法：同上
• 密集金印草療法：同上
• 密集百里香茶療法：同上
• 密集蜂膠療法：同上
• 密集蘆薈療法：同上
• 密集維生素 B$_{12}$ 療法：同上
• 貓爪藤：每日四次，每次 2 滴管
• 接骨木糖漿：每日四次，每次 1 湯匙
• 小米草：每日四次，每次 3 滴管
• 薑：每日 2 杯薑茶或適量現磨薑泥或薑汁加水飲用
• 金印草：每日四次，每次 6 滴管
• 檸檬香蜂草：每日四次，每次 4 滴管
• 歐山芹根：每日四次，每次 3 滴管
• 毛蕊花葉：每日四次，每次 6 滴管
• 橄欖葉：每日四次，每次 3 滴管
• 奧勒岡油：每日兩次，每次 1 粒膠囊
• 奧沙根（Osha）：每日四次，每次 3 滴管
• 蜂膠：每日四次，每次 4 滴管
• 百里香：每日兩次，每次 2 枝新鮮百里香浸泡熱水或 4 枝浸泡溫水當茶飲
• 維生素 B$_{12}$（腺苷鈷胺和甲基氰鈷胺形式）：每日兩次，每次 2 滴管
• 維生素 C（微化 -C ／ Micro-C）：每日三次，每次 6 粒 500 毫克膠囊
• 鋅（液態硫酸鋅形式）：每日三次，每次 2 滴管

1 至 2 歲兒童感冒、流感和 COVID 所需的補充品

在應用以下保健法之前，請先閱讀第二章〈補充品的黃金法則〉。

• 鮮榨芹菜汁：參考第二章兒童所需的劑量
• 密集鋅療法：視情況而定（參考第三章兒童所需的劑量）
• 密集維生素 C 療法：同上

- 密集檸檬香蜂草療法：同上
- 密集金印草療法：同上
- 密集百里香茶療法：同上
- 密集蜂膠療法：同上
- 密集蘆薈療法：同上
- 密集維生素 B12 療法：同上
- 接骨木糖漿：每日三次，每次 1 茶匙
- 金印草：每日四次，每次 4 小滴（非整管滴管）
- 檸檬香蜂草：每日四次，每次 6 小滴（非整管滴管）
- 歐山芹根：每日四次，每次 3 小滴（非整管滴管）
- 毛蕊花葉：每日四次，每次 6 小滴（非整管滴管）
- 橄欖葉：每日四次，每次 4 小滴（非整管滴管）
- 蜂膠：每日四次，每次 6 小滴（非整管滴管）
- 維生素 B12（腺苷鈷胺和甲基氰鈷胺形式）：每日兩次，每次 4 小滴（非整管滴管）
- 維生素 C（微化 -C ／ Micro-C）：每日兩次，每次將 1 粒 500 毫克膠囊打開，放入一半（250 毫克）與果汁或果昔混合
- 鋅（液態硫酸鋅形式）：每日兩次，每次 3 小滴（非整管滴管）與果汁或果昔混合

3 至 4 歲兒童感冒、流感和 COVID 所需的補充品

在應用以下保健法之前，請先閱讀第二章〈補充品的黃金法則〉。

- 鮮榨芹菜汁：參考第二章兒童所需的劑量
- 密集鋅療法：視情況而定（參考第三章兒童所需的劑量）
- 密集維生素 C 療法：同上
- 密集檸檬香蜂草療法：同上
- 密集金印草療法：同上
- 密集百里香茶療法：同上
- 密集蜂膠療法：同上
- 密集蘆薈療法：同上
- 密集維生素 B12 療法：同上
- 接骨木糖漿：每日三次，每次 2 茶匙

- 小米草：每日四次，每次 10 小滴（非整管滴管）

- 薑：每日適量現磨薑泥或薑汁加水飲用

- 金印草：每日四次，每次 6 小滴（非整管滴管）

- 檸檬香蜂草：每日四次，每次 6 小滴（非整管滴管）

- 歐山芹根：每日四次，每次 3 小滴（非整管滴管）

- 毛蕊花葉：每日四次，每次 6 小滴（非整管滴管）

- 橄欖葉：每日四次，每次 10 小滴（非整管滴管）

- 蜂膠：每日四次，每次 15 小滴（非整管滴管）

- 維生素 B$_{12}$（腺苷鈷胺和甲基氰鈷胺形式）：每日兩次，每次 4 小滴（非整管滴管）

- 維生素 C（微化 -C ／ Micro-C）：每日三次，每次將 1 粒 500 毫克膠囊打開，放入一半（250 毫克）與果汁或果昔混合

- 鋅（液態硫酸鋅形式）：每日三次，每次 4 小滴（非整管滴管）與果汁、水混合，或直接滴入口中（搭配水或果汁服用）

5 至 8 歲兒童感冒、流感和 COVID 所需的補充品

在應用以下保健法之前，請先閱讀第二章〈補充品的黃金法則〉。

- 鮮榨芹菜汁：參考第二章兒童所需的劑量

- 密集鋅療法：視情況而定（參考第三章兒童所需的劑量）

- 密集維生素 C 療法：同上

- 密集檸檬香蜂草療法：同上

- 密集金印草療法：同上

- 密集百里香茶療法：同上

- 密集蜂膠療法：同上

- 密集蘆薈療法：同上

- 密集維生素 B$_{12}$ 療法：同上

- 接骨木糖漿：每日三次，每次 1 湯匙

- 小米草：每日三次，每次 1 滴管

- 薑：每日適量現磨薑泥或薑汁加水飲用

- 金印草：每日四次，每次 1 滴管

- 檸檬香蜂草：每日四次，每次 1 滴管

- 歐山芹根：每日三次，每次 1 滴管
- 毛蕊花葉：每日四次，每次 1 滴管
- 橄欖葉：每日三次，每次 1 滴管
- 蜂膠：每日四次，每次 1 滴管
- 百里香茶：每日三次，每次 60 毫升（參考《守護大腦的療癒食譜》）
- 維生素 B₁₂（腺苷鈷胺和甲基氰鈷胺形式）：每日三次，每次 6 小滴（非整管滴管）
- 維生素 C（微化 -C ／ Micro-C）：每日三次，每次 1 粒 500 毫克膠囊（自選：打開膠囊與果汁或果昔混合）
- 鋅（液態硫酸鋅形式）：每日三次，每次 6 小滴（非整管滴管）與果汁、水混合，或直接滴入口中（搭配水或果汁服用）

9 至 12 歲兒童感冒、流感和 COVID 所需的補充品

在應用以下保健法之前，請先閱讀第二章〈補充品的黃金法則〉。

- 鮮榨芹菜汁：參考第二章兒童所需的劑量
- 病原體防護飲：每天 1 份兒童劑量大腦激活飲（參考第八章）
- 密集鋅療法：視情況而定（參考第三章兒童所需的劑量）
- 密集維生素 C 療法：同上
- 密集檸檬香蜂草療法：同上
- 密集金印草療法：同上
- 密集百里香茶療法：同上
- 密集蜂膠療法：同上
- 密集蘆薈療法：同上
- 密集維生素 B₁₂ 療法：同上
- 接骨木糖漿：每日四次，每次 1 湯匙
- 小米草：每日三次，每次 1 滴管
- 薑：每日適量現磨薑泥或薑汁加水飲用
- 金印草：每日四次，每次 2 滴管
- 檸檬香蜂草：每日四次，每次 2 滴管
- 歐山芹根：每日四次，每次 1 滴管
- 毛蕊花葉：每日四次，每次 2 滴管

- 橄欖葉：每日三次，每次 1 滴管
- 奧沙根（Osha）：每日三次，每次 2 滴管
- 蜂膠：每日四次，每次 2 滴管
- 百里香茶：每日三次，每次 120 毫升（參考《守護大腦的療癒食譜》）
- 維生素 B$_{12}$（腺苷鈷胺和甲基氰鈷胺形式）：每日兩次，每次 1 滴管
- 維生素 C（微化 -C ／ Micro-C）：每日三次，每次 2 粒 500 毫克膠囊（自選：打開膠囊與果汁或果昔混合）
- 鋅（液態硫酸鋅形式）：每日三次，每次 10 小滴（非整管滴管）與果汁、水混合，或直接滴入口中（搭配水或果汁服用

13 歲以上兒童感冒、流感和 COVID 所需的補充品

在應用以下保健法之前，請先閱讀第二章〈補充品的黃金法則〉。

- 鮮榨芹菜汁：參考第二章兒童所需的劑量
- 病原體防護飲：每天 1 份兒童劑量大腦激活飲（參考第八章）
- 密集鋅療法：視情況而定（參考第三章兒童所需的劑量）
- 密集維生素 C 療法：同上
- 密集檸檬香蜂草療法：同上
- 密集金印草療法：同上
- 密集百里香茶療法：同上
- 密集蜂膠療法：同上
- 密集蘆薈療法：同上
- 密集維生素 B$_{12}$ 療法：同上
- 接骨木糖漿：每日四次，每次 1 至 2 湯匙
- 小米草：每日三次，每次 3 滴管
- 薑：每日適量現磨薑泥或薑汁加水飲用
- 金印草：每日四次，每次 3 滴管
- 檸檬香蜂草：每日四次，每次 3 滴管
- 歐山芹根：每日四次，每次 3 滴管
- 毛蕊花葉：每日四次，每次 4 滴管
- 橄欖葉：每日三次，每次 2 滴管

- 奧沙根（Osha）：每日三次，每次 3 滴管
- 蜂膠：每日四次，每次 3 滴管
- 百里香茶：每日三次，每次 1 杯（參考《守護大腦的療癒食譜》）
- 維生素 B$_{12}$（腺苷鈷胺和甲基氰鈷胺形式）：每日兩次，每次 1 滴管
- 維生素 C（微化 -C ／ Micro-C）：每日三次，每次 3 粒 500 毫克膠囊（自選：打開膠囊與果汁或果昔混合）
- 鋅（液態硫酸鋅形式）：每日兩次，每次 1 滴管與果汁、水混合，或直接滴入口中（搭配水或果汁服用）

手腳冰冷

參考對冰冷敏感方案。

對冰冷敏感

在應用以下保健法之前，請先閱讀第二章〈補充品的黃金法則〉。

- 鮮榨芹菜汁：每日 1,000 毫升
- 重金屬排毒果昔：每日 1 份（參考第十章）
- 神經轉換飲：每日 1 份大腦激活飲（參考第八章）
- 5-MTHF（5- 甲基四氫葉酸）：每日 1 粒膠囊
- 蘆薈：每日 5 公分或更多新鮮的凝膠（去除表皮）
- 大麥苗汁粉：每日 1 茶匙或 3 粒膠囊
- 貓爪藤：每日兩次，每次 1 滴管
- 西芹力：每日兩次，每次 2 粒膠囊
- 白樺茸粉：每日 1 茶匙或 3 粒膠囊
- 薑黃素：每日兩次，每次 3 粒膠囊
- 薑：每日 1 杯薑茶或適量現磨薑泥或薑汁加水飲用
- 穀胱甘肽：每日 1 粒膠囊
- 檸檬香蜂草：每日三次，每次 2 滴管
- 左旋離胺酸：每日兩次，每次 2 粒 500 毫克膠囊
- 甘胺酸鎂：每日兩次，每次 2 粒膠囊
- MSM（筋骨素／甲基硫醯基甲烷）：每日 1 粒膠囊

- 毛蕊花葉：每日兩次，每次 1 滴管

- 螺旋藻：每日 1 茶匙或 3 粒膠囊

- 維生素 B$_{12}$（腺苷鈷胺和甲基氰鈷胺形式）：每日兩次，每次 2 滴管

- 維生素 C（微化 -C ／ Micro-C）：每日兩次，每次 4 顆 500 毫克膠囊

- 維生素 D$_3$：每日 1,000 IU

- 野生藍莓：每日 2 茶匙藍莓粉或 60 毫升藍莓汁

- 鋅（液態硫酸鋅形式）：每日兩次，每次 1 滴管

唇皰疹

參考單純皰疹第一型和第二型方案。

腦震盪復原副作用

在應用以下保健法之前，請先閱讀第二章〈補充品的黃金法則〉。

- 鮮榨芹菜汁：每日 1,000 毫升

- 鮮榨小黃瓜汁：每日 1,000 毫升

- 鮮榨柳橙汁：每日 500 毫升

- 重金屬排毒果昔：每日 1 份（參考第十章）

- 菠菜湯：每日 1 份（參考《守護大腦的療癒食譜》）

- 密集維生素 C 療法：每 2 週一次（參考第三章）

- ALA（α 硫辛酸）：每日 1 粒膠囊

- 大麥苗汁粉：每日 1 茶匙或 3 粒膠囊

- 加州罌粟：每日兩次，每次 2 滴管

- 薑黃素：每日兩次，每次 3 粒膠囊

- 穀胱甘肽：每日兩次，每次 1 粒

- 檸檬香蜂草：每日兩次，每次 4 滴管

- 甘胺酸鎂：每日兩次，每次 3 粒膠囊

- 褪黑激素：每日睡前 2 粒 5 毫克膠囊

- 螺旋藻：每日 1 茶匙或 3 粒膠囊

- 維生素 B$_{12}$（腺苷鈷胺和甲基氰鈷胺形式）：每日兩次，每次 4 滴管

- **維生素 C（微化 -C ／ Micro-C）**：每日兩次，每次 8 粒 500 毫克膠囊
- **野生藍莓**：每日 2 湯匙藍莓粉或 120 毫升藍莓汁
- **鋅（液態硫酸鋅形式）**：每日 1 滴管

結締組織疾病

參考自體免疫性疾病方案。

新冠肺炎

參考感冒、流感和 COVID 方案。對於長新冠症狀，參考單核細胞增多症方案和／或自體免疫性疾病方案。

腦神經萎縮

在應用以下保健法之前，請先閱讀第二章〈補充品的黃金法則〉。

- **鮮榨芹菜汁**：每日 1,000 毫升
- **重金屬排毒果昔**：每日 1 份（參考第十章）
- **神經轉換飲**：每日 1 份大腦激活飲（參考第八章）
- **藥物防護飲**：每日 1 份大腦激活飲（參考第八章）
- **輻射線防護飲**：每日 1 份大腦激活飲（參考第八章）
- **5-MTHF（5- 甲基四氫葉酸）**：每日 1 粒膠囊
- **蘆薈**：每日 5 公分或更多新鮮的凝膠（去除表皮）
- **印度醋栗漿果**：每日 1 茶匙
- **大麥苗汁粉**：每日 2 茶匙或 6 粒膠囊
- **牛蒡根**：每日 1 杯茶或 1 根鮮榨成汁
- **貓爪藤**：每日兩次，每次 3 滴管
- **西芹力**：每日兩次，每次 2 粒膠囊
- **白樺茸粉**：每日 2 茶匙或 6 粒膠囊
- **薑黃素**：每日兩次，每次 3 粒膠囊
- **EPA 和 DHA（不含魚油）**：每日 1 粒膠囊（與晚餐一起服用）
- **穀胱甘肽**：每日 1 粒膠囊

- 檸檬香蜂草：每日兩次，每次 4 滴管

- 甘草根：每日兩次，每次 1 滴管（持續 2 週後，休息 2 週）

- 左旋離胺酸：每日兩次，每次 6 粒 500 毫克膠囊

- 歐山芹根：每日兩次，每次 2 滴管

- 單月桂酸酯：每日 2 粒膠囊

- **MSM（筋骨素／甲基硫醯基甲烷）**：每日 1 粒膠囊

- 毛蕊花葉：每日兩次，每次 3 滴管

- 橄欖葉：每日兩次，每次 2 滴管

- 奧勒岡油：每日 2 粒膠囊

- 玫瑰果茶：每日 1 杯

- 螺旋藻：每日 2 茶匙或 6 粒膠囊

- 維生素 **B₁₂**（腺苷鈷胺和甲基氰鈷胺形式）：每日兩次，每次 2 滴管

- 維生素 **C**（微化 **-C ／ Micro-C**）：每日兩次，每次 6 粒 500 毫克膠囊

- 野生藍莓：每日 1 湯匙藍莓粉或 60 毫升藍莓汁

- 鋅（液態硫酸鋅形式）：每日兩次，每次 1 滴管

腦神經發炎

在應用以下保健法之前，請先閱讀第二章〈補充品的黃金法則〉。

- 鮮榨芹菜汁：每日 1,000 毫升；之後，你可以選擇是否增量至每日兩次，每次 1,000 毫升

- 重金屬排毒果昔：每日 1 份（參考第十章）

- 根除化學毒物果昔：每日 1 份（參考第十章）

- 神經轉換飲：每日 1 份大腦激活飲（參考第八章）

- 有毒芳香劑防護飲：每日 1 份大腦激活飲（參考第八章）

- 輻射線防護飲：每日 1 份大腦激活飲（參考第八章）

- 藥物防護飲：每日 1 份大腦激活飲（參考第八章）

- 第三章任何一種密集療法：視情況而定

- **5-MTHF**（5- 甲基四氫葉酸）：每日兩次，每次 1 粒

- 蘆薈：每日 5 公分或更多新鮮的凝膠（去除表皮）

- 大麥苗汁粉：每日 2 茶匙或 6 粒膠囊

- **維生素 B 群**：每日 1 粒膠囊

- **貓爪藤**：每日兩次，每次 2 滴管

- **西芹力**：每日兩次，每次 3 粒膠囊

- **白樺茸粉**：每日 2 茶匙或 6 粒膠囊

- **薑黃素**：每日兩次，每次 3 粒膠囊

- **接骨木糖漿**：每日 1 茶匙

- **EPA 和 DHA（不含魚油）**：每日 1 粒膠囊（與晚餐一起服用）

- **GABA（γ - 胺基丁酸）**：每日 1 粒 250 毫克膠囊

- **金印草**：每日兩次，每次 1 滴管（持續 2 週後，休息 2 週）

- **檸檬香蜂草**：每日兩次，每次 4 滴管

- **甘草根**：每日兩次，每次 1 滴管（持續 2 週後，休息 2 週）

- **左旋離胺酸**：每日兩次，每次 5 粒 500 毫克膠囊

- **歐山芹根**：每日兩次，每次 1 滴管

- **甘胺酸鎂**：每日兩次，每次 1 粒膠囊

- **褪黑激素**：每日睡前 1 粒 5 毫克膠囊

- **毛蕊花葉**：每日兩次，每次 3 滴管

- **蕁麻葉**：每日兩次，每次 4 滴管

- **橄欖葉**：每日兩次，每次 1 滴管

- **奧勒岡油**：每日 1 粒膠囊

- **蜂膠**：每日兩次，每次 2 滴管

- **螺旋藻**：每日 2 茶匙或 6 粒膠囊

- **維生素 B₁₂（腺苷鈷胺和甲基氰鈷胺形式）**：每日兩次，每次 2 滴管

- **維生素 C（微化 -C ／ Micro-C）**：每日兩次，每次 6 至 8 粒 500 毫克膠囊

- **維生素 D₃**：每週兩次，每次 1,000 IU

- **野生藍莓**：每日 1 湯匙藍莓粉或 60 毫升藍莓汁

- **鋅（液態硫酸鋅形式）**：每日兩次，每次 1 滴管

克隆氏症

參考胃病方案。

下顎歪斜

參考帶狀皰疹和／或單純皰疹第一型和第二型方案。

庫欣症候群（皮質醇增多症）

在應用以下保健法之前，請先閱讀第二章〈補充品的黃金法則〉。

- 鮮榨芹菜汁：每日 1,000 毫升
- 重金屬排毒果昔：每日 1 份（參考第十章）
- 神經腸道酸性：每日 1 份大腦激活飲（參考第八章）
- 能量轉換飲：每日 1 份大腦激活飲（參考第八章）
- **5-MTHF（5- 甲基四氫葉酸）**：每日兩次，每次 1 粒膠囊
- 蘆薈：每日 5 公分或更多新鮮的凝膠（去除表皮）
- 印度人參（又稱南菲醉茄）：每日 1 滴管
- 大麥苗汁粉：每日 1 茶匙或 3 粒膠囊
- 白樺茸粉：每日 2 茶匙或 6 粒膠囊
- 薑：每日 1 杯薑茶或適量現磨薑泥或薑汁加水飲用
- 穀胱甘肽：每日兩次，每次 1 粒膠囊
- 甘胺酸鎂：每日兩次，每次 2 粒膠囊
- 乳薊：每日兩次，每次 2 滴管
- 覆盆子葉茶：每日 1 杯，每次沖泡 2 個茶包
- 螺旋藻：每日 1 茶匙或 3 粒膠囊
- 維生素 B₁₂（腺苷鈷胺和甲基氰鈷胺形式）：每日兩次，每次 2 滴管
- 維生素 C（微化 -C ／ Micro-C）：每日兩次，每次 6 粒 500 毫克膠囊
- 野生藍莓：每日 1 湯匙藍莓粉或 60 毫升藍莓汁
- 鋅（液態硫酸鋅形式）：每日兩次，每次 1 滴管

循環性情感症

參考躁鬱症（雙極性疾患）方案。

囊狀纖維化

參考自體免疫性疾病方案。

大腦內黑斑

參考腦部病變方案。

黑舌病

參考腦霧方案。

失智

參考阿茲海默症方案。

人格解體障礙

在應用以下保健法之前,請先閱讀第二章〈補充品的黃金法則〉。

• 鮮榨芹菜汁:每日 1,000 毫升
• 重金屬排毒果昔:每日 1 份(參考第十章)
• 情緒轉換飲:每日 1 份大腦激活飲(參考第八章)
• 5-HTP(5- 羥色胺酸):每日睡前 1 粒膠囊
• 印度人參(又稱南菲醉茄):每日兩次,每次 1 滴管
• 大麥苗汁粉:每日 1 茶匙或 3 粒膠囊
• 加州罌粟:每日兩次,每次 1 滴管
• 西芹力:每日兩次,每次 2 粒膠囊
• GABA(γ- 胺基丁酸):每日 1 粒 250 毫克膠囊
• 穀胱甘肽:每日兩次,每次 1 粒
• 檸檬香蜂草:每日兩次,每次 2 滴管
• 左旋麩醯胺酸:每日兩次,每次 1 粒 500 毫克膠囊
• 甘胺酸鎂:每日兩次,每次 2 粒膠囊
• 褪黑激素:每日睡前 1 粒 5 毫克膠囊

- 生蜂蜜：每日 1 湯匙
- 黃芩：每日兩次，每次 1 滴管
- 螺旋藻：每日 1 茶匙或 3 粒膠囊
- 維生素 B₁₂（腺苷鈷胺和甲基氰鈷胺形式）：每日兩次，每次 2 滴管
- 野生藍莓：每日 1 湯匙藍莓粉或 60 毫升藍莓汁

抑鬱症

在應用以下保健法之前，請先閱讀第二章〈補充品的黃金法則〉。

- 鮮榨芹菜汁：每日 1,000 毫升
- 重金屬排毒果昔：每日 1 份（參考第十章）
- 根除化學毒物果昔：每日 1 份（參考第十章）
- 情緒轉換飲：每日 1 份大腦激活飲（參考第八章）
- 倦怠安神飲：每日 1 份大腦激活飲（參考第八章）
- 背叛和信任破碎安神飲：每日 1 份大腦激活飲（參考第八章）
- 密集檸檬香蜂草療法：視情況而定（參考第三章）
- **5-MTHF**（5- 甲基四氫葉酸）：每日 1 粒膠囊
- 印度人參（又稱南菲醉茄）：每日兩次，每次 1 滴管
- 大麥苗汁粉：每日 2 茶匙或 6 粒膠囊
- 維生素 B 群：每日 1 粒膠囊
- 西芹力：每日三次，每次 2 粒膠囊
- 薑黃素：每日 2 粒膠囊
- **EPA 和 DHA**（不含魚油）：每日 1 粒膠囊（與晚餐一起服用）
- **GABA**（γ- 胺基丁酸）：每日 1 粒 250 毫克膠囊
- 薑：每日 1 杯薑茶或適量現磨薑泥或薑汁加水飲用
- 芙蓉茶：每日兩杯
- 檸檬香蜂草：每日兩次，每次 4 滴管
- 甘草根：每日 1 滴管（持續 2 週後，休息 2 週）
- 左旋離胺酸：每日 2 粒 500 毫克膠囊
- 甘胺酸鎂：每日 2 粒膠囊
- 褪黑激素：每日睡前 1 粒 5 毫克膠囊

- 初生碘：每日 3 小滴（非整管滴管）
- 螺旋藻：每日 2 茶匙或 6 粒膠囊
- **維生素 B₁₂（腺苷鈷胺和甲基氰鈷胺形式）**：每日兩次，每次 2 滴管
- **維生素 C（微化 -C ／ Micro-C）**：每日兩次，每次 4 顆 500 毫克膠囊
- **維生素 D₃**：每日 1,000 IU
- 野生藍莓：每日 2 茶匙藍莓粉或 60 毫升藍莓汁
- 鋅（液態硫酸鋅形式）：每日 1 滴管

皰疹性皮膚炎（DH）

參考自體免疫性疾病方案和／或單純皰疹第一型和第二型方案。

視神經脊髓炎

參考腦神經發炎方案。

應對困難

在應用以下保健法之前，請先閱讀第二章〈補充品的黃金法則〉。

- **鮮榨芹菜汁**：每日 500 毫升
- **重金屬排毒果昔**：每日 1 份（參考第十章）
- **能量轉換飲**：每日 1 份大腦激活飲（參考第八章）
- **倦怠安神飲**：每日 1 份大腦激活飲（參考第八章）
- **睡眠和養精蓄銳安神飲**：每日 1 份大腦激活飲（參考第八章）
- **密集檸檬香蜂草療法**：視情況而定（參考第三章）
- **密集加州罌粟療法**：視情況而定（參考第三章）
- **加州罌粟**：每日兩次，每次 1 滴管
- **西芹力**：每日兩次，每次 3 粒膠囊
- **GABA（γ - 胺基丁酸）**：每日兩次，每次 1 粒 250 毫克膠囊
- **檸檬香蜂草**：每日兩次，每次 3 滴管
- **甘胺酸鎂**：每日兩次，每次 2 粒膠囊
- **維生素 B₁₂（腺苷鈷胺和甲基氰鈷胺形式）**：每日兩次，每次 2 滴管

頭暈

參考暈眩方案。

顏面下垂

參考帶狀皰疹方案和／或單純皰疹第一型和第二型方案。

自主神經失調

在應用以下保健法之前，請先閱讀第二章〈補充品的黃金法則〉。

- 鮮榨芹菜汁：每日 1,000 毫升
- 重金屬排毒果昔：每日 1 份（參考第十章）
- 根除化學毒物果昔：每日 1 份（參考第十章）
- 神經轉換飲：每日 1 份大腦激活飲（參考第八章）
- 密集檸檬香蜂草療法：視情況而定（參考第三章）
- 5-MTHF（5- 甲基四氫葉酸）：每日 1 粒膠囊
- 大麥苗汁粉：每日 1 茶匙或 3 粒膠囊
- 貓爪藤：每日兩次，每次 3 滴管
- 西芹力：每日兩次，每次 2 粒膠囊
- 薑黃素：每日兩次，每次 2 粒膠囊
- 接骨木糖漿：每日 1 茶匙
- GABA（γ- 胺基丁酸）：每日 1 粒 250 毫克膠囊
- 薑：每日 1 杯薑茶或適量現磨薑泥或薑汁加水飲用
- 金印草：每日兩次，每次 3 滴管（持續 2 週後，休息 2 週）
- 檸檬香蜂草：每日兩次，每次 3 滴管
- 甘草根：每日兩次，每次 1 滴管（持續 2 週後，休息 2 週）
- 左旋離胺酸：每日兩次，每次 2 粒 500 毫克膠囊
- 甘胺酸鎂：每日兩次，每次 2 粒膠囊
- 單月桂酸酯：每日 1 粒膠囊
- 毛蕊花葉：每日兩次，每次 2 滴管
- 橄欖葉：每日兩次，每次 2 滴管

- 奧沙根（Osha）：每日 1 滴管
- 蜂膠：每日兩次，每次 2 滴管
- 螺旋藻：每日 1 茶匙或 3 粒膠囊
- 維生素 B$_{12}$（腺苷鈷胺和甲基氰鈷胺形式）：每日兩次，每次 3 滴管
- 維生素 C（微化 -C ／ Micro-C）：每日兩次，每次 6 粒 500 毫克膠囊
- 野生藍莓：每日 2 茶匙藍莓粉或 60 毫升藍莓汁
- 鋅（液態硫酸鋅形式）：每日兩次，每次 2 滴管

閱讀障礙

在應用以下保健法之前，請先閱讀第二章〈補充品的黃金法則〉。

請記住，你可以將這些成人劑量帶給你的小兒科醫生，看看哪些劑量適合你的孩子。另外請參閱第八章〈大腦激活療法〉、第十章〈重金屬排毒〉和第二章〈補充品黃金法則〉，以瞭解調整後的兒童芹菜汁、果昔和大腦激活療法的劑量。

- 鮮榨芹菜汁：每日 1,000 毫升
- 重金屬排毒果昔：每日 1 份（參考第十章）
- 根除化學毒物果昔：每日 1 份（參考第十章）
- 藥物防護飲：每日 1 份大腦激活飲（參考第八章）
- 5-MTHF（5- 甲基四氫葉酸）：每日 1 粒膠囊
- 大麥苗汁粉：每日 1 茶匙或 3 粒膠囊
- 牛蒡根：每日 1 杯茶或 1 根鮮榨汁
- 西芹力：每日兩次，每次 2 粒膠囊
- 左旋麩醯胺酸：每日兩次，每次 1 粒 500 毫克膠囊
- 甘胺酸鎂：每日兩次，每次 1 粒膠囊
- 螺旋藻：每日 1 茶匙或 3 粒膠囊
- 維生素 B$_{12}$（腺苷鈷胺和甲基氰鈷胺形式）：每日兩次，每次 1 滴管
- 野生藍莓：每日 2 茶匙藍莓粉或 60 毫升藍莓汁
- 吞嚥困難：參考迷走神經問題方案和 / 或腦神經發炎方案。

煩躁

參考抑鬱症方案。

飲食失調

在應用以下保健法之前,請先閱讀第二章〈補充品的黃金法則〉。

- 鮮榨芹菜汁:每日至少 500 毫升
- 鮮榨小黃瓜汁:每日 500 毫升
- 重金屬排毒果昔:每日 1 份(參考第十章)
- 食物恐懼症轉換飲:每日 1 份大腦激活飲(參考第八章)
- 成癮轉換飲:每日 1 份大腦激活飲(參考第八章)
- 創傷、震驚和失落轉換飲:每日 1 份大腦激活飲(參考第八章)
- 密集檸檬香蜂草療法:視情況而定(參考第三章)
- 密集蘆薈療法:視情況而定(參考第三章)
- **5-MTHF(5- 甲基四氫葉酸)**:每日 1 粒膠囊
- 蘆薈:每日 5 公分或更多新鮮的凝膠(去除表皮)
- 印度人參(又稱南菲醉茄):每日 1 滴管(注意:如果有催吐症狀,每日兩次,每次 1 滴管)
- 大麥苗汁粉:每日 2 茶匙或 6 粒膠囊
- 貓爪藤:每日 1 滴管
- 西芹力:每日兩次,每次 3 粒膠囊
- 薑黃素:每日兩次,每次 1 粒
- **D- 甘露糖(D-mannose)**:每日 1 湯匙加水
- **EPA 和 DHA(不含魚油)**:每日 2 粒膠囊(與晚餐一起服用)
- **GABA(γ- 胺基丁酸)**:每日 1 粒 250 毫克膠囊
- 檸檬香蜂草:每日兩次,每次 4 滴管
- 甘草根:每日 1 滴管;或者,如果出現催吐症狀,每日 2 滴管(不管哪一種情況,都是持續 2 週,休息 2 週)
- 甘胺酸鎂:每日兩次,每次 1 粒
- 初生碘:每日 6 小滴(非整管滴管)
- 蕁麻葉:每日 2 滴管

- 覆盆子葉茶：每日 1 杯，每次沖泡 2 個茶包

- 螺旋藻：每日 1 茶匙或 3 粒膠囊

- 維生素 B$_{12}$（腺苷鈷胺和甲基氰鈷胺形式）：每日兩次，每次 1 滴管

- 鋅（液態硫酸鋅形式）：每日 1 滴管

異位心房節律

參考腦神經發炎方案和／或心悸（非神經系統）方案。

先天結締組織異常症候群（EHLERS-DANLOS SYNDROME）

參考自體免疫性疾病方案。

頭部觸電刺痛感

參考腦神經發炎方案。

腦炎

參考大腦發炎方案。

腦病變

在應用以下保健法之前，請先閱讀第二章〈補充品的黃金法則〉。

- 鮮榨芹菜汁：每日 1,000 毫升；之後，你可以選擇是否增量至每日兩次，每次 1,000 毫升。

- 重金屬排毒果昔：每日 1 份（參考第十章）

- 藥物防護飲：每日 1 份大腦激活飲（參考第八章）

- 輻射線防護飲：每日 1 份大腦激活飲（參考第八章）

- 神經轉換飲：每日 1 份大腦激活飲（參考第八章）

- 5-MTHF（5- 甲基四氫葉酸）：每日兩次，每次 1 粒膠囊

- 大麥苗汁粉：每日 1 茶匙或 3 粒膠囊

- 維生素 B 群：每日 1 粒膠囊

- 貓爪藤：每日兩次，每次 3 滴管

- **西芹力**：每日兩次，每次 3 粒膠囊
- **輔酶 Q10**：每日兩次，每次 1 粒
- **薑黃素**：每日兩次，每次 3 粒膠囊
- **EPA 和 DHA（不含魚油）**：每日 2 粒膠囊（與晚餐一起服用）
- **穀胱甘肽**：每日兩次，每次 2 粒膠囊
- **芙蓉茶**：每日 1 杯
- **左旋麩醯胺酸**：每日兩次，每次 2 粒 500 毫克膠囊
- **甘胺酸鎂**：每日兩次，每次 2 粒膠囊
- **褪黑激素**：每日睡前逐步增量至 80 毫克
- **蕁麻葉**：每日兩次，每次 3 滴管
- **生蜂蜜**：每日 1 湯匙
- **螺旋藻**：每日 1 茶匙或 3 粒膠囊
- **維生素 B₁₂（腺苷鈷胺和甲基氰鈷胺形式）**：每日兩次，每次 3 滴管
- **維生素 C（微化 -C ／ Micro-C）**：每日兩次，每次 8 粒 500 毫克膠囊
- **維生素 D₃**：每日 1,000 IU
- **野生藍莓**：每日 1 湯匙藍莓粉或 60 毫升藍莓汁
- **鋅（液態硫酸鋅形式）**：每日兩次，每次 1 滴管

能量問題

參考疲勞方案。

人類皰疹病毒第四型（EBV）（早期階段）

參考單核白血球增多症方案。

人類皰疹病毒第四型（EBV）（晚期階段）

參考自體免疫性疾病方案。

人類皰疹病毒第四型（EBV）（復發）

參考單核白血球增多症方案。

過度出汗

在應用以下保健法之前，請先閱讀第二章〈補充品的黃金法則〉。

- 鮮榨芹菜汁：每日 1,000 毫升
- 重金屬排毒果昔：每日 1 份（參考第十章）
- 神經轉換飲：每日 1 份大腦激活飲（參考第八章）
- 腎上腺戰或逃安神飲：每日 1 份大腦激活飲（參考第八章）
- 密集檸檬香蜂草療法：視情況而定（參考第三章）
- **5-HTP（5- 羥色胺酸）**：每日睡前 1 粒膠囊
- 印度人參（又稱南菲醉茄）：每日兩次，每次 2 滴管
- 大麥苗汁粉：每日 1 茶匙或 3 粒膠囊
- 加州罌粟：每日 1 滴管
- 西芹力：每日兩次，每次 2 粒膠囊
- 接骨木花茶：每日 1 杯
- **GABA（γ - 胺基丁酸）**：每日兩次，每次 1 粒 250 毫克膠囊
- 穀胱甘肽：每日 1 粒膠囊
- 左旋麩醯胺酸：每日兩次，每次 1 粒 500 毫克膠囊
- 甘草根：每日兩次，每次 1 滴管（持續 2 週後，休息 2 週）
- 甘胺酸鎂：每日兩次，每次 3 粒膠囊
- 褪黑激素：每日睡前 1 粒 5 毫克膠囊
- 生蜂蜜：每日 1 湯匙
- 黃芩：每日兩次，每次 2 滴管
- 螺旋藻：每日 1 茶匙或 3 粒膠囊
- 維生素 B$_{12}$（腺苷鈷胺和甲基氰鈷胺形式）：每日兩次，每次 2 滴管

極度疲勞

參考慢性疲勞症候群／肌痛性腦脊髓炎（ME ／ CFS）方案。

眼球轉動異常（包括眼睛周圍肌肉）

參考腦神經發炎方案。

飛蚊症（視雪症）

在應用以下保健法之前，請先閱讀第二章〈補充品的黃金法則〉。

- 鮮榨芹菜汁：每日 1,000 毫升
- 重金屬排毒果昔：每日 1 份（參考第十章）
- 神經轉換飲：每日 1 份大腦激活飲（參考第八章）
- **5-MTHF（5- 甲基四氫葉酸）**：每日 1 粒膠囊
- 大麥苗汁粉：每日 1 茶匙或 3 粒膠囊
- 維生素 **B** 群：每日 1 粒膠囊
- 貓爪藤：每日兩次，每次 2 滴管
- 西芹力：每日兩次，每次 2 粒膠囊
- 薑黃素：每日兩次，每次 2 粒膠囊
- 大西洋紅藻液：每日 1 滴管
- 穀胱甘肽：每日 1 粒膠囊
- 檸檬香蜂草：每日兩次，每次 3 滴管
- 甘草根：每日 1 滴管（持續 2 週後，休息 2 週）
- 左旋離胺酸：每日兩次，每次 4 顆 500 毫克膠囊
- 歐山芹根：每日兩次，每次 1 滴管
- 單月桂酸酯：每日 2 粒膠囊
- 毛蕊花葉：每日兩次，每次 3 滴管
- 初生碘：每日 3 小滴（非整管滴管）
- 蕁麻葉：每日 2 滴管
- 橄欖葉：每日 2 滴管
- 玫瑰果茶：每日 1 杯
- 螺旋藻：每日 1 茶匙或 3 粒膠囊
- 維生素 **B**12（腺苷鈷胺和甲基氰鈷胺形式）：每日兩次，每次 2 滴管
- 維生素 **C**（微化 **-C**／**Micro-C**）：每日兩次，每次 4 顆 500 毫克膠囊
- 野生藍莓：每日 2 茶匙藍莓粉或 60 毫升藍莓汁
- 鋅（液態硫酸鋅形式）：每日 2 滴管

眼睛聚焦問題

參考腦神經發炎方案。

顏面疼痛

參考帶狀皰疹方案和／或單純皰疹第一型和第二型方案。

昏厥

參考腦神經發炎方案。

疲勞

在應用以下保健法之前，請先閱讀第二章〈補充品的黃金法則〉。

- **鮮榨芹菜汁**：每日 1,000 毫升
- **重金屬排毒果昔**：每日 1 份（參考第十章）
- **能量轉換飲**：每日 1 份大腦激活飲（參考第八章）
- **倦怠安神飲**：每日 1 份大腦激活飲（參考第八章）
- **5-MTHF（5- 甲基四氫葉酸）**：每日 1 粒膠囊
- **印度人參（又稱南菲醉茄）**：每日兩次，每次 1 滴管
- **大麥苗汁粉**：每日 2 茶匙或 6 粒膠囊
- **西芹力**：每日兩次，每次 3 粒膠囊
- **白樺茸粉**：每日 2 茶匙或 6 粒膠囊
- **薑**：每日 1 杯薑茶或適量現磨薑泥或薑汁加水飲用
- **檸檬香蜂草**：每日 2 滴管
- **甘草根**：每日 1 滴管（持續 3 週後，休息 1 週）
- **毛蕊花葉**：每日 2 滴管
- **初生碘**：每日 6 小滴（非整管滴管）
- **奧勒岡葡萄根**：每日 1 滴管（持續 2 週後，休息 2 週）
- **生蜂蜜**：每日 1 湯匙
- **靈芝粉**：每日 1 茶匙或 3 粒膠囊
- **螺旋藻**：每日 2 茶匙或 6 粒膠囊

- 薑黃：每日 2 粒膠囊
- 維生素 B₁₂（腺苷鈷胺和甲基氰鈷胺形式）：每日兩次，每次 2 滴管
- 維生素 C（微化 -C ╱ Micro-C）：每日 4 粒 500 毫克膠囊
- 鋅（液態硫酸鋅形式）：每日 1 滴管

纖維肌痛

在應用以下保健法之前，請先閱讀第二章〈補充品的黃金法則〉。

- **鮮榨芹菜汁**：每日 1,000 毫升
- **重金屬排毒果昔**：每日 1 份（參考第十章）
- **神經轉換飲**：每日 1 份大腦激活飲（參考第八章）
- **密集加州罌粟療法**：視情況而定（參考第三章）
- **密集金印草療法**：視情況而定（參考第三章）
- **密集檸檬香蜂草療法**：視情況而定（參考第三章）
- **5-MTHF（5- 甲基四氫葉酸）**：每日 1 粒膠囊
- **印度人參（又稱南菲醉茄）**：每日 1 滴管
- **大麥苗汁粉**：每日 2 茶匙或 6 粒膠囊
- **貓爪藤**：每日兩次，每次 1 滴管
- **西芹力**：每日兩次，每次 2 粒膠囊
- **薑黃素**：每日兩次，每次 2 粒膠囊
- **EPA 和 DHA（不含魚油）**：每日 1 粒膠囊（與晚餐一起服用）
- **檸檬香蜂草**：每日兩次，每次 4 滴管
- **甘草根**：每日 1 滴管（持續 3 週後，休息 1 週）
- **左旋離胺酸**：每日兩次，每次 3 粒 500 毫克膠囊
- **甘胺酸鎂**：每日兩次，每次 1 粒
- **單月桂酸酯**：每日 1 粒膠囊
- **MSM（筋骨素╱甲基硫醯基甲烷）**：每日 1 粒膠囊
- **蕁麻葉**：每日兩次，每次 3 滴管
- **螺旋藻**：每日 2 茶匙或 6 粒膠囊
- **維生素 B₁₂（腺苷鈷胺和甲基氰鈷胺形式）**：每日兩次，每次 2 滴管
- **維生素 C（微化 -C ╱ Micro-C）**：每日兩次，每次 3 粒 500 毫克膠囊

- **維生素 D₃**：每日 1,000 IU
- **野生藍莓**：每日 1 湯匙藍莓粉或 60 毫升藍莓汁
- **鋅（液態硫酸鋅形式）**：每日兩次，每次 1 滴管

流感

參考感冒、流感和 COVID 方案。

注意力和專注力問題

參考腦霧方案。

食物中毒

參考胃病方案。

食物過敏

參考化學和食物過敏方案。

健忘

參考腦霧方案。

沾黏性肩關節囊炎（五十肩）

參考帶狀皰疹方案。

脹氣疼痛

參考胃病方案。

胃痙攣

參考胃病方案。

胃炎

參考胃病方案。

胃炎（自體免疫性）

參考胃病方案和／或自體免疫性疾病方案。

胃輕癱（輕症）

在應用以下保健法之前，請先閱讀第二章〈補充品的黃金法則〉。如果你能吞嚥補充品，以下有一些選項可以選擇：

• 鮮榨芹菜汁：每日 1,000 毫升
• 鮮榨小黃瓜汁：每日 1,000 毫升
• 重金屬排毒果昔：每日 1 份（參考第十章）
• 神經腸道酸性安神飲：每日 1 份大腦激活飲（參考第八章）
• 密集檸檬香蜂草療法：視情況而定（參考第三章）
• 密集蘆薈療法：視情況而定（參考第三章）
• 蘆薈：每日 5 公分或更多新鮮的凝膠（去除表皮）
• 檸檬香蜂草：每日兩次，每次 2 滴管
• 甘草根：每日兩次，每次 1 滴管（每個月服用大約 21 天，休息 7 天）*
• 甘胺酸鎂：每日兩次，每次 1 粒
• 維生素 B12（腺苷鈷胺和甲基氰鈷胺形式）：每日兩次，每次 2 滴管
• 鋅（液態硫酸鋅形式）：每日 1 滴管

* 在這個特定的方案中，你可以不用連續吃甘草根酊劑。也就是說，你不需要一次吃一整週，然後再休息。你可以幾天吃一次，然後休息一、兩天後再吃。你的目標是每個月大約有 21 天吃甘草根，大約 7 天不吃甘草根。

補充說明：如果你可以吃東西（泥狀或固體），可以考慮嘗試《3:6:9 排毒飲食聖經》中的單一飲食排毒法。

胃輕癱（重症）

在應用以下保健法之前，請先閱讀第二章〈補充品的黃金法則〉。

如果你無法吞嚥補充品，你可以選擇將這些液體補充品放入口中 30 秒或更長時間，然後吐出：

- **檸檬香蜂草**：每日兩次，每次 1 滴管
- **甘草根**：每日兩次，每次 1 滴管（如果可吞嚥，每個月大約吃 21 天，另外 7 天休息 *；如果無法吞嚥，視需要而定，每個月連續吃 21 天以上）
- **維生素 B$_{12}$（腺苷鈷胺和甲基氰鈷胺形式）**：每日兩次，每次 1 滴管
- **鋅（液態硫酸鋅形式）**：每日兩次，每次 1 滴管

* 在這個特定的方案中，你可以不用連續吃甘草根酊劑。也就是說，你不需要一次吃一整週，然後再休息。你可以幾天吃一次，然後休息一、兩天後再吃。你的目標是每個月大約有 21 天吃甘草根，大約 7 天不吃甘草根。

如果你可以吞嚥果汁等食物類液體，以下有一些選項：

- **鮮榨芹菜汁**：每日 1,000 毫升
- **鮮榨小黃瓜汁**：每日 1,000 毫升
- **蘆薈汁**：每日 500 毫升

補充說明：如果你可以吃東西（泥狀或固體），可以考慮嘗試《3:6:9 排毒飲食聖經》中的單一飲食排毒法。

戒斷綠茶、抹茶和紅茶

參考成癮方案。

格林巴利症候群

參考自體免疫性疾病方案。

牙齦疼痛（不明原因）

參考帶狀皰疹方案和／或單純皰疹第一型和第二型方案。

腸道疼痛和痙攣

參考迷走神經問題方案和／或胃病方案。

頭痛

參考偏頭痛方案。

聽力受損（不明原因）

參考耳鳴方案。

心悸（神經系統）

參考腦神經發炎方案。

心悸（非神經系統）

在應用以下保健法之前，請先閱讀第二章〈補充品的黃金法則〉。

- 鮮榨芹菜汁：每日 1,000 毫升
- 重金屬排毒果昔：每日 1 份（參考第十章）
- 腎上腺戰或逃安神飲：每日 1 份大腦激活飲（參考第八章）
- 5-MTHF（5- 甲基四氫葉酸）：每日 1 粒膠囊
- 大麥苗汁粉：每日 1 茶匙或 3 粒膠囊
- 貓爪藤：每日 2 滴管
- 西芹力：每日兩次，每次 2 粒膠囊
- 白樺茸粉：每日 2 茶匙或 6 粒膠囊
- 輔酶 Q10：每日 2 粒膠囊
- 薑黃素：每日 2 粒膠囊
- 檸檬香蜂草：每日 3 滴管
- 甘胺酸鎂：每日兩次，每次 3 粒膠囊
- 初生碘：每日 4 小滴（非整管滴管）
- 蕁麻葉：每日 2 滴管
- 覆盆子葉茶：每日 1 杯，每次沖泡 2 個茶包
- 螺旋藻：每日 2 茶匙或 6 粒膠囊
- 維生素 B₁₂（腺苷鈷胺和甲基氰鈷胺形式）：每日 2 滴管
- 維生素 C（微化 -C ／ Micro-C）：每日 4 粒 500 毫克膠囊

- **野生藍莓**：每日 1 湯匙藍莓粉或 60 毫升藍莓汁
- **鋅**（液態硫酸鋅形式）：每日 1 滴管

對熱敏感

參考對冰冷敏感方案。

偏側空間忽略症

在應用以下保健法之前，請先閱讀第二章〈補充品的黃金法則〉。

- **鮮榨芹菜汁**：每日 1,000 毫升
- **重金屬排毒果昔**：每日 1 份（參考第十章）
- **根除化學毒物果昔**：每日 1 份（參考第十章）
- **輻射線防護飲**：每日 1 份大腦激活飲（參考第八章）
- **藥物防護飲**：每日 1 份大腦激活飲（參考第八章）
- **大麥苗汁粉**：每日 1 茶匙或 3 粒膠囊
- **維生素 B 群**：每日 1 粒膠囊
- **西芹力**：每日兩次，每次 2 粒膠囊
- **輔酶 Q10**：每日兩次，每次 1 粒
- **接骨木花茶**：每日 1 杯
- **GABA**（γ - 胺基丁酸）：每日 1 粒 250 毫克膠囊
- **穀胱甘肽**：每日兩次，每次 1 粒
- **甘胺酸鎂**：每日兩次，每次 2 粒膠囊
- **褪黑激素**：每日睡前 1 粒 5 毫克膠囊
- **黃芩**：每日兩次，每次 1 滴管
- **螺旋藻**：每日 1 茶匙或 3 粒膠囊
- **維生素 C**（微化 -C ／ **Micro-C**）：每日兩次，每次 6 粒 500 毫克膠囊
- **野生藍莓**：每日 2 茶匙藍莓粉或 60 毫升藍莓汁

肝炎（自體免疫性）

參考自體免疫性疾病方案。

單純皰疹（HSV）**第一型和第二型**

在應用以下保健法之前，請先閱讀第二章〈補充品的黃金法則〉。

- 鮮榨芹菜汁：每日 1,000 毫升
- 重金屬排毒果昔：每日 1 份（參考第十章）
- 神經轉換飲：每日 1 份大腦激活飲（參考第八章）
- 第三章任何一種密集療法：視情況而定
- 蘆薈：每日 5 公分或更多新鮮的凝膠（去除表皮）；並將新鮮蘆薈膠塗抹在皰疹患處
- 大麥苗汁粉：每日 1 茶匙或 3 粒膠囊
- 貓爪藤：每日兩次，每次 2 滴管
- 薑黃素：每日兩次，每次 2 粒膠囊
- 檸檬香蜂草：每日兩次，每次 5 滴管
- 甘草根：每日兩次，每次 2 滴管（持續 2 週後，休息 2 週）
- 左旋離胺酸：每日兩次，每次 8 粒 500 毫克膠囊
- 歐山芹根：每日兩次，每次 2 滴管
- 毛蕊花葉：每日兩次，每次 4 滴管
- 初生碘：每日兩次，每次 3 小滴（非整管滴管）
- 蕁麻葉：每日兩次，每次 4 滴管
- 奧勒岡葡萄根：每日兩次，每次 2 滴管（持續 2 週後，休息 2 週）
- 蜂膠：每日兩次，每次 5 滴管；也可以敷在皰疹患處（身體、臉部或嘴巴）
- 生蜂蜜：每日 1 湯匙
- 螺旋藻：每日 1 茶匙或 3 粒膠囊
- 百里香：每日兩次，每次 2 枝新鮮百里香浸泡熱水或 4 枝浸泡溫水當茶飲
- 維生素 B₁₂（腺苷鈷胺和甲基氰鈷胺形式）：每日兩次，每次 2 滴管
- 維生素 C（微化 -C ／ Micro-C）：每日兩次，每次 8 粒 500 毫克膠囊
- 鋅（液態硫酸鋅形式）：每日兩次，每次 2 滴管；也可以敷在皰疹患處（身體、臉部或嘴巴）

愛滋病毒（HIV 人類免疫缺乏病毒）

參考腦神經發炎方案和／或自體免疫性疾病方案。

對溼度敏感

參考對冰冷敏感方案。

亨丁頓舞蹈症

參考腦病變方案。

多汗症

參考過度出汗方案。

色素異常症

在應用以下保健法之前，請先閱讀第二章〈補充品的黃金法則〉。

- **鮮榨芹菜汁**：每日 1,000 毫升；之後，你可以選擇是否增量至每日兩次，每次 1,000 毫升。
- **進階版重金屬排毒果昔**：每日 1 份（參考第十章）
- **進階版根除化學毒物果昔**：每日 1 份（參考第十章）
- **藥物防護飲**：每日 1 份大腦激活飲（參考第八章）
- **輻射線防護飲**：每日 1 份大腦激活飲（參考第八章）
- **密集維生素 C 療法**：視情況而定（參考第三章）
- **密集蘆薈療法**：視情況而定（參考第三章）
- **維生素 B₁₂（腺苷鈷胺和甲基氰鈷胺形式）**：每日兩次，每次 2 滴管

衝動控制障礙

參考腦神經發炎方案。

發炎性肌肉病變

參考腦神經發炎方案。

內耳疾病

參考耳鳴方案。

失眠

在應用以下保健法之前，請先閱讀第二章〈補充品的黃金法則〉。

- 鮮榨芹菜汁：每日 1,000 毫升
- 鮮榨小黃瓜汁：每日 250 毫升（在睡前幾個小時內）
- 重金屬排毒果昔：每日 1 份（參考第十章）
- 睡眠和養精蓄銳安神飲：每日 1 份大腦激活飲（參考第八章）
- 夢境轉換飲：每日 1 份大腦激活飲（參考第八章）
- 密集檸檬香蜂草療法：視情況而定（參考第三章）
- 密集加州罌粟療法：視情況而定（參考第三章）
- 5-MTHF（5- 甲基四氫葉酸）：每日 1 粒膠囊
- 蘆薈：每日 5 公分或更多新鮮的凝膠（去除表皮）
- 印度人參（又稱南菲醉茄）：每日兩次，每次 2 滴管
- 大麥苗汁粉：每日 2 茶匙或 6 粒膠囊
- 貓爪藤：每日兩次，每次 1 滴管
- 西芹力：每日三次，每次 3 粒膠囊
- 薑黃素：每日兩次，每次 2 粒膠囊
- D- 甘露糖：每日 1 湯匙加水
- GABA（γ - 胺基丁酸）：每日三次，每次 1 粒 250 毫克膠囊
- 薑：每日 2 杯薑茶或適量現磨薑泥或薑汁加水飲用
- 芙蓉茶：每日睡前 1 杯茶，加 2 個茶包沖泡（可搭配檸檬香蜂草）
- 檸檬香蜂草：每日三次，每次 4 滴管，外加睡前 1 杯檸檬香蜂草茶（搭配芙蓉茶）
- 甘草根：每日 1 滴管（持續 2 週後，休息 2 週）
- 甘胺酸鎂：每日兩次，每次 2 粒膠囊
- 褪黑激素：每日睡前 5 至 20 毫克膠囊
- 生蜂蜜：每日 1 湯匙或更多，最好在夜間攝取（例如加入茶飲）
- 螺旋藻：每日 2 茶匙或 6 粒膠囊

- **維生素 B₁₂（腺苷鈷胺和甲基氰鈷胺形式）**：每日兩次，每次 2 滴管
- **維生素 C（微化 -C ／ Micro-C）**：每日兩次，每次 4 顆 500 毫克膠囊
- **野生藍莓**：每日 2 茶匙藍莓粉或 60 毫升藍莓汁
- **鋅（液態硫酸鋅形式）**：每日 1 滴管

顱內高壓症

參考腦神經發炎方案。

易怒

參考情緒變化和情緒波動方案。

搔癢和灼熱（沒有出現紅疹時）

參考腦神經發炎方案。

下頜疼痛（不明原因）

參考帶狀皰疹方案和／或單純皰疹第一型和第二型方案。

關節疼痛

在應用以下保健法之前，請先閱讀第二章〈補充品的黃金法則〉。

- **鮮榨芹菜汁**：每日 1,000 毫升
- **重金屬排毒果昔**：每日 1 份（參考第十章）
- **神經轉換飲**：每日 1 份大腦激活飲（參考第八章）
- **密集加州罌粟療法**：視情況而定（參考第三章）
- **密集檸檬香蜂草療法**：視情況而定（參考第三章）
- **5-MTHF（5- 甲基四氫葉酸）**：每日 1 粒膠囊
- **蘆薈**：每日 5 公分或更多新鮮的凝膠（去除表皮）
- **大麥苗汁粉**：每日 1 茶匙或 3 粒膠囊
- **維生素 B 群**：每日 1 粒膠囊

- 貓爪藤：每日 1 滴管
- 輔酶 Q10：每日 1 粒膠囊
- 薑黃素：每日兩次，每次 3 粒膠囊
- 穀胱甘肽：每日 1 粒膠囊
- 檸檬香蜂草：每日兩次，每次 3 滴管
- 甘草根：每日兩次，每次 1 滴管（持續 2 週後，休息 2 週）
- 左旋離胺酸：每日兩次，每次 4 顆 500 毫克膠囊
- 甘胺酸鎂：每日兩次，每次 2 粒膠囊
- 乳薊：每日 1 滴管
- 單月桂酸酯：每日 1 粒膠囊
- MSM（筋骨素／甲基硫醯基甲烷）：每日 2 粒膠囊
- 蕁麻葉：每日兩次，每次 4 滴管
- 螺旋藻：每日 1 茶匙或 3 粒膠囊
- 薑黃：每日 4 粒膠囊
- 維生素 B12（腺苷鈷胺和甲基氰鈷胺形式）：每日兩次，每次 2 滴管
- 維生素 C（微化 -C ／ Micro-C）：每日兩次，每次 4 顆 500 毫克膠囊
- 維生素 D3：每日 1,000 IU
- 野生藍莓：每日 1 湯匙藍莓粉或 60 毫升藍莓汁
- 鋅（液態硫酸鋅形式）：每日兩次，每次 1 滴管

學習障礙和學習困難

在應用以下保健法之前，請先閱讀第二章〈補充品的黃金法則〉。

請記住，你可以將這些成人劑量帶給你的小兒科醫生，看看哪些劑量適合你的孩子。另外請參閱第八章〈大腦激活療法〉、第十章〈重金屬排毒〉和第二章〈補充品黃金法則〉，以瞭解調整後的兒童芹菜汁、果昔和大腦激活療法的劑量。

- 鮮榨芹菜汁：每日 1,000 毫升
- 重金屬排毒果昔：每日 1 份（參考第十章）
- 根除化學毒物果昔：每日 1 份（參考第十章）

- **倦怠安神飲**：每日 1 份大腦激活飲（參考第八章）
- **大麥苗汁粉**：每日 1 茶匙或 3 粒膠囊
- **西芹力**：每日兩次，每次 3 粒膠囊
- **D- 甘露糖**：每日 1 茶匙加水
- **接骨木糖漿**：每日 1 茶匙
- **GABA（γ - 胺基丁酸）**：每日 1 粒 250 毫克膠囊
- **穀胱甘肽**：每日兩次，每次 1 粒
- **甘胺酸鎂**：每日兩次，每次 1 粒
- **生蜂蜜**：每日 1 湯匙
- **螺旋藻**：每日 1 茶匙或 3 粒膠囊
- **維生素 B₁₂（腺苷鈷胺和甲基氰鈷胺形式）**：每日兩次，每次 1 滴管
- **維生素 C（微化 -C ／ Micro-C）**：每日兩次，每次 4 顆 500 毫克膠囊
- **野生藍莓**：每日 2 茶匙藍莓粉或 60 毫升藍莓汁

偏左側忽略症

參考偏側空間忽略症方案。

肝斑

參考皮膚色素異常方案。

長新冠症狀

參考單核細胞增多症方案和／或自體免疫性疾病方案。

長期流感

參考單核細胞增多症方案和／或自體免疫性疾病方案。

顏面神經麻痺

參考帶狀皰疹方案和／或腦神經發炎方案。

嗅覺喪失

參考腦神經發炎方案。

味覺喪失

參考腦神經發炎方案。

弱視

在應用以下保健法之前，請先閱讀第二章〈補充品的黃金法則〉。

- 鮮榨芹菜汁：每日至少 500 毫升
- 重金屬排毒果昔：每日 1 份（參考第十章）
- **5-MTHF**（**5- 甲基四氫葉酸**）：每日 1 粒膠囊
- **ALA**（α **硫辛酸**）：每兩天 1 粒膠囊
- 印度醋栗漿果：每日 1 茶匙
- 大麥苗汁粉：每日 1 茶匙或 3 粒膠囊
- 貓爪藤：每日兩次，每次 2 滴管
- 西芹力：每日兩次，每次 3 粒膠囊
- 薑黃素：每日兩次，每次 3 粒膠囊
- **EPA 和 DHA**（**不含魚油**）：每日 1 粒膠囊（與晚餐一起服用）
- **穀胱甘肽**：每日 1 粒膠囊
- 檸檬香蜂草：每日兩次，每次 3 滴管
- 甘草根：每日 1 滴管（持續 2 週後，休息 2 週）
- 左旋離胺酸：每日兩次，每次 4 顆 500 毫克膠囊
- 甘胺酸鎂：每日兩次，每次 2 粒膠囊
- 單月桂酸酯：每日 1 粒膠囊
- 毛蕊花葉：每日兩次，每次 2 滴管
- 橄欖葉：每日兩次，每次 2 滴管
- 玫瑰果茶：每日 1 杯
- 螺旋藻：每日 1 茶匙或 3 粒膠囊
- 維生素 B_{12}（腺苷鈷胺和甲基氰鈷胺形式）：每日兩次，每次 2 滴管

- 維生素 C（微化 -C ／ **Micro-C**）：每日兩次，每次 6 粒 500 毫克膠囊
- 維生素 **D₃**：每日 1,000 IU
- 野生藍莓：每日 1 湯匙藍莓粉或 60 毫升藍莓汁
- 鋅（液態硫酸鋅形式）：每日 1 滴管

下背部疼痛（不明原因）

參考帶狀皰疹方案和／或單純皰疹第一型和第二型方案。

狼瘡

參考自體免疫性疾病方案。

萊姆病

在應用以下保健法之前，請先閱讀第二章〈補充品的黃金法則〉。

- 鮮榨芹菜汁：每日 1,000 毫升；之後，你可以選擇是否增量至每日兩次，每次 1,000 毫升
- 鮮榨小黃瓜汁：每日 500 毫升
- 重金屬排毒果昔：每日 1 份（參考第十章）
- 病原體防護飲：每日 1 份大腦激活飲（參考第八章）
- 藥物防護飲：每日 1 份大腦激活飲（參考第八章）
- 第三章任何一種密集療法：視情況而定
- 5-MTHF（5- 甲基四氫葉酸）：每日兩次，每次 1 粒膠囊
- 大麥苗汁粉：每日兩次，每次 2 茶匙或 6 粒膠囊
- 貓爪藤：每日兩次，每次 3 滴管
- 西芹力：每日兩次，每次 4 粒膠囊
- 薑黃素：每日兩次，每次 3 粒膠囊
- 小米草：每日兩次，每次 2 滴管
- 薑：每日 1 杯薑茶或適量現磨薑泥或薑汁加水飲用
- 穀胱甘肽：每日 1 粒膠囊
- 牛膝草：每日 1 杯茶

• 檸檬香蜂草：每日兩次，每次 4 滴管
• 甘草根：每日兩次，每次 1 滴管（持續 2 週後，休息 2 週）
• 左旋離胺酸：每日兩次，每次 5 粒 500 毫克膠囊
• 毛蕊花葉：每日兩次，每次 4 滴管
• 初生碘：每日兩次，每次 3 小滴（非整管滴管）
• 蕁麻葉：每日兩次，每次 3 滴管
• 蜂膠：每日兩次，每次 2 滴管
• 生蜂蜜：每日 1 至 3 茶匙
• 螺旋藻：每日 2 茶匙或 6 粒膠囊
• 維生素 B12（腺苷鈷胺和甲基氰鈷胺形式）：每日兩次，每次 3 滴管
• 維生素 C（微化 -C ／ Micro-C）：每日兩次，每次 8 粒 500 毫克膠囊
• 鋅（液態硫酸鋅形式）：每日兩次，每次 2 滴管

狂躁

參考躁鬱症／雙極性疾患方案。

大麻戒斷

參考成癮方案。

肌痛性腦脊髓炎 / 慢性疲勞症候群（ME/CFS）

在應用以下保健法之前，請先閱讀第二章〈補充品的黃金法則〉。

• 鮮榨芹菜汁：每日 1,000 毫升；之後，你可以選擇是否增量至每日兩次，每次 1,000 毫升
• 重金屬排毒果昔：每日 1 份（參考第十章）
• 能量轉換飲：每日 1 份大腦激活飲（參考第八章）
• 倦怠安神飲：每日 1 份大腦激活飲（參考第八章）
• 第三章任何一種密集療法：視情況而定
• 5-MTHF（5- 甲基四氫葉酸）：每日兩次，每次 1 粒膠囊
• 印度人參（又稱南菲醉茄）：每日 1 滴管

- 大麥苗汁粉：每日 2 茶匙或 6 粒膠囊
- 貓爪藤：每日兩次，每次 2 滴管
- 西芹力：每日三次，每次 2 粒膠囊
- 白樺茸粉：每日 2 茶匙或 6 粒膠囊
- 薑黃素：每日兩次，每次 2 粒膠囊
- **EPA 和 DHA（不含魚油）**：每日 1 粒膠囊（與晚餐一起服用）
- 小米草：每日 1 滴管
- 穀胱甘肽：每日 1 粒膠囊
- 金印草：每日兩次，每次 2 滴管（持續 2 週後，休息 2 週）
- 牛膝草：每日 1 杯茶
- 檸檬香蜂草：每日兩次，每次 3 滴管
- 甘草根：每日兩次，每次 1 滴管（持續 2 週後，休息 2 週）
- 左旋離胺酸：每日兩次，每次 4 顆 500 毫克膠囊
- 甘胺酸鎂：每日兩次，每次 1 粒膠囊
- 單月桂酸酯：每日兩次，每次 2 粒膠囊
- 毛蕊花葉：每日兩次，每次 2 滴管
- 奧勒岡葡萄根：每日 1 滴管（持續 2 週後，休息 2 週）
- 蜂膠：每日兩次，每次 2 滴管
- 螺旋藻：每日 2 茶匙或 6 粒膠囊
- **維生素 B12（腺苷鈷胺和甲基氰鈷胺形式）**：每日兩次，每次 2 滴管
- **維生素 C（微化 -C ／ Micro-C）**：每日兩次，每次 3 粒 500 毫克膠囊
- 鋅（液態硫酸鋅形式）：每日兩次，每次 2 滴管

黃褐斑

參考皮膚色素異常症方案。

記憶問題

參考腦霧方案。

記憶力減退

參考阿茲海默症方案。

梅尼爾氏症

參考暈眩方案。

腦膜炎

在應用以下保健法之前,請先閱讀第二章〈補充品的黃金法則〉。

- 鮮榨芹菜汁:每日 1,000 毫升
- 鮮榨小黃瓜汁:每日 1,000 毫升
- 病原體防護飲:每日 1 份大腦激活飲(參考第八章)
- 第三章任何一種密集療法:視情況而定
- 貓爪藤:每日兩次,每次 4 滴管
- 接骨木糖漿:每日兩次,每次 1 湯匙
- 小米草:每日兩次,每次 3 滴管
- 金印草:每日兩次,每次 6 滴管
- 檸檬香蜂草:每日兩次,每次 6 滴管
- 甘草根:每日兩次,每次 4 滴管(持續 3 週後,休息 1 週),直到腦膜炎痊癒
- 左旋離胺酸:每日兩次,每次 4 顆 500 毫克膠囊
- 歐山芹根:每日兩次,每次 3 滴管
- 毛蕊花葉:每日兩次,每次 6 滴管
- 橄欖葉:每日兩次,每次 4 滴管
- 奧勒岡葡萄根:每日兩次,每次 3 滴管
- 奧沙根(**Osha**):每日兩次,每次 3 滴管
- 蜂膠:每日兩次,每次 5 滴管
- 百里香:每日 2 枝新鮮百里香浸泡熱水或 4 枝浸泡室溫水當茶飲
- 維生素 **B**$_{12}$(腺苷鈷胺和甲基氰鈷胺形式):每日兩次,每次 4 滴管
- 維生素 **C**(微化 **-C** ╱ **Micro-C**):每日三次,每次 8 粒 500 毫克膠囊
- 鋅(液態硫酸鋅形式):每日兩次,每次 3 滴管

偏頭痛

在應用以下保健法之前，請先閱讀第二章〈補充品的黃金法則〉。

- 鮮榨芹菜汁：每日 1,000 毫升
- 重金屬排毒果昔：每日 1 份（參考第十章）
- 神經轉換飲：每日 1 份大腦激活飲（參考第八章）
- 倦怠安神飲：每日 1 份大腦激活飲（參考第八章）
- 密集檸檬香蜂草療法：視情況而定（參考第三章）
- 密集加州罌粟療法：視情況而定（參考第三章）
- 印度人參（又稱南菲醉茄）：每日兩次，每次 1 滴管
- 大麥苗汁粉：每日 2 茶匙或 6 粒膠囊
- 貓爪藤：每日兩次，每次 2 滴管
- 西芹力：每日三次，每次 3 粒膠囊
- 輔酶 Q10：每日 1 粒膠囊
- 薑黃素：每日兩次，每次 3 粒膠囊
- 接骨木花茶：每日 1 杯
- 小白菊：每日 2 滴管或 2 粒膠囊
- GABA（γ - 胺基丁酸）：每日兩次，每次 1 粒 250 毫克膠囊
- 金印草：每日兩次，每次 1 滴管（持續 2 週後，休息 2 週）
- 卡瓦胡椒（Kava kava）：每日 2 滴管或 2 粒膠囊
- 檸檬香蜂草：每日兩次，每次 4 滴管
- 左旋離胺酸：每日兩次，每次 4 顆 500 毫克膠囊
- 甘胺酸鎂：每日兩次，每次 2 粒膠囊
- 蕁麻葉：每日兩次，每次 4 滴管
- 奧勒岡油：每日 2 粒膠囊
- 黃芩：每日兩次，每次 2 滴管或 2 粒膠囊
- 螺旋藻：每日 2 茶匙或 6 粒膠囊
- 薑黃：每日兩次，每次 2 粒膠囊
- 維生素 B12（腺苷鈷胺和甲基氰鈷胺形式）：每日兩次，每次 2 滴管
- 維生素 C（微化 -C ／ Micro-C）：每日兩次，每次 4 顆 500 毫克膠囊
- 白柳樹皮：每日 2 滴管或 2 粒膠囊
- 野生藍莓：每日 1 湯匙藍莓粉或 60 毫升藍莓汁

身心症候群

參考腦神經發炎方案。

粒線體肌病

參考自體免疫性疾病方案。

單核細胞增多症

在應用以下保健法之前，請先閱讀第二章〈補充品的黃金法則〉。

- 鮮榨芹菜汁：每日 1,000 毫升
- 病原體防護飲：每日 1 份大腦激活飲（參考第八章）
- 密集蜂膠療法：視情況而定（參考第三章）
- 密集金印草療法：視情況而定（參考第三章）
- 密集百里香茶療法：視情況而定（參考第三章）
- 密集維生素 C 療法：視情況而定（參考第三章）
- 密集鋅療法：視情況而定（參考第三章）
- 貓爪藤：每日兩次，每次 3 滴管
- 小米草：每日兩次，每次 3 滴管
- 薑：每日 1 杯薑茶或適量現磨薑泥或薑汁加水飲用
- 金印草：每日兩次，每次 4 滴管（持續 2 週後，休息 2 週）
- 檸檬香蜂草：每日兩次，每次 4 滴管
- 甘草根：每日兩次，每次 1 滴管（持續 2 週後，休息 2 週）
- 左旋離胺酸：每日兩次，每次 6 粒 500 毫克膠囊
- 歐山芹根：每日兩次，每次 3 滴管
- 單月桂酸酯：每日兩次，每次 2 粒膠囊
- 毛蕊花葉：每日兩次，每次 4 滴管
- 奧勒岡葡萄根：每日兩次，每次 2 滴管（持續 2 週後，休息 2 週）
- 奧沙根（Osha）：每日兩次，每次 3 滴管
- 百里香：每日 2 枝新鮮百里香浸泡熱水或 4 枝浸泡室溫水當茶飲
- 維生素 C（微化 -C ／ Micro-C）：每日兩次，每次 10 粒 500 毫克膠囊

- 鋅（液態硫酸鋅形式）：每日兩次，每次 3 滴管

情緒轉化和情緒起伏

在應用以下保健法之前，請先閱讀第二章〈補充品的黃金法則〉。

- **鮮榨芹菜汁**：每日 1,000 毫升
- **重金屬排毒果昔**：每日 1 份（參考第十章）
- **情緒轉換飲**：每日 1 份大腦激活飲（參考第八章）
- **密集檸檬香蜂草療法**：視情況而定（參考第三章）
- **蘆薈**：每日 5 公分或更多新鮮的凝膠（去除表皮）
- **大麥苗汁粉**：每日 2 茶匙或 6 粒膠囊
- **西芹力**：每日兩次，每次 2 粒膠囊
- **GABA（γ-胺基丁酸）**：每日 1 粒 250 毫克膠囊
- **芙蓉茶**：每日兩次，每次 1 杯
- **檸檬香蜂草**：每日兩次，每次 4 滴管
- **甘胺酸鎂**：每日兩次，每次 2 粒膠囊
- **初生碘**：每日 3 小滴（非整管滴管）
- **蕁麻葉**：每日兩次，每次 1 滴管或 1 杯茶
- **螺旋藻**：每日 2 茶匙或 6 粒膠囊
- **維生素 B12（腺苷鈷胺和甲基氰鈷胺形式）**：每日兩次，每次 1 滴管
- **維生素 C（微化 -C ／ Micro-C）**：每日兩次，每次 2 粒 500 毫克膠囊
- **維生素 D3**：每日 1,000 IU
- **野生藍莓**：每日 1 湯匙藍莓粉或 60 毫升藍莓汁
- **鋅（液態硫酸鋅形式）**：每日 1 滴管

動作技能障礙（又名為發展性協調障礙）

在應用以下保健法之前，請先閱讀第二章〈補充品的黃金法則〉。

請記住，你可以將這些成人劑量帶給你的小兒科醫生，看看哪些劑量適合你的孩子。另外請參閱第八章〈大腦激活療法〉、第十章〈重金屬排毒〉和第二章〈補充品黃金法則〉，以瞭解調整後的兒童芹菜汁、果昔和大腦激活療法

的劑量。

- 鮮榨芹菜汁：每日 1,000 毫升
- 重金屬排毒果昔：每日 1 份（參考第十章）
- 根除化學毒物果昔：每日 1 份（參考第十章）
- 神經轉換飲：每日 1 份大腦激活飲（參考第八章）
- **5-HTP**（5- 羥色胺酸）：每日睡前 1 粒膠囊
- **5-MTHF**（5- 甲基四氫葉酸）：每日 1 粒膠囊
- 大麥苗汁粉：每日 1 茶匙或 3 粒膠囊
- 貓爪藤：每日 1 滴管
- 西芹力：每日兩次，每次 2 粒膠囊
- **GABA**（γ- 胺基丁酸）：每日 1 粒 250 毫克膠囊
- 穀胱甘肽：每日兩次，每次 1 粒膠囊
- 左旋麩醯胺酸：每日 1 粒 500 毫克
- 甘胺酸鎂：每日兩次，每次 2 粒膠囊
- 褪黑激素：每日睡前 1 粒 5 毫克膠囊
- **MSM**（筋骨素／甲基硫醯基甲烷）：每日 1 粒膠囊
- 矽：每日 1 茶匙
- 螺旋藻：每日 1 茶匙或 3 粒膠囊
- 維生素 **B₁₂**（腺苷鈷胺和甲基氰鈷胺形式）：每日兩次，每次 1 滴管
- 維生素 **C**（微化 -C ／ **Micro-C**）：每日兩次，每次 4 顆 500 毫克膠囊
- 野生藍莓：每日 2 茶匙藍莓粉或 60 毫升藍莓汁
- 鋅（液態硫酸鋅形式）：每日 1 滴管

多發性硬化症（MS）

在應用以下保健法之前，請先閱讀第二章〈補充品的黃金法則〉。

- 鮮榨芹菜汁：每日 1,000 毫升；之後，你可以選擇是否增量至每日兩次，每次 1,000 毫升。
- 重金屬排毒果昔：每日 1 份（參考第十章）
- 根除化學毒物果昔：每日 1 份（參考第十章）
- 藥物防護飲：每日 1 份大腦激活飲（參考第八章）

- 輻射線防護飲：每日 1 份大腦激活飲（參考第八章）
- 神經轉換飲：每日 1 份大腦激活飲（參考第八章）
- 第三章任何一種密集療法：視情況而定
- 5-MTHF（5- 甲基四氫葉酸）：每日兩次，每次 2 粒膠囊
- ALA（α 硫辛酸）：每日 1 粒膠囊
- 大麥苗汁粉：每日 1 至 3 茶匙或 3 至 9 粒膠囊
- 維生素 B 群：每日 1 粒膠囊
- 貓爪藤：每日兩次，每次 3 滴管
- 西芹力：每日三次，每次 2 粒膠囊
- 輔酶 Q10：每日 1 粒膠囊
- 薑黃素：每日兩次，每次 3 粒膠囊
- EPA 和 DHA（不含魚油）：每日 1 粒膠囊（與晚餐一起服用）
- GABA（γ- 胺基丁酸）：每日 1 粒 250 毫克膠囊
- 穀胱甘肽：每日 1 粒膠囊
- 金印草：每日兩次，每次 2 滴管（持續 2 週後，休息 2 週）
- 檸檬香蜂草：每日兩次，每次 4 滴管
- 左旋麩醯胺酸：每日兩次，每次 1 粒膠囊
- 甘草根：每日兩次，每次 2 滴管（持續 2 週後，休息 2 週）
- 左旋離胺酸：每日兩次，每次 4 顆 500 毫克膠囊
- 甘胺酸鎂：每日兩次，每次 2 粒膠囊
- 單月桂酸酯：每日兩次，每次 1 粒膠囊
- MSM（筋骨素／甲基硫醯基甲烷）：每日兩次，每次 1 粒膠囊
- 毛蕊花葉：每日兩次，每次 3 滴管
- 蕁麻葉：每日兩次，每次 4 滴管
- 蜂膠：每日兩次，每次 2 滴管
- 螺旋藻：每日 2 茶匙或 6 粒膠囊
- 維生素 B12（腺苷鈷胺和甲基氰鈷胺形式）：每日兩次，每次 2 滴管
- 維生素 C（微化 -C ／ Micro-C）：每日兩次，每次 6 粒 500 毫克膠囊
- 野生藍莓：每日 2 茶匙藍莓粉或 60 毫升藍莓汁
- 鋅（液態硫酸鋅形式）：每日兩次，每次 2 滴管

肌肉疼痛（不明原因）

參考纖維肌痛方案。

肌肉痙攣

參考腦神經發炎方案。

肌肉無力

參考腦神經發炎方案。

肌肉萎縮症

參考多發性硬化症。

重症肌無力

參考自體免疫性疾病方案。

神經髓鞘受損

參考腦神經發炎方案。

心肌炎

參考自體免疫性疾病方案。

不明原因的恐懼和擔憂

在應用以下保健法之前，請先閱讀第二章〈補充品的黃金法則〉。

- **鮮榨芹菜汁**：每日 1,000 毫升
- **重金屬排毒果昔**：每日 1 份（參考第十章）
- **強迫症思維轉換飲**：每日 1 份大腦激活飲（參考第八章）
- **能量轉換飲**：同上

- **創傷、震驚和失落安神飲**：同上
- **背叛和信任破碎安神飲**：同上
- **GABA（γ-胺基丁酸）**：每日兩次，每次 1 粒 250 毫克膠囊
- **甘胺酸鎂**：每日兩次，每次 2 粒膠囊
- **維生素 B₁₂（腺苷鈷胺和甲基氰鈷胺形式）**：每日兩次，每次 2 滴管

不明原因的飢餓感

在應用以下保健法之前，請先閱讀第二章〈補充品的黃金法則〉。

- **鮮榨芹菜汁**：每日 1,000 毫升
- **重金屬排毒果昔**：每日 1 份（參考第十章）
- **食物恐懼症轉換飲**：每日 1 份大腦激活飲（參考第八章）
- **成癮轉換飲**：每日 1 份大腦激活飲（參考第八章）
- **神經腸道酸性安神飲**：每日 1 份大腦激活飲（參考第八章）
- **5-MTHF（5-甲基四氫葉酸）**：每日 1 粒膠囊
- **大麥苗汁粉**：每日 1 茶匙或 3 粒膠囊
- **小豆蔻**：每日適量加入食物中
- **西芹力**：每日兩次，每次 2 粒膠囊
- **白樺茸粉**：每日 2 茶匙或 6 粒膠囊
- **菊苣根茶**：每日 1 杯
- **栗子**：每日 60 公克包裝即食甘栗仁（不含防腐劑）
- **薑黃素**：每日 2 粒膠囊
- **大西洋紅藻液**：每日 2 滴管
- **薑**：每日 1 杯薑茶或適量現磨薑泥或薑汁加水飲用
- **檸檬香蜂草**：每日兩次，每次 2 滴管
- **甘草根**：每日 1 滴管（持續 2 週後，休息 2 週）
- **甘胺酸鎂**：每日 2 粒膠囊
- **薄荷茶**：每日 1 杯
- **螺旋藻**：每日 1 茶匙或 3 粒膠囊
- **維生素 B₁₂（腺苷鈷胺和甲基氰鈷胺形式）**：每日 1 滴管

嗜睡症

在應用以下保健法之前，請先閱讀第二章〈補充品的黃金法則〉。

- 鮮榨芹菜汁：每日 1,000 毫升
- 重金屬排毒果昔：每日 1 份（參考第十章）
- 根除化學毒物果昔：每日 1 份（參考第十章）
- 能量轉換飲：每日 1 份大腦激活飲（參考第八章）
- 5-MTHF（5- 甲基四氫葉酸）：每日 1 粒膠囊
- ALA（α 硫辛酸）：每日 1 粒膠囊
- 印度醋栗漿果：每日 1 茶匙或 3 粒膠囊
- 印度人參（又稱南菲醉茄）：每日兩次，每次 1 滴管
- 大麥苗汁粉：每日 1 茶匙或 3 粒膠囊
- 貓爪藤：每日兩次，每次 1 滴管
- 西芹力：每日兩次，每次 3 粒膠囊
- 輔酶 Q10：每日 1 粒膠囊
- EPA 和 DHA（不含魚油）：每日 1 粒膠囊（與晚餐一起服用）
- 穀胱甘肽：每日兩次，每次 1 粒
- 左旋麩醯胺酸：每日兩次，每次 1 粒 500 毫克膠囊
- 甘草根：每日兩次，每次 1 滴管（持續 2 週後，休息 2 週）
- 甘胺酸鎂：每日兩次，每次 1 粒
- 蕁麻葉：每日兩次，每次 1 滴管
- 螺旋藻：每日 1 茶匙或 3 粒膠囊
- 維生素 C（微化 -C ／ Micro-C）：每日兩次，每次 8 粒 500 毫克膠囊
- 鋅（液態硫酸鋅形式）：每日兩次，每次 1 滴管

反胃（不明原因）

參考迷走神經問題方案和／或胃病方案。

頸部疼痛（不明原因）

參考帶狀皰疹方案和／或單純皰疹第一型和第二型方案。

神經痛

參考單純皰疹第一型和第二型方案和／或帶狀皰疹方案。

神經炎

參考帶狀皰疹方案。

神經疲勞

肌痛性腦脊髓炎／慢性疲勞症候群（ME/CFS）方案。

神經性胃輕癱

參考胃輕癱（輕度和／或重度）方案。

神經性萊姆病

參考萊姆病方案。

神經系統症狀

參考腦神經發炎方案。

神經肌肉疾病

參考自體免疫性疾病方案。

神經病變

參考帶狀皰疹方案。

精神官能症

參考抑鬱、焦慮、強迫症和／或躁鬱症

麻痺

參考腦神經發炎方案。

強迫症

在應用以下保健法之前，請先閱讀第二章〈補充品的黃金法則〉。

- 鮮榨芹菜汁：每日 1,000 毫升
- 重金屬排毒果昔：每日 1 份（參考第十章）
- 根除化學毒物果昔：每日 1 份（參考第十章）
- 強迫症思維轉換飲：每日 1 份大腦激活飲（參考第八章）
- 密集檸檬香蜂草療法：視情況而定（參考第三章）
- 大麥苗汁粉：每日 1 茶匙或 3 粒膠囊
- 維生素 B 群：每日 1 粒膠囊
- 貓爪藤：每日 1 滴管
- 西芹力：每日兩次，每次 3 粒膠囊
- 輔酶 Q10：每日 1 粒膠囊
- 薑黃素：每日兩次，每次 1 粒
- 接骨木花茶：每日 1 杯
- **EPA 和 DHA（不含魚油）**：每日 1 粒膠囊（與晚餐一起服用）
- **GABA（γ - 胺基丁酸）**：每日 1 粒 250 毫克膠囊
- 檸檬香蜂草：每日兩次，每次 3 滴管
- 左旋麩醯胺酸：每日兩次，每次 1 粒
- 甘胺酸鎂：每日兩次，每次 1 粒
- 褪黑激素：每日睡前 2 粒 5 毫克膠囊
- 螺旋藻：每日 1 茶匙或 3 粒膠囊
- 維生素 B_{12}（腺苷鈷胺和甲基氰鈷胺形式）：每日兩次，每次 1 滴管
- 維生素 C（微化 -C ／ Micro-C）：每日兩次，每次 2 粒 500 毫克膠囊
- 野生藍莓：每日 1 湯匙藍莓粉或 60 毫升藍莓汁

枕神經痛

參考單純皰疹第一型和第二型方案和／或帶狀皰疹方案。

視神經萎縮

參考腦神經萎縮方案。

視神經炎

參考腦神經發炎方案。

健康食品癡迷症

在應用以下保健法之前，請先閱讀第二章〈補充品的黃金法則〉。

• **食物恐懼症轉換飲**：每日 1 份大腦激活飲（參考第八章）
• **負面能量防護飲**：同上
• **內疚和羞愧轉換飲**：同上

如果你因心理因素而抗拒食物，請參考強迫症方案和／或長期莫名的罪惡感方案。

如果你因身體因素而抗拒食物，請參考胃病方案、胃輕癱（輕度和／或重度）方案。

其他特定的餵食和飲食障礙症（OSFED）

參考飲食失調方案。

暴飲暴食

參考飲食失調方案和／或不明原因飢餓感方案。

後腦疼痛（不明原因）

參考帶狀皰疹方案和／或單純皰疹第一型和第二型方案。

耳朵內部或周圍疼痛

參考帶狀皰疹方案和／或單純皰疹第一型和第二型方案。

胰腺炎（自體免疫性）（AIP）

參考自體免疫性疾病方案。

PANDAS（合併鏈球菌感染的小兒自體免疫性神經精神疾病）

以下為適合兒童的劑量。

在應用以下保健法之前，請先閱讀第二章〈補充品的黃金法則〉。

- 鮮榨芹菜汁：參考第二章兒童所需的劑量
- 重金屬排毒果昔：每日一次兒童所需的劑量（參考第十章兒童所需的劑量）
- 密集鋅療法：視情況而定（參考第三章兒童所需的劑量）
- 密集維生素 C 療法：同上
- 密集檸檬香蜂草療法：同上
- 密集金印草療法：同上
- 密集百里香茶療法：同上
- 密集蜂膠療法：同上
- 密集蘆薈療法：同上
- 密集維生素 B12 療法：同上
- 貓爪藤：每日兩次，每次 4 小滴（非整管滴管）
- D- 甘露糖：每日兩次，每次 1 茶匙加水
- 小米草：每日兩次，每次 4 小滴（非整管滴管）
- 金印草：每日兩次，每次 10 小滴（非整管滴管）（持續 2 週後，休息 2 週）
- 檸檬香蜂草：每日兩次，每次 10 小滴（非整管滴管）
- 甘草根：每日兩次，每次 10 小滴（非整管滴管）（持續 2 週後，休息 2 週）
- 毛蕊花葉：每日兩次，每次 10 小滴（非整管滴管）
- 橄欖葉：每日兩次，每次 10 小滴（非整管滴管）
- 螺旋藻：每日半茶匙
- 維生素 B12（腺苷鈷胺和甲基氰鈷胺形式）：每日 10 小滴（非整管滴管）

驚恐發作

參考焦慮方案。

顏面神經麻痺（暫時性）

參考腦神經發炎方案。

腫瘤伴生小腦退化症（PCD）

參考多發性硬化症。

寄生蟲

參考腦神經發炎方案、自體免疫性疾病方案和╱或胃病方案。

帕金森氏症

在應用以下保健法之前，請先閱讀第二章〈補充品的黃金法則〉。

- **鮮榨芹菜汁**：每日 1,000 毫升；之後，你可以選擇是否增量至每日兩次，每次 1,000 毫升
- **鮮榨小黃瓜汁**：每日 1,000 毫升
- **重金屬排毒果昔**：每日 1 份（參考第十章）
- **神經轉換飲**：每日 1 份大腦激活飲（參考第八章）
- **藥物防護飲**：每日 1 份大腦激活飲（參考第八章）
- **輻射線防護飲**：每日 1 份大腦激活飲（參考第八章）
- **密集檸檬香蜂草療法**：視情況而定（參考第三章）
- **5-MTHF（5- 甲基四氫葉酸）**：每日 1 粒膠囊
- **印度醋栗漿果**：每日 2 茶匙：

- 印度人參（又稱南菲醉茄）：每日兩次，每次 1 滴管

- 大麥苗汁粉：每日 2 茶匙或 6 粒膠囊

- 加州罌粟：每日 4 滴管

- 西芹力：每日三次，每次 3 粒膠囊

- 輔酶 Q10：每日 1 粒膠囊

- 薑黃素：每日兩次，每次 3 粒膠囊

- EPA 和 DHA（不含魚油）：每日 1 粒膠囊（與晚餐一起服用）

- GABA（γ - 胺基丁酸）：每日兩次，每次 1 粒 250 毫克膠囊

- 卡瓦胡椒（Kava kava）：每日兩次，每次 1 膠囊或 1 滴管

- 檸檬香蜂草：每日兩次，每次 4 滴管

- 左旋麩醯胺酸：每日兩次，每次 2 粒膠囊

- 甘胺酸鎂：每日兩次，每次 3 粒膠囊

- 褪黑激素：每日睡前逐步增量至 20 毫克

- MSM（筋骨素／甲基硫醯基甲烷）：每日 1 粒膠囊

- 蕁麻葉：每日兩次，每次 2 滴管

- 生蜂蜜：每日 1 湯匙

- 硒：每日 1 粒膠囊

- 螺旋藻：每日 2 茶匙或 6 粒膠囊

- 薑黃：每日 4 粒膠囊

- 維生素 B₁₂（腺苷鈷胺和甲基氰鈷胺形式）：每日兩次，每次 3 滴管

- 維生素 C（微化 -C ／ Micro-C）：每日兩次，每次 4 顆 500 毫克膠囊

- 野生藍莓：每日 1 湯匙藍莓粉或 60 毫升藍莓汁

- 鋅（液態硫酸鋅形式）：每日 1 滴管

神經痛性肌萎縮症（PTS）

參考腦神經發炎方案和／或多發性硬化症方案。

蠕動問題

參考迷走神經問題方案和／或胃病方案。

人格障礙

參考人格解體障礙方案。

異食症

參考飲食失調方案。

風濕性多發性肌痛症

參考纖維肌痛方案。

耳內爆裂聲

參考耳鳴方案。

小兒麻痺後症候群

參考腦神經發炎方案。

姿勢性直立心搏過速症候群（POTS）

參考自體免疫性疾病方案。

胸悶（不明原因）

參考迷走神經問題方案。

迷幻蘑菇戒斷

參考成癮方案。

精神病

在應用以下保健法之前，請先閱讀第二章〈補充品的黃金法則〉。

- **鮮榨芹菜汁**：每日 1,000 毫升

- 重金屬排毒果昔：每日 1 份（參考第十章）
- 根除化學毒物果昔：每日 1 份（參考第十章）
- 藥物防護飲：每日 1 份大腦激活飲（參考第八章）
- 負面能量防護飲：每日 1 份大腦激活飲（參考第八章）
- 強迫性思維轉換飲：每日 1 份大腦激活飲（參考第八章）
- 密集加州罌粟療法：視情況而定（參考第三章）
- 密集檸檬香蜂草療法：視情況而定（參考第三章）
- 印度人參（又稱南菲醉茄）：每日兩次，每次 2 滴管
- 西芹力：每日兩次，每次 3 粒膠囊
- **GABA**（γ - 胺基丁酸）：每日兩次，每次 1 粒 250 毫克膠囊
- 檸檬香蜂草：每日兩次，每次 4 滴管
- 甘胺酸鎂：每日兩次，每次 3 粒膠囊
- 褪黑激素：每日睡前 20 毫克
- 維生素 B₁₂（腺苷鈷胺和甲基氰鈷胺形式）：每日兩次，每次 2 滴管

創傷後壓力障礙（PTSD）/ 創傷後壓力症候群（PTSS）

在應用以下保健法之前，請先閱讀第二章〈補充品的黃金法則〉。

- 鮮榨芹菜汁：每日 1,000 毫升
- 重金屬排毒果昔：每日 1 份（參考第十章）
- 腎上腺戰或逃安神飲：每日 1 份大腦激活飲（參考第八章）
- 夢境轉換飲：每日 1 份大腦激活飲（參考第八章）
- 創傷、震驚和失落安神飲：每日 1 份大腦激活飲（參考第八章）
- 背叛和信任破碎安神飲：每日 1 份大腦激活飲（參考第八章）
- 密集檸檬香蜂草療法：視情況而定（參考第三章）
- 密集加州罌粟療法：視情況而定（參考第三章）
- **5-MTHF**（5- 甲基四氫葉酸）：每日 1 粒膠囊
- 蘆薈：每日 5 公分或更多新鮮的凝膠（去除表皮）
- 印度人參（又稱南菲醉茄）：每日兩次，每次 2 滴管
- 大麥苗汁粉：每日 2 茶匙或 6 粒膠囊
- 維生素 B 群：每日 1 粒膠囊

- 加州罌粟：每日睡前 3 滴管
- 貓爪藤：每日 1 滴管
- 西芹力：每日三次，每次 3 粒膠囊
- 菊花茶：每日 1 杯
- 輔酶 Q10：每日 1 粒膠囊
- 薑黃素：每日兩次，每次 2 粒膠囊
- D- 甘露糖：每日 1 湯匙加水
- 接骨木花：每日 1 杯茶
- EPA 和 DHA（不含魚油）：每日 1 粒膠囊（與晚餐一起服用）
- GABA（γ- 胺基丁酸）：每日 1 粒 250 毫克膠囊
- 檸檬香蜂草：每日三次，每次 5 滴管
- 甘草根：每日 1 滴管（持續 2 週後，休息 2 週）
- 甘胺酸鎂：每日兩次，每次 2 粒膠囊
- 褪黑激素：每日睡前 1 粒 5 毫克膠囊
- NAC（N- 乙醯半胱胺酸）：每日 1 粒膠囊
- 初生碘：每日 4 小滴（非整管滴管）
- 蕁麻葉：每日兩次，每次 3 滴管
- 薄荷茶：每日兩次，每次 1 杯
- 螺旋藻：每日 2 茶匙或 6 粒膠囊
- 維生素 B12（腺苷鈷胺和甲基氰鈷胺形式）：每日兩次，每次 3 滴管
- 維生素 C（微化 -C ／ Micro-C）：每日兩次，每次 2 粒 500 毫克膠囊
- 野生藍莓：每日 1 湯匙藍莓粉或 60 毫升藍莓汁

顏面拉扯感（如鼻子、眼睛或前額）

參考腦神經發炎方案。

顱內跳痛感

參考腦神經發炎方案。

娛樂性藥物戒斷

參考成癮方案。

重複性肌肉筋骨勞損創傷（RSI）

參考纖維肌痛方案。

不寧腿症候群

參考腦神經發炎方案和／或帶狀皰疹方案。

心神不寧

參考腦神經發炎方案。

類風濕性關節炎（RA）

參考自體免疫性疾病方案。

偏右側忽略症

參考偏側空間忽略症方案。

參考耳鳴方案。

轉移性關節疼痛

參考腦神經發炎方案。

悲傷

參考抑鬱症方案和／或長期莫名的罪惡感方案。

類肉瘤病

參考自體免疫性疾病方案。

腦部組織疤痕

參考腦部病變方案。

思覺失調症

在應用以下保健法之前，請先閱讀第二章〈補充品的黃金法則〉。

- **鮮榨芹菜汁**：每日 1,000 毫升
- **重金屬排毒果昔**：每日 1 份（參考第十章）
- **根除化學毒物果昔**：每日 1 份（參考第十章）
- **藥物防護飲**：每日 1 份大腦激活飲（參考第八章）
- **負面能量防護飲**：同上
- **強迫症思維轉換飲**：同上
- **情緒轉換飲**：同上
- **密集檸檬香蜂草療法**：視情況而定（參考第三章）
- **密集加州罌粟療法**：視情況而定（參考第三章）
- **印度人參（又稱南菲醉茄）**：每日兩次，每次 2 滴管
- **卡瓦胡椒（Kava kava）**：每日兩次，每次 2 滴管
- **檸檬香蜂草**：每日兩次，每次 6 滴管
- **甘胺酸鎂**：每日兩次，每次 3 粒膠囊
- **褪黑激素**：每日睡前逐步增量至 60 毫克
- **乳薊**：每日兩次，每次 2 滴管
- **初生碘**：每日 6 小滴（非整管滴管）
- **黃芩**：每日兩次，每次 2 滴管
- **維生素 B_{12}（腺苷鈷胺和甲基氰鈷胺形式）**：每日兩次，每次 2 滴管

坐骨神經痛

參考帶狀皰疹方案。

季節性情緒失調（SAD）

在應用以下保健法之前，請先閱讀第二章〈補充品的黃金法則〉。

- 鮮榨芹菜汁：每日 1,000 毫升
- 重金屬排毒果昔：每日 1 份（參考第十章）
- 情緒轉換飲：每日 1 份大腦激活飲（參考第八章）
- 密集檸檬香蜂草療法：視情況而定（參考第三章）
- **5-MTHF（5- 甲基四氫葉酸）**：每日 1 粒膠囊
- 印度人參（又稱南菲醉茄）：每日 1 滴管
- 大麥苗汁粉：每日 1 茶匙或 3 粒膠囊
- 維生素 B 群：每日 1 粒膠囊
- 西芹力：每日三次，每次 3 粒膠囊
- 薑黃素：每日兩次，每次 2 粒膠囊
- **EPA 和 DHA（不含魚油）**：每日 1 粒膠囊（與晚餐一起服用）
- 接骨木花茶：每日 1 杯
- **檸檬香蜂草**：每日兩次，每次 4 滴管
- **褪黑激素**：每日睡前 1 粒 5 毫克膠囊
- **初生碘**：每日 6 小滴（非整管滴管）
- 生蜂蜜：每日 1 湯匙
- 紅花苜蓿：每日 1 杯茶
- 螺旋藻：每日 1 茶匙或 3 粒膠囊
- 薑黃：每日 2 粒膠囊
- **維生素 B$_{12}$（腺苷鈷胺和甲基氰鈷胺形式）**：每日兩次，每次 2 滴管
- **維生素 C（微化 -C ／ Micro-C）**：每日 6 粒 500 毫克膠囊
- **維生素 D$_3$**：每日 2,000 IU
- **野生藍莓**：每日 1 湯匙藍莓粉或 60 毫升藍莓汁
- 鋅（液態硫酸鋅形式）：每日 2 滴管

癲癇

在應用以下保健法之前，請先閱讀第二章〈補充品的黃金法則〉。

- **鮮榨芹菜汁**：每日 1,000 毫升；之後，你可以選擇是否增量至每日兩次，每次 1,000 毫升。
- **鮮榨小黃瓜汁**：每日 1,000 毫升

- 重金屬排毒果昔：每日 1 份（參考第十章）
- 根除化學毒物果昔：每日 1 份（參考第十章）
- 藥物防護飲：每日 1 份大腦激活飲（參考第八章）
- 輻射線防護飲：每日 1 份大腦激活飲（參考第八章）
- 神經轉換飲：每日 1 份大腦激活飲（參考第八章）
- 密集檸檬香蜂草療法：視情況而定（參考第三章）
- 密集維生素 B₁₂ 療法：視情況而定（參考第三章）
- 薑黃素：每日兩次，每次 2 粒膠囊
- EPA 和 DHA（不含魚油）：每日 1 粒膠囊（與晚餐一起服用）
- 檸檬香蜂草：每日兩次，每次 1 滴管
- 甘胺酸鎂：每日兩次，每次 3 粒膠囊
- 維生素 B₁₂（腺苷鈷胺和甲基氰鈷胺形式）：每日 1 滴管
- 維生素 C（微化 -C ／ Miro-C）：每日兩次，每次 4 顆 500 毫克膠囊
- 維生素 D₃：每日 1,000 IU
- 鋅（液態硫酸鋅形式）：每日兩次，每次 1 滴管

消化不良

參考迷走神經問題方案。

帶狀皰疹

在應用以下保健法之前，請先閱讀第二章〈補充品的黃金法則〉。

- 鮮榨芹菜汁：每日 1,000 毫升
- 重金屬排毒果昔：每日 1 份（參考第十章）
- 神經轉換飲：每日 1 份大腦激活飲（參考第八章）
- 第三章任何一種密集療法：視情況而定
- 蘆薈：每日 5 公分或更多新鮮的凝膠（去除表皮）；並將新鮮蘆薈膠塗抹在皰疹患處
- 大麥苗汁粉：每日 1 茶匙或 3 粒膠囊
- 加州罌粟：每日兩次，每次 3 滴管
- 貓爪藤：每日兩次，每次 2 滴管
- 薑黃素：每日三次，每次 3 粒膠囊

- 牛膝草茶：每日兩次，每次 1 杯
- 檸檬香蜂草：每日三次，每次 4 滴管
- 甘草根：每日兩次，每次 2 滴管（持續 2 週後，休息 2 週）
- 左旋離胺酸：每日兩次，每次 6 粒 500 毫克膠囊
- 毛蕊花葉：每日兩次，每次 4 滴管
- 蕁麻葉：每日兩次，每次 4 滴管
- 蜂膠：每日三次，每次 3 滴管
- 螺旋藻：每日 1 茶匙或 3 粒膠囊
- 維生素 B12（腺苷鈷胺和甲基氰鈷胺形式）：每日兩次，每次 3 滴管
- 維生素 C（微化 -C ／ Micro-C）：每日兩次，每次 8 粒 500 毫克膠囊
- 野生藍莓：每日 2 茶匙藍莓粉或 60 毫升藍莓汁
- 鋅（液態硫酸鋅形式）：每日兩次，每次 2 滴管

乾燥症候群（修格蘭氏症候群）

參考自體免疫性疾病方案。

睡眠呼吸中止症

參考腦神經發炎方案。

睡眠問題

參考失眠方案和／或猝睡症方案。

口齒不清

參考腦神經發炎方案。

痙攣

參考腦神經發炎方案。

語言障礙

參考腦神經發炎方案、ADHD 方案和／或妥瑞氏症候群方案。由於病因不只一種,因此有多種方案可以選擇。

僵硬(包括僵體症候群)

參考腦神經發炎方案。

胃灼熱

參考胃病方案。

胃扭轉

參考迷走神經問題方案。

胃痛

參考胃病方案。

胃病

在應用以下保健法之前,請先閱讀第二章〈補充品的黃金法則〉。

- 鮮榨芹菜汁:每日 1,000 毫升
- 鮮榨小黃瓜汁:每日 1,000 毫升
- 密集蘆薈療法:視情況而定(參考第三章)
- 單一飲食排毒法:進行《3:6:9 排毒飲食聖經》其中一種排毒法
- 蘆薈:每日 5 公分或更多新鮮的凝膠(去除表皮)或每日喝 500 毫升蘆薈汁(參考《守護大腦的療癒食譜》)
- 甘草根:每日兩次,每次 2 滴管(持續 3 週後,休息 1 週),外加自選每日 1 杯茶,配合甘草根滴劑服用時間
- 檸檬香蜂草茶:每日兩次,每次 1 杯
- 薑:每日兩次,每次 1 杯薑茶或適量現磨薑泥或薑汁加水飲用

- 薄荷茶：每日 1 杯
- 維生素 B₁₂（腺苷鈷胺和甲基氰鈷胺形式）：每日兩次，每次 2 滴管
- 鋅（液態硫酸鋅形式）：每日 1 滴管（可吞嚥或含在口中 30 秒以上再吐出）

中風

在應用以下保健法之前，請先閱讀第二章〈補充品的黃金法則〉。

- 鮮榨芹菜汁：每日 1,000 毫升
- 鮮榨小黃瓜汁：每日 1,000 毫升
- 重金屬排毒果昔：每日 1 份（參考第十章）
- 輻射線防護飲：每日 1 份大腦激活飲（參考第八章）
- 有毒重金屬防護飲：在醫療檢查後連續三天，每日兩次大腦激活飲（參考第八章）
- 病原體防護飲：每日 1 份大腦激活飲（參考第八章）
- **5-HTP**（5- 羥色胺酸）：每日睡前 1 粒膠囊
- **5-MTHF**（5- 甲基四氫葉酸）：每日 1 粒膠囊
- 印度醋栗漿果：每日 1 茶匙或 3 粒膠囊
- 大麥苗汁粉：每日 1 茶匙或 3 粒膠囊
- 西芹力：每日兩次，每次 3 粒膠囊
- **輔酶 Q10**：每日兩次，每次 1 粒
- 薑黃素：每日兩次，每次 3 粒膠囊
- 穀胱甘肽：每日兩次，每次 2 粒膠囊
- 山楂：每日兩次，每次 1 滴管
- 芙蓉茶：每日 1 杯，加 2 個茶包沖泡
- 檸檬香蜂草：每日兩次，每次 4 滴管
- 左旋麩醯胺酸：每日兩次，每次 1 粒 500 毫克膠囊
- 甘胺酸鎂：每日兩次，每次 3 粒膠囊
- 褪黑激素：每日睡前 1 粒 5 毫克膠囊
- 靈芝粉：每日 1 茶匙或 3 粒膠囊
- 硒：每日兩次，每次 1 膠囊
- 螺旋藻：每日 1 茶匙或 3 粒膠囊
- 維生素 B₁₂（腺苷鈷胺和甲基氰鈷胺形式）：每日兩次，每次 2 滴管

- **維生素 C（微化 -C ／ Micro-C）**：每日兩次，每次 6 粒 500 毫克膠囊
- **野生藍莓**：每日 2 茶匙藍莓粉或 60 毫升藍莓汁
- **鋅（液態硫酸鋅形式）**：每日 1 滴管

對日曬敏感

參考對冰冷敏感方案。

曬斑

參考皮膚色素異常症方案。

吞嚥困難

參考迷走神經問題方案。

全身性勞作不耐症（SEID）

參考慢性疲勞症候群／肌痛性腦脊髓炎（ME/CFS）方案。

肌腱炎

參考纖維肌痛方案。

網球肘

參考纖維肌痛方案。

喉嚨疼痛、壓迫感或緊繃感（不明原因）

參考迷走神經問題方案。

抽搐

參考腦神經發炎方案。

刺痛

參考腦神經發炎方案。

耳鳴

在應用以下保健法之前，請先閱讀第二章〈補充品的黃金法則〉。

- **鮮榨芹菜汁**：每日 1,000 毫升；之後，你可以選擇是否增量至每日兩次，每次 1,000 毫升。
- **重金屬排毒果昔**：每日 1 份（參考第十章）
- **睡眠和養精蓄銳安神飲**：每日 1 份大腦激活飲（參考第八章）
- **神經轉換飲**：每日 1 份大腦激活飲（參考第八章）
- **第三章任何一種密集療法**：視情況而定
- **5-MTHF（5- 甲基四氫葉酸）**：每日 1 粒膠囊
- **ALA（α 硫辛酸）**：每週兩次，每次 1 膠囊
- **大麥苗汁粉**：每日 2 茶匙或 6 粒膠囊
- **貓爪藤**：每日兩次，每次 2 滴管
- **西芹力**：每日兩次，每次 1 粒
- **白樺茸粉**：每日 2 茶匙或 6 粒膠囊
- **薑黃素**：每日兩次，每次 3 粒膠囊
- **檸檬香蜂草**：每日兩次，每次 4 滴管
- **甘草根**：每日兩次，每次 1 滴管（持續 2 週後，休息 2 週）
- **左旋離胺酸**：每日兩次，每次 6 粒 500 毫克膠囊
- **歐山芹根**：每日兩次，每次 2 滴管
- **甘胺酸鎂**：每日兩次，每次 1 粒
- **單月桂酸酯**：每日 1 粒膠囊
- **毛蕊花葉**：每日兩次，每次 3 滴管
- **蕁麻葉**：每日兩次，每次 3 滴管
- **橄欖葉**：每日兩次，每次 1 滴管
- **奧勒岡油**：每日兩次，每次 1 粒膠囊
- **蜂膠**：每日兩次，每次 1 滴管
- **螺旋藻**：每日 2 茶匙或 6 粒膠囊

- **維生素 B₁₂（腺苷鈷胺和甲基氰鈷胺形式）**：每日兩次，每次 3 滴管
- **維生素 C（微化 -C ／ Micro-C）**：每日兩次，每次 6 粒 500 毫克膠囊
- **野生藍莓**：每日 1 湯匙藍莓粉或 60 毫升藍莓汁
- **鋅（液態硫酸鋅形式）**：每日兩次，每次 2 滴管

顳顎關節症候群（TMJ）

參考帶狀皰疹方案。

舌頭疼痛（不明原因）

參考帶狀皰疹方案和／或單純皰疹第一型和第二型方案。

磨牙

參考帶狀皰疹方案和／或單純皰疹第一型和第二型方案。

牙痛（不明原因）

參考帶狀皰疹方案和／或單純皰疹第一型和第二型方案。

妥瑞氏症

在應用以下保健法之前，請先閱讀第二章〈補充品的黃金法則〉。

- **鮮榨芹菜汁**：每日 1,000 毫升
- **鮮榨小黃瓜汁**：每日 1,000 毫升
- **重金屬排毒果昔**：每日 1 份（參考第十章）
- **根除化學毒物果昔**：每日 1 份（參考第十章）
- **神經轉換飲**：每日 1 份大腦激活飲（參考第八章）
- **密集檸檬香蜂草療法**：視情況而定（參考第三章）
- **蘆薈**：每日 5 公分或更多新鮮的凝膠（去除表皮）
- **大麥苗汁粉**：每日 1 茶匙或 3 粒膠囊
- **維生素 B 群**：每日 1 粒膠囊

- 西芹力：每日兩次，每次 1 粒
- 白樺茸粉：每日 1 茶匙或 3 粒膠囊
- 接骨木花茶：每日 1 杯
- **EPA 和 DHA（不含魚油）**：每日 1 粒膠囊（與晚餐一起服用）
- 穀胱甘肽：每日 1 粒膠囊
- 檸檬香蜂草：每日兩次，每次 2 滴管
- 左旋麩醯胺酸：每日兩次，每次 1 粒 500 毫克膠囊
- 甘胺酸鎂：每日兩次，每次 1 粒
- 玫瑰果茶：每日 1 杯
- 矽：每日 1 茶匙
- 螺旋藻：每日 1 茶匙或 3 粒膠囊
- **維生素 B₁₂（腺苷鈷胺和甲基氰鈷胺形式）**：每日兩次，每次 1 滴管
- **維生素 C（微化 -C ／ Micro-C）**：每日兩次，每次 2 粒 500 毫克膠囊
- **野生藍莓**：每日 2 茶匙藍莓粉或 60 毫升藍莓汁

暫時性腦缺血發作（TIA）

參考中風方案。

手抖

參考腦神經發炎方案。

顫抖

參考腦神經發炎方案。

三叉神經痛

參考帶狀皰疹方案和／或單純皰疹第一型和第二型方案。

板機指

參考纖維肌痛方案。

抽搐（包括頭部和顏面抽搐）

參考腦神經發炎方案。

潰瘍性結腸炎

參考帶狀皰疹方案。

潰瘍

參考胃病方案。

非特定的餵食和飲食障礙症（UFED）

參考飲食失調方案。

迷走神經問題

在應用以下保健法之前，請先閱讀第二章〈補充品的黃金法則〉。

- 鮮榨芹菜汁：每日 1,000 毫升
- 重金屬排毒果昔：每日 1 份（參考第十章）
- 有毒芳香劑防護飲：每日 1 份大腦激活飲（參考第八章）
- 神經轉換飲：每日 1 份大腦激活飲（參考第八章）
- 密集檸檬香蜂草療法：視情況而定（參考第三章）
- 密集蘆薈療法：視情況而定（參考第三章）
- 蘆薈：每日 5 公分或更多新鮮的凝膠（去除表皮）
- GABA（γ - 胺基丁酸）：每日 1 粒 250 毫克膠囊
- 薑：每日 1 杯薑茶或適量現磨薑泥或薑汁加水飲用
- 啤酒花茶：每日 1 杯
- 檸檬香蜂草：每日兩次，每次 3 滴管
- 甘草根：每日兩次，每次 2 滴管，外加每日 1 杯茶（持續 3 週，休息 1 週）
- 甘胺酸鎂：每日兩次，每次 2 粒膠囊
- 薄荷茶：每日 1 杯

- 生蜂蜜：每日 1 湯匙

- 黃岑：每日兩次，每次 1 滴管

- 維生素 B₁₂（腺苷鈷胺和甲基氰鈷胺形式）：每日兩次，每次 1 滴管

- 單一飲食排毒：視情況而定，進行《3:6:9 排毒飲食聖經》其中任何一種單一飲食排毒法

血管炎

參考自體免疫性疾病方案。

暈眩

在應用以下保健法之前，請先閱讀第二章〈補充品的黃金法則〉。

你可以根據需要配合迷走神經問題方案，或者以迷走神經問題方案取代這個方案。

- **鮮榨芹菜汁**：每日 1,000 毫升

- **重金屬排毒果昔**：每日 1 份（參考第十章）

- **神經轉換飲**：每日 1 份大腦激活飲（參考第八章）

- **密集檸檬香蜂草療法**：視情況而定（參考第三章）

- **大麥苗汁粉**：每日 2 茶匙或 6 粒膠囊

- **維生素 B 群**：每日 1 粒膠囊

- **貓爪藤**：每日兩次，每次 2 滴管

- **西芹力**：每日兩次，每次 2 粒膠囊

- **白樺茸粉**：每日 2 茶匙或 6 粒膠囊

- **薑黃素**：每日兩次，每次 2 粒膠囊

- **EPA 和 DHA（不含魚油）**：每日 1 粒膠囊（與晚餐一起服用）

- **小米草**：每日 1 滴管

- **薑**：每日 1 杯薑茶或適量現磨薑泥或薑汁加水飲用

- **檸檬香蜂草**：每日三次，每次 3 滴管

- **左旋麩醯胺酸**：每日 1 粒膠囊

- **甘草根**：每日 1 滴管（持續 2 週後，休息 2 週）

- **左旋離胺酸**：每日兩次，每次 5 粒 500 毫克膠囊

• **歐山芹根**：每日兩次，每次 2 滴管
• **甘胺酸鎂**：每日 1 粒膠囊
• **單月桂酸酯**：每日 1 粒膠囊
• **毛蕊花葉**：每日兩次，每次 3 滴管
• **橄欖葉**：每日兩次，每次 1 滴管
• **螺旋藻**：每日 2 茶匙或 6 粒膠囊
• **維生素 B₁₂**（腺苷鈷胺和甲基氰鈷胺形式）：每日兩次，每次 2 滴管
• **維生素 C**（微化 -C ／ **Micro-C**）：每日兩次，每次 4 顆 500 毫克膠囊
• **野生藍莓**：每日 2 茶匙藍莓粉或 60 毫升藍莓汁
• **鋅**（液態硫酸鋅形式）：每日兩次，每次 2 滴管

顏面或頭部抽動

參考腦神經發炎方案。

耳內震鳴

參考耳鳴方案。

病毒感染性疲勞

參考慢性疲勞症候群／肌痛性腦脊髓炎（ME/CFS）方案。

視力障礙

參考腦神經發炎方案。

嘔吐（不明原因）

參考迷走神經問題方案和／或胃問題方案。

四肢無力

參考腦神經發炎方案。

大腦白質

參考腦部病變方案。

耳內嘶嘶聲

參考耳鳴方案。

威爾森氏症

參考腦神經發炎方案。

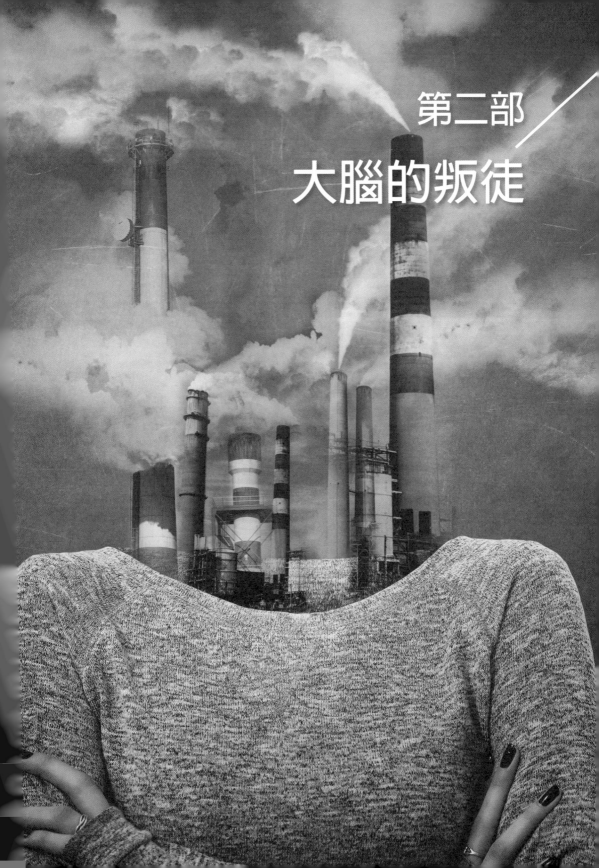

第二部

大腦的叛徒

「人們擔心檸檬、香蕉、葡萄、水果的果糖會侵蝕牙齒……然而，他們終其一生是否攝取超過 10,000 甚至 1,000 顆檸檬、香蕉或葡萄？我想沒有。但他們的巧克力或咖啡攝取量遠大於此。假設你經常食用醋，那麼你可能在 10 年內攝取超過 90 公升的醋。儘管如此，我們仍然被告誡要當心有益於我們的香蕉、檸檬和葡萄，而不是咖啡、巧克力或醋。」

—— 安東尼・威廉

第五章

出賣大腦的食物

　　你可能在看到這個出賣大腦的食物清單時心想，這些不是我該吃的食物嗎？這就是飲食趨勢和食品建議誤導的結果。本章提及的一些食物會減緩、干擾甚至阻止治癒的過程；有些食物還會促使神經系統症狀和慢性疾病加劇，甚至還會引發更多的健康問題。

　　雖然試圖避免一種或多種出賣大腦的食物會讓人不知所措，但因此重新獲得健康的收穫絕對是值得的，與剝奪或評斷無關，而且你這個人的好壞與你吃什麼也無關。

　　如果你願意，你可以循序漸進：

　　嘗試《守護大腦的療癒食譜》中的一些治療選項以取代此清單中列出的首要幾種食物。

　　參考第八章〈安東尼大腦激活療法〉中「成癮轉換大腦激活飲」以獲得更多的支援。

　　考慮進行第九章中 10 天的大腦激活法：排毒選項，或第十一章中的 15 天重金屬排毒選項，倘若你願意，可以找時間進行這些章節中更長的其他排毒選項。

　　另外，在本書配套書《守護大腦的飲食聖經》中〈有益大腦細胞的食物〉章節可以找到一份簡易版促進健康的食物清單。你可以把這份清單連同《守護大腦的療癒食譜》放在顯眼處隨時提醒自己，有美味的替代美食能取代出賣大腦的食物。

　　食物清單的順序是以危害身體的程度而定。如果你正為疾病所苦而想尋求緩解，首先你要避免清單中主要的一些食物。

　　當你想要更進一步得到療癒時，你可以往下避免清單中更多的食物。

1. **雞蛋**

2. **乳製品**（包括牛奶、乳酪、奶油、印度酥油、優酪乳、鮮奶油和克菲爾）

3. **麩質**

4. **咖啡因**（包括咖啡、綠茶、抹茶、巧克力和可可）

5. **酒精**（經常飲酒）

6. **醋**（包括蘋果醋）

7. **豬肉製品**（包括火腿、培根、香腸、醃肉、罐頭豬肉製品、豬油、手撕豬肉、豬排、五花肉和豬皮）

8. **鮪魚**

9. **玉米**（包括玉米糖漿、玉米澱粉等玉米製品）

10. **工業化生產的食用油**（包括植物油、棕櫚油、棕櫚仁油、芥花油、玉米油、紅花油、大豆油、棉籽油、花生油、氫化油和人造奶油）

11. **康普茶**（紅茶菌）

12. **營養酵母**

13. **大豆**（包括豆腐、毛豆、豆漿、醬油、味噌、大豆堅果、植物組織蛋白、大豆蛋白粉和用大豆製成的人造肉製品）

14. **基因改造食品**

15. **大骨湯**

16. **有問題的魚類和海鮮**（包括鯰魚、紅鯛魚、條紋鱸魚、藍魚、旗魚、石斑魚、蛤蜊、牡蠣、貽貝、蝦、蟹、龍蝦、魷魚、章魚、扇貝、比目魚、吳郭魚和鯊魚）

17. **羊肉**

18. **鹽**

19. **發酵食品**（包括酸菜、醃製蜜餞、酸麵團、乳酪和動物性或植物性優格）

20. **攝取穀物方式不當**

　　出賣大腦的食物光明正大地進入我們的生活：我們吃喝少不了它們。有時我們在不知不覺中就陷入其中，例如，因為我們追隨高蛋白趨勢，飲食大多是高脂肪，沒有停下來思考甚至意識到蛋白質來源幾乎是來自脂肪。最重要的是，現在

我們被告知大量脂肪對身體有益，因此我們攝取的脂肪越來越多，或跟著飲食趨勢在製作果昔時加入更多的脂肪，卻不知我們正在傷害我們的大腦。

其中一些食物，如芥花油、營養酵母和玉米，往往在我們不知情的情況下進入我們的膳食。每當你看到調和油，請留意其中很可能含有出賣大腦的成分。即使標示為純淨油，有時也會參雜稀釋的芥花油或玉米油，所以盡可能尋找優質的油品，甚至限制油的使用量以降低脂肪的攝取，藉此保護你的身體和大腦。

大多數這些出賣大腦的食物，主要的問題是它們會餵養體內的病毒，如EBV（人類皰疹病毒第四型）和細菌，如鏈球菌。這些病毒和細菌以休眠的形式藏匿在人們的體內，如果這些病毒和細菌獲得所需的燃料，它們就會從休眠狀態中甦醒。其中，有些食物不是直接餵食病毒和細菌，而是由於它們的高脂肪含量，在體內創造一個允許病原體繁殖的環境。無論上述哪一種方式，這些食物對我們的成長有害無益。當我們攝取雞蛋、牛奶、乳酪、奶油、所有其他乳製品、麩質、大豆、豬肉、玉米或高脂肪飲食時，病毒和細菌在體內就會快速激增。

正如你在書中〈病毒的大腦〉章節中閱讀到的內容，廣泛的醫學研究和科學並不知道病毒會「飲食」。吃確實是病毒生存的方式，它們不是靠莫名能量生存，病毒會透過其外膜吸收非益性化合物維生，隨後經過消化釋放廢物，例如神經毒素和皮膚毒素。當這些毒素到達中樞神經系統時，就會引發數百種症狀和病症。

其中一些出賣大腦的食物原本對大腦就不利。我們經常被告知雞蛋含有對大腦有益的 omega 脂肪酸，但我們沒有被告知，雞蛋也富含會干擾大腦健康的荷爾蒙，所以弊多於利。乳製品也是如此，即使是來自有機、草飼、牧場飼養和／或自由放養的乳牛和雞中獲取的新鮮雞蛋和乳製品，也都含有會阻斷和干擾我們系統中涉及激素的荷爾蒙。

1. 蛋類

大約在一九一〇年，分類醫學研究和科學發現，雞蛋內未發育的蛋白質會滋養病毒和細菌。因此，在過去一百年以來，研究人員以雞蛋培養病原體，從而使病原體進入我們的環境。自體免疫和慢性神經系統症狀，其中許多與腦部發炎有

關，這些都是由病毒引起的。當我們攝取雞蛋的同時，就是在餵養可能讓我們罹患上慢性神經系統症狀和疾病的病毒。

2. 乳製品（包括牛奶、乳酪、奶油、印度酥油、優格、鮮奶油和克菲爾）

乳製品中脂肪和糖的組合會弱化肝臟和胰腺，進而導致胰島素阻抗。同時，乳製品會助長病原體以兩種方式繁殖：(1) 乳製品中的乳糖和乳蛋白會餵養病毒，如 EBV（人類皰疹病毒第四型）、HIV（人類免疫缺乏病毒）、HPV（人類乳突病毒）等，以及鏈球菌和腸道與肝臟內的幽門螺旋桿菌等有害細菌。同時，(2) 乳製品內含的脂肪會導致高血脂，抑制血氧，並促使病原體在血液和器官內增殖和定植，進而導致神經系統症狀和疾病惡化。

（雖然植物性乳酪是一種誘人的替代品，可以取代由牛奶製成的乳酪，但記住：即使它不是來自動物製品，植物性乳酪可能與乳製品乳酪相似，因此也會造成問題。植物性乳酪仿效動物性乳酪幾可亂真，以至於可能具有同樣的發炎屬性，使大腦情緒中心發出的信號出錯，對身體造成危害，就如同乳製品一樣。此外，植物性乳酪是一種含有許多填充物和添加劑等發酵產品，正如書中提及的內容，發酵製品本身就會破壞我們的健康。）

3. 麩質

麩質本身不會讓身體發炎，這就是為何許多人可以攝取麩質而不會對健康造成任何問題。真正引起體內發炎和自體免疫性疾病是病毒和細菌等病原體，它們以麩質為食，進而助長體內病原體增加，最終導致人們苦於各種症狀和疾病，包括人們以為是麩質引起的疾病。因食用麩質而惡化的腸道也是如此，因為腸道內不良、非益性的細菌和病毒以麩質為食，從而產生各種症狀。

4. 咖啡因（包括咖啡、綠茶、抹茶、巧克力和可可）

為何咖啡因是一種精神用藥？咖啡因可不是因為它會改變行為和情緒，就能成為精神藥物。之所以稱得上是精神藥物，對大腦肯定具有毒性，這樣才能產生化學失衡和化學干擾的效應。正是咖啡的這種毒性刺激我們的腦細胞，如同藥物

刺激我們的大腦對有毒物質作出反應，進而使情緒和精神產生變化。

所以咖啡因會引起大腦反應，這種反應是試圖排出咖啡因，因為它具有毒性。當咖啡因進入腦細胞，並試著排出咖啡因的同時，也會排出急需的化合物和營養物質。此外，在這個排出的過程也會破壞胺基酸。（大腦含有少量的天然胺基酸，有些是來自肝臟；有些是我們從食物中攝取而來。然而，咖啡因會破壞大腦中天然存在的胺基酸。）

這種反應讓大腦產生興奮感：興奮和刺激使我們脫離現狀。咖啡因促使腦細胞振動，一種微觀層面上腦細胞的細微振動，其實這是腦細胞中毒的反應，與被毒蛇咬傷、蜘蛛咬傷或接觸神經毒性物質的反應相同。咖啡因使腦細胞處於危機狀態，需要大腦發信號給腎上腺。咖啡因刺激腎上腺素的方式：通過毒害大腦，大腦向腎上腺發出警報以便釋放腎上腺素。因此咖啡是一種發出危機警報的精神、神經毒性藥物。

腎上腺素進入大腦，讓人提神或保持清醒，提高警覺和思考敏銳。腎上腺素可以平息腦細胞的振動和紛擾，因為它是類固醇，不僅可以抑制咖啡因的毒性反應，也帶來讓人振奮的咖啡因和提高腎上腺素。（如果少了腎上腺素，咖啡因反而會讓人不舒服，這是為何許多患有腎上腺疲勞症候群的人對咖啡因很敏感，因為他們的腎上腺無法產生足夠的腎上腺素來對抗毒性的效應。）然而，腎上腺素會來也會走，過了一段時間，當腎上腺素離開大腦時，它會與大部分的咖啡因一起離開，於是在當天或第二天，你又得再重複同樣的過程。

人們往往要戒除咖啡因一陣子，才會意識到它對身體的破壞性。關於更多咖啡因對大腦和神經系統的影響，請參考《守護大腦的飲食聖經》的〈咖啡因〉章節。

5. 酒精（經常性飲酒）

請參閱第七章〈出賣大腦的食物和補充品內含的化學物質〉中的「酒精」，快速瞭解酒精如何背叛大腦。更多詳情請參考《守護大腦的飲食聖經》一書〈酒精〉章節中的娛樂性酒精飲品。

6. 醋（包括蘋果醋）

醋中的醋酸（又名乙酸）會降低神經傳導物質的活性，並使大腦中的神經膠質細胞脫水，因而減緩其更新的過程。醋的酸度會快速腐蝕有毒重金屬，加速它們的氧化過程，導致大腦中的有毒重金屬爆裂和剝落，加速有毒重金屬副產物擴散至鄰近腦組織。

人們長期處於酸性狀態，所有的身體系統也無法避免，因此身體為了保持體內平衡不斷努力試圖維持在中性。然而，醋會破壞體內的平衡之戰，即使是聲稱鹼化，時尚的植物蛋白或動物蛋白飲食中的醋，也無法使身體系統完全變成鹼性。你的飲食或許完全以植物為主，但體內仍然可能呈酸性，千萬不要被 pH 試紙的酸鹼測試結果所騙。醋會溶出我們的骨骼和牙齒中的鈣，以緩衝醋在體內產生的酸衝擊。鈣是鹼性，當我們將體內的鈣透過尿液排出，以 pH 試紙測試時，有時會看到鹼性讀數，但實際上，我們正失去鹼性，身體此時比以往更偏酸性。當你的飲食含有醋和其他出賣大腦的食物，你的 pH 試紙往往難以獲得準確的讀數。

我們的血液和脊髓液需要天然有益來自植物的鈉，作為維持大腦和身體的必需複合物的一部分。例如，天然有益的鈉有助於補充神經傳導物質的化學物質、增強神經元並強化腦細胞。醋則會攔截鈉並破壞這種平衡，迫使鈉任由醋擺布，將天然有益的鈉變成對身體有害，反而使細胞脫水，而不是幫助細胞行水合作用。

來自植物性食物的天然鈉對細胞無害，也不會使細胞脫水。只有添加在飲食中的鹽（包括較健康的鹽，如海鹽或岩鹽）本身就是脫水製成。醋甚至可以將水果、綠葉蔬菜、香草、野生食物和蔬菜中天然的微量礦物鹽轉化為小型生物武器。醋中的乙酸會附著在鈉上，阻礙鈉發揮其應有的作用。當醋酸附著在鈉上進入細胞時，細胞會被迫排出液體，使得大腦中的細胞脫水──基本上可算是在醃漬大腦。

順帶一提，醋再加上鹽讓人更容易脫水──很少有人會只加醋而不加鹽。傳統上，幾乎所有的食譜，只要有醋就少不了鹽。

7. 豬肉製品（包括火腿、培根、香腸、醃肉、罐頭豬肉製品、豬油、手撕豬肉、豬排、五花肉和豬皮）

豬肉的高脂肪會降低腦細胞的含氧量，使大腦窒息。當豬肉中的脂肪透過血液進入大腦時，會加速大腦中有毒重金屬的氧化。此外，豬肉脂肪還會加速大腦萎縮，特別是老年人，因為豬肉中的脂肪會阻撓大腦的第一大燃料來源葡萄糖順利進入腦細胞，也就是說，豬肉是一種葡萄糖抑製劑：豬肉中的脂肪會導致腦細胞缺乏必需的元素。

豬肉脂肪還會弱化胰腺，降低消化功能，減少胰島素分泌和胰島素儲備量。

8. 鮪魚

人們通常以為鮪魚只是一種含汞量高的魚，實際上，鮪魚是含有多種有毒重金屬的魚，其中富含汞、有毒銅、鋁、鎘、鉛。鮪魚中的金屬很容易進入肝臟，最終在肝臟內氧化。之後，氧化和有毒的重金屬副產物則被釋放回血液和膽汁中，再流向身體的其他部位。接下來，氧化物質則會透過血流進入大腦。

生活在我們肝臟內的病毒和其他病原體喜歡汞和其他有毒重金屬。鮪魚為病原體提供豐富的食物，使它們能夠茁壯成長和繁殖。例如，病毒以汞為食，因而產生含汞的神經毒素，加速神經性腦部病變。

各種魚類油脂的含量高低有別。當你食用油脂含量較高的鮪魚等魚類時，汞和其他有毒重金屬也會透過腸道內壁直接進入血液。因為當你攝取鮪魚時，你的膽汁會加快分泌以分解其中的油脂。當膽汁在分解鮪魚油脂的同時，汞就在油脂中，隨著油脂分解，汞也因此擴散。所以鮪魚的高脂肪讓汞更容易透過腸壁進入血液，隨後再經由血液到達大腦。此外，鮪魚的汞和其他有毒重金屬也會通過肝門靜脈進入肝臟。

9. 玉米（包括玉米糖漿、玉米澱粉等玉米製品）

很不幸，玉米在這個名單上。如果玉米沒有受到基因改造和製藥業的污染，它就不會成為大腦的叛徒。一百年前，工業產業就已經改造玉米，目前玉米用於所有的藥品——基因改造（生物工程）醫用級工業玉米是為了製造基因改造藥物

而生產的。

　　無論我們攝取的是食用還是藥品中的玉米，基因改造葡萄糖都會使大腦困惑，就像有人在你的汽油裡加入柴油。在這種情況下，如果它能夠思考的話，你的引擎很快就會混亂。基因轉化葡萄糖會使大腦不解，因為它缺少非基因改造葡萄糖所含的成分。葡萄糖含的化合物比醫學研究和科學理解的更為複雜，至今人們從未確實或有效研究過葡萄糖。基因改造葡萄糖缺乏大腦細胞必要燃料的成分，卻又同時提供對腦細胞來說是外來的成分。

　　如果單獨食用非基因改造玉米，不加奶油或任何油脂，玉米是一種有益的食物。在沒有交叉污染或非基改的狀況中，玉米中的葡萄糖實際上對大腦是一種很好的葡萄糖。但即使是有機玉米也可能被交叉污染，如果你沒有任何症狀或為疾病所苦，可以選擇吃有機傳家寶玉米（heirloom corn），它比其他品種更安全，食用時不加任何油、奶油和脂肪。以單吃的方式，或加入不含油脂的沙拉中食用，如此一來才能獲得玉米的好處。

10. 工業化生產的食用油（包括植物油、棕櫚油、棕櫚仁油、芥花油、玉米油、紅花油、大豆油、棉籽油、花生油、氫化油和人造奶油）

　　工業化生產的油對我們的身體系統來說並非天然。如果有人攝取健康的油，例如咀嚼核桃從中獲得健康的油脂，他們的身體系統不會將其視為外來入侵者。千萬不要因為工業化生產的油是源自於天然來源；不要因為它們不是合成油，就以為我們的身體會張開雙臂邀請它們，作為可以利用並以為這是健康天然的食物來源。

　　工業化生產的油會阻撓電解質進入大腦，甚至吞噬電解質。工業化生產的油具有黏性會附著在腦組織上，因此當工業化生產的油進入大腦時，它們不一定會離開大腦。當橄欖油、核桃油或椰子油進入大腦時，大部分的油會再流出大腦。為什麼呢？這些油之所以不容易與腦組織結合，因為它們帶有科學研究尚未發現來自水果和堅果的抗結合化合物。另一方面，工業化生產的油往往會阻塞通道、積聚、凝結、附著在腦組織上，並且干擾神經元和神經傳導物質，同時阻止營養物質進入大腦中，因為它們會干擾葡萄糖吸收。

終生食用工業化生產的油會養成肥滋滋的大腦，並導致腦組織萎縮和退化。大腦正在縮小，同時間脂肪沉積物則填補了這些流失的空間。脂肪沉積物往往在大腦解剖中被看見，但人們不瞭解前因後果。與心臟累積在瓣膜、動脈和心室的脂肪沉積物相似。

工業化生產的食用油在「正常」形式下就有問題，而經過油炸和烹飪的過程後更是火上加油。這些不良等級的油品在工業加工後已經變質和腐敗，經由烹飪和油炸過後，身體更是完全不認識它們。

11. 康普茶（紅茶菌）

有人說康普茶可以預防疾病，實際上卻相反。當所有身體系統都變成酸性時，所有導致疾病的症狀就會加速，而康普茶會使身體呈酸性。有趣的是，那些知道身體應該呈鹼性的人也在喝讓身體呈酸性的康普茶。

康普茶含有對大腦有害的醋酸。大腦內部和周圍必須呈鹼性，以保護大腦，讓大腦健壯，產生新的腦細胞並遠離疾病。然而，每當飲用康普茶時，大腦內就會變成酸性，進而抑制大腦恢復活力或癒合，同時間助長任何症狀或疾病惡化。

儘管很相似，但康普茶中的醋酸與醋中的醋酸不同。不過，它們都對身體有害。康普茶中的醋酸帶有麩胺酸（味精的基本元素）和微量的酒精，這三種（醋酸、麩胺酸和酒精）對你的大腦都會造成危害。康普茶業者努力說服你其中不含麩胺酸，但事實是只要含有酵母就無可避免麩胺酸。

康普茶中的醋酸會加速大腦中有毒重金屬氧化，加劇抑鬱和焦慮等症狀。有些人或許不知道康普茶正在傷害他們。會喝康普茶的人身體通常還不錯，意味著他們攝取一些其他的食物，可以直接對抗康普茶的不良影響。例如，他們平時很可能會喝綠色健康果昔、偶爾喝綠色果汁、芹菜汁、吃酪梨吐司、堅果和種籽等健康的脂肪、多吃蔬菜、多喝水，偶爾吃一點水果；平時少吃速食和加工食品。如果有人喝康普茶但沒有以上習慣來平衡康普茶的負面效應，他們一定會感受到康普茶的醋酸「麩胺酸」酒精成分對大腦傷害的程度。若有人只喝康普茶一個月，對照只吃香蕉一個月，結果就能看出康普茶對身體的傷害有

多大。

　　康普茶中還含有咖啡因，會使腎上腺素激增。咖啡因產業再一次讓人們對某種產品上癮。康普茶之所以能流行，不僅僅是背後的營銷和商機，還有其咖啡因能「補充」能量，一種虛假的額外能量。

　　不要以為康普茶自古流傳下來就代表它對我們有益。所有發酵食品都是人們在食物短缺時賴以維生的食物，康普茶並不是長壽、健康養生的關鍵，而是生存模式下做出的一個選擇，在缺乏新鮮水果、綠葉蔬菜、香草、野生食物或蔬菜時用來促進健康。

12. 營養酵母

　　人們認為營養酵母內含有益的維生素 B_{12}，但事實是營養酵母中的任何 B_{12} 都是添加的，且不適合人體，對大腦或神經系統無益。白麵包在製造加工的過程中會去除穀物中的營養物質，隨後又將營養物質添加進來「強化」麵包的營養。營養酵母也是一樣，它之所以需要「強化」是因為缺乏眾多的營養素。此外，營養酵母還含有一種天然的味精，這種味精不同於其他食物中的麩胺酸。任何酵母在生成的過程都會形成酵母專用且不適合人體的麩胺酸。因此，對大腦而言這種麩胺酸是外來入侵者，是一種難以淨化、解毒或排除的副產品，因為麩胺酸會在神經元上和周圍形成結晶體。

　　想像一下變硬的微晶體，雖然它們不像大腦內有毒重金屬的沉積物傷害那麼大，因為它們不是金屬類的導體，但當人們興奮時，無論是喜怒哀樂的情緒，麩胺酸晶體會引起神經元過熱，因為會晶體使神經元絕緣。當電流通過包覆這些硬化結晶沉積物的神經元時會產生過多的熱量，進而導致頭痛、弱化中樞神經系統、輕微疲勞，以及當血糖下降時情緒不穩定（更容易喜怒無常）。此外，因味精沉積物而過熱的神經元會助長各種腦部疾病，對大腦而言，麩胺酸就如同是一個電流阻尼器（electrical dampener）。

　　如果有人已有大腦和神經系統的問題，這時腦內的晶體如果夠多，那麼麩胺酸晶體可能會使症狀惡化。攝取過量的營養酵母，體內可能累積大量的麩胺酸晶體，日積月累則會產生更多的沉積物。長期下來營養酵母反而對健康有害，特別

是對那些已經患有某種症狀或疾病的人。

13. 大豆（包括豆腐、毛豆、豆漿、醬油、味噌、大豆堅果、植物組織蛋白、大豆蛋白粉和用大豆製成的人造肉製品）

大腦是收集資訊並向全身傳送訊息的器官，所有食物都含有信息，自人類誕生以來，大腦都會與我們攝入的食物進行交流。

地球上的天然食物不能被改到非自然的狀態，因為這些天然食物的訊息會和大腦及身體進行交流，但大豆等基因改造食品打破了這個溝通管道，我們的大腦無法適應基因改造食品。我們的大腦不是人造的，第一個人類也不是在基因改造實驗室中創造出來的，過去餵養大腦的食物也絕非生產自實驗室。所有的基因改造食品都是大腦干擾素，最終極的大腦背叛者，因為我們的大腦知道基因改造食品中的信息具有破壞性會破壞大腦健康的平衡和一致性。

至今，所有大豆都受到交叉污染。我們種植天然食物，旨在供給植物人類和動物食用，因植物的營養物質和植物化合物可以協助人體療癒和成長。基因改造食品不是為人類食用而設計的，其目的在保護植物本身，基因改造植物的本意不是在滋養人類或動物。所以經過基因改造的植物，其天生的使命從此改變。

我們攝取食物餵養大腦並保護大腦免受於氧化壓力和自由基的侵害。大豆等基因改造食品則相反，它們不但無法保護大腦，反而弱化大腦。基因改造大豆會餵養病毒和細菌，今日的有機大豆都被交叉污染，變成不再是適合你的食物。

大豆讓人產生誤解。我們將大豆視為蛋白質來源，事實上，它的脂肪含量高，而且不健康。大豆應被歸類為脂肪基，而不是蛋白質來源，其實大豆也是一種葡萄糖抑製劑。

此外，人們通常不會單獨食用大豆，往往會添加脂肪，例如大豆製品中會添加芥花油或橄欖油。許多大豆製品甚至還含有味精，基於這個原因就足以讓人避免所有的大豆製品。

在低劑量下，基因改造大豆可能不會對尚未出現任何症狀的人造成問題，不過，對於正為大腦或神經系統相關等症狀所苦的人來說，大豆可能具有非常破壞性，因為它會抑制神經傳導物質激素、必需胺基酸、酶和保健大腦的化合

物。

14. 基因改造食品

如今，生物工程一詞漸漸取代基因改造（GMO）一詞，尤其是在食品標籤上。無論食品被稱為基因改造食品、生物工程食品還是未來的任何新術語，其對人體的影響都是一樣的。

基因改造食品旨在消耗和剝奪身體的營養，我們的大腦看待基因改造食品如同工業化化學品。看起來可以吃，身體可以消化利用的食物，並不代表大腦可以接受它作為天然燃料的來源。

來自化學工業配製的工業化食品，基因改造食品不同於非基因改造的速食或加工食品。基因改造食品中每一種化合物的結構對身體而言都是陌生的，大腦會將其視為外來的合成化學物質，即使它們是生長在地球上的植物或樹木。攝取基因改造食品會觸發大腦對腎上腺的反應，釋放一種特定的腎上腺素混合物，警告體內出現基因化學物入侵。

基因改造食品無法抗病毒和抗菌。例如，基因改造水果或蔬菜中產生的維生素C對人體來說是外來物質，即使實驗室表明基因改造食品富含維生素C，但如果人們將其作為維生素C的唯一來源，那麼每一種因維生素C缺乏的症狀都會加速惡化。

基因改造食品是荷爾蒙干擾素。荷爾蒙干擾法是讓改造植物生存的方法，破壞攝取者的荷爾蒙，這是一種保護植物的激素——因此食用基因改造植物的攝取者壽命會減少，這是基因植物存活下來的方法。由於基因改造食品含有荷爾蒙抑製劑，會進入腎上腺、甲狀腺和胰腺等內分泌腺體，因此基因改造食品會導致這些腺體難以正常分泌激素，對大腦造成傷害。如果基因改造食品中的化學物質進入下視丘或腦垂體，也會抑制這些激素產生，進而降低適當激素分泌的百分比。

下視丘和垂體與我們的下意識有關，與我們的直覺、接收外在信息的能力密不可分。例如，這些腺體與我們預知天氣模式和洞察地球上正在發生的事情能力有關。因此，基因改造食品不僅僅會抑制、阻礙、降低激素的分泌，如果大量攝取，可能連直覺都會受到干擾。

15. 大骨湯

當牛被屠宰之際，牛隻大量的腎上腺素會全部釋放到血液中，以試圖拯救自己垂死的生命，這是牛的超自然力量以便在攻擊中存活下來。為了讓生物擁有超自然的力量，腎上腺素必須進入骨骼，而不只是肌肉、大腦和神經系統。因此，隨著牛的大腦開始死亡，腎上腺素會迅速循環到牛體的更深層部分，最終大多數的腎上腺素會成為一種自然防禦機制沉澱在骨骼中，作為最後掙扎的生機。這意味著當我們食用骨頭湯時，我們正在攝取牛為了生存所做的最後努力，即是攝取儲存在骨髓中腎上腺素的信息。

這種腎上腺素是類固醇，大骨湯基本上是一種類固醇治療，但對我們的復原或療癒沒有幫助，這種類固醇作用就是為何有些人在喝完大骨湯後感覺好一點的原因。

然而，我們的大腦認得腎上腺素，即使不是來自我們本身。當大腦從腎上腺接收到大量腎上腺素時，會自行解讀「戰鬥或逃跑」，所以當我們從牛等生物身上攝取含有腎上腺素類固醇的產品時，大腦會收到存在於這個腎上腺素中的恐懼和混亂信息。我們的大腦不想接收含有其他生物垂死掙扎信息的類固醇，這種不是人類本身的類固醇會假傳聖旨釋放神經傳導物質。它對大腦具有毒性，在消退的過程中會出現戒斷反應，我們的大腦在每次攝取後都必須經歷這個過程，因為類固醇會麻痺我們的神經元對毒素反應的能力。隨著這種麻痺感消退，反而激起更大的渴望，並且更容易加快退化性腦部病變。

大骨湯的脂肪含量也很高，會減緩腦細胞對葡萄糖的吸收力，使大腦處於飢餓狀態，這就是為何攝取骨頭湯後在一天結束時更渴望甜食。此外，大骨湯往往含有醋，含醋的大骨湯對大腦更是雙重打擊。

16. 有問題的魚類和海鮮（包括鯰魚、紅鯛魚、條紋鱸魚、藍魚、旗魚、石斑魚、蛤蜊、牡蠣、貽貝、蝦、蟹、龍蝦、魷魚、章魚、扇貝、比目魚、吳郭魚和鯊魚）

這些魚類和海鮮是汞、銅、鉛、鎘、氟化物、戴奧辛以及放射性同位素鍶和鈾的來源。

魚和海鮮也可能含有寄生蟲和蠕蟲等微生物。有人對海鮮中煮熟的微生物會產生強烈的過敏反應。與生吃或吃到未煮熟的海鮮所引起的食物中毒不同，後者寄生蟲或蠕蟲等微生物仍然活著。兩種形式的接觸——無論是活的還是熟食的微生物——都可能對大腦造成傷害。（更多詳情請閱讀《守護大腦的飲食聖經》中的〈細菌和其他微生物〉章節）。

17. 羊肉

營養趨勢表示羊肉是健康的，但其實不然。羊肉脂肪含量高，意味著羊肉會導致肝臟停滯和遲緩，並讓大腦內的毒性加劇。羊肉脂肪也是另一種葡萄糖抑製劑，會透過干擾葡萄糖促使大腦缺乏葡萄糖。

18. 鹽

我們的印象是每次攝取的鹽最後都會排出身體。因此，如果有人在晚餐時吃了大量的鹹味食物，最終——無論是當天晚上還是第二天——所有的鹽都將透過尿液排出。實際上，你只排出大部分的鹽，體內仍有相當多的鹽分積聚，其中最先堆積鹽的部位是肝臟。所以肝臟是鹽沉積開始形成的器官。久而久之，鹽沉積物會開始在大腦內積聚。

即使我們攝取最優質的鹽，我們的身體對鹽中鈉的反應與對水果、綠葉蔬菜、香草、野生食物和蔬菜中天然存在的鈉反應不同。添加到食物中的鹽濃度會使我們受到鹽的衝擊，引起細胞內液泡收縮，所以你無法受益於健康社群告知你的鹽的好處，因為這些鹽並未成為生物可利用性，反而身體會將過度的鹽分視為是一種威脅。

鹽會使細胞組織脫水。當鹽將水從健康細胞中排出時，鹽會隨著細胞的水分一起排出。不久後，該細胞又可以重新水化與恢復。然而，當器官內的細胞被其他毒素和病原體破壞，且飲食攝取過多的鹽時，鹽就會結晶並積聚在組織受損的區域。因為當鹽分進入受損組織——破碎的細胞、疤痕組織、受傷的血管時，鹽從受損部位排出的水不足以沖散鹽分，所以鹽會附著並開始結晶。

這意味著體內的損傷，包括大腦內的損害會開始積聚鹽沉積物，進而導致大腦 MRI 磁振造影上出現不明的白點，即是鹽沉積物的成像。人們常有的大腦細微中風和微血栓是最容易受傷害的區域，當人們攝入過量的鹽時，鹽沉積物會迅速積聚。或者，當人們脫水、神經傳導物質弱化時，鈉會積聚在衰弱的神經傳導物質周圍。如果神經元受損弱化，鹽沉積物則會積聚在衰弱的神經元周圍。經過二、三十年超標的鹽攝取量，鹽沉積物可能聚集遍布全身，包括大腦，我們可能成為一塊大鹽磚。此外，鹽還會加速老化的過程。

19. 發酵食品（包括酸菜、醃製蜜餞、酸麵團、乳酪和動物性或植物性優格）

越來越多的人，包括醫生，相信這個錯誤的理論：如果你生病了，問題全是出在腸道，而使用發酵食品「搞定」腸道菌群就可以修復你的大腦。

發酵食品是大腦健康錯誤的解決方案，原因有兩個：第一、對我們的大腦和腸道內部真正的威脅是病原體，以及它們攝取出賣大腦的食物而釋出的毒物和毒素；第二、發酵食品和產品都不含有益細菌。發酵食品中的微生物不是我們腸道內天然存在的有益細菌和其他有益微生物，例如有益真菌。

發酵食品實際上含有非益性微生物，因此，當我們食用它們時，胃酸原本會快速破壞和分散微生物。不過，許多人的胃酸含量非常低，因此非益性微生物多數會在胃中逃過一劫，隨後暫時停在腸道中直至死亡。無論哪一種，非益性微生物在腸胃道環境中的壽命都很短，當其死亡後，就變成有害細菌的食物。

就算發酵食品確實含有有益細菌，也非維持健康的最佳解方，因為好細菌不會對抗壞細菌。試圖用好細菌排擠或殺死壞細菌並不是微生物基因體運作的方式，無論腸道中存在多少好細菌，壞細菌一樣茁壯成長，除非去除滋生壞細菌的食物，並知道如何殺死壞細菌所需的工具。無論你攝取多少益生菌或含有理論上有益微生物的發酵食品，壞細菌始終存在。有鑑於病原體和它們攝取的毒素才是對我們大腦，以及生活在我們腸道中有益菌真正的威脅，去除餵養這些非益性細菌和病毒的食物，比補充數萬億推薦的有益細菌更有利於我們的微生物基因體。

為什麼人們認為發酵食品對他們有益？很少有人僅是於一般的美國或歐洲飲食中加入發酵食品而不做其他的改變。通常在人們在開始吃發酵食品的同時也會

改變飲食習慣。他們從隨便吃，到轉變為各種健康的做法，例如去除麩質、去除乳製品、飲用綠色果汁和降低卡路里，結果這讓他們產生一種錯誤的印象，以為是吃酸菜為他們帶來極大的好處。

發酵食品對我們無益的另一個原因是：我們的大腦需要電解質才能發揮作用，而發酵食品在發酵的過程中會失去電解質。當植物腐爛時，其中的微量礦物鹽成分會失去活性並產生變化。此外，植物中的任何其他營養物質，例如植物化學物質，在發酵過程中也會失去活性和受到破壞，因此，發酵食物變成了沒營養的大腦食物。

許多腦部疾病是由有毒重金屬引起的，發酵食品無法解決這個問題。發酵食品既不能阻止大腦中的有毒重金屬氧化，也不能排除因病毒而殘留在大腦中的神經毒素更無法將病毒或有毒重金屬排出腸道。

雖然植物性發酵食品本身不會滋養病毒、壞菌和非益性真菌，但它們也不會餓死、抑制或殺死它們。不過，一些因這些發酵食物在腸道中死亡的微生物會餵養病毒、壞菌和非益性真菌——雖然數量不足以大幅增加病毒量、細菌菌落或真菌爆增，但足以餵養它們，讓它們存活。曾經含有抗病毒和抗菌化合物的新鮮植物食品在發酵過程中會失去此能力，因為發酵是植物枯萎的形式，過程中會改變新鮮植物中所有植物化合物的結構。

同時，發酵乳製品或發酵肉類和魚類中的脂肪是細菌繁殖的溫床。發酵肉類中的脂肪甚至比烹飪非發酵肉類所產生的脂肪密度更大，因為脂肪在變質時會變硬。發酵肉類中的脂肪使膽汁更難以分散和分解硬化的脂肪，從而使腸道中的壞菌增生。

20. 攝取穀物方式不當

穀物不是抗病毒、抗菌的食物。穀物中的碳水化合物不容易到達大腦，但會到達肝臟，且在肝臟中停留的時間比預期的時間長。

像是攝入燕麥時——儘管燕麥比大多數其他穀物好——但它們不會為大腦立即產生適用的葡萄糖，而米類和其他穀物也是如此。穀物中的碳水化合物，即使不含麩質，也不會迅速分散到血液中更非 100% 生物可利用，要直到它們轉化

為大腦可利用的糖。因此，這些葡萄糖必須靠肝臟轉化，但幾乎每個人的肝臟或多或少都有問題，肝功能低下，充滿病原體和毒素。

肝功能低下無法有效轉化穀物，導致穀物變得黏稠，並在肝臟中滯留更久，幾乎成為病原體的保護層，因為穀物沒有抗病毒或抗菌的作用。等到肝臟確實將穀物中的碳水化合物轉化為可利用的葡萄糖時，碳水化合物在到達大腦之前已經在體內停留太久，由於它們在體內太久因而無法發揮效用。當碳水化合物從肝臟中釋放出來時，其化學結構早已產生變化。

大腦會尋找血液中或被肝臟迅速釋放的可利用燃料。如果大腦收到兩種燃料來源——也就是說，大腦收到一種它可高利用葡萄糖，再加上來自穀物中生物可利用度不是那麼高的葡萄糖——結果這兩種燃料來源會產生衝突。穀物會阻礙大腦獲得其他燃料來源的生物可利用葡萄糖，進而導致攝取過量的穀物，因為大腦並未攝取所需足夠的燃料。這就是穀物讓人上癮的原因，尤其在穀物搭配油脂、酪梨、豬肉、乳製品、乳酪或雞蛋等脂肪時，上癮的情況更是明顯。

如果要吃穀物，小米是最好的選擇，其引發的問題最少，因為容易被肝臟轉化。其次是燕麥，藜麥可能會刺激腸壁，排在第三位。大米稍微吃一些還可以，因為它的營養密度較低，甚至連糙米的營養密度也低於小米、燕麥和藜麥。（人們有時會擔心大米中的砷，砷主要來自傳統農藥，或是種植水稻的水源。）

如果你想要治癒，飲食中不要同時吃穀物和脂肪。將肝臟中未經適當轉化的生物可利用度較低的葡萄糖與任何種類的脂肪（無論是植物性還是動物性脂肪）結合，都會阻礙大腦從穀物中吸收大部分的葡萄糖。正因如此，有些人在剛吃完飯就餓了。脂肪和葡萄糖的組合也可能使體重增加，因為脂肪加上穀物碳水化合物的處理量超過正常值，使得肝臟的負擔加重。

人們被告知，含量 70% 到 90% 的可可對身體有益，「含量越高效果越好」，然而實際上，可可含量比例越高，意味著更多的咖啡因，這對腎上腺的傷害也會更大。

—— 安東尼·威廉

第六章

出賣大腦的補充品

這些補充品分為四大類：

A. 對身體有害的補充品

B. 對身體微傷害的補充品

C. 高估或濫用的補充品

D. 品質問題（選擇高品質的補充品非常重要，因為許多補充品的品質不良或內含有問題的添加劑，如防腐劑）

以下補充品列表以按照英文字母順序排列：

A. 對身體有害

1. 鹼性離子水機	2. 蘋果醋（ACV）和 ACV 補充品（內服）
3. 膨潤土和其他黏土（內服）	4. 含咖啡因的能量補充劑
5. 炭（活性炭）	6. 綠藻（小球藻）
7. 二氧化氯（亞氯酸鈉）	8. 鱈魚肝油和鯊魚肝油
9. 牛初乳	10. 鹿茸
11. 矽藻土	12. 消化健康苦液（Digestive bitters）
13. 內服精油	14. 促進脂肪燃燒補充品
15. 魚油和磷蝦油	16. 腸道保健複方粉
17. 含酒精的草藥酊劑	18. 鹽酸補充劑
19. 左旋肉鹼和左旋精胺酸	20. 礦物油
21. 蘑菇咖啡（含咖啡因）	22. 牡蠣補充劑
23. 珍珠粉	24. 碳酸氫鈉（小蘇打）大量內服
25. 松節油	26. 乳清蛋白粉
27. 沸石	

B. 對身體微傷害

28. 綜合胺基酸補充品	29. 雞軟骨補充劑
30. 動物器官和腺體補充劑粉末（包括 　　肝臟、腎上腺、脾臟、腎臟、胃、 　　胰腺、大腦、舌頭和心臟；也包括 　　胎牛血清）	31. 電解質粉末和飲品
32. 草本複方粉	33. 鐵補充劑（非植物性）
34. 印度苦楝油（內服）	35. 油漱口
36. 松針茶	37. 運動前補充品
38. 番瀉葉	

C. 高估或濫用

39. CBD（大麻二酚）	40. 葉綠素
41. 膠原	42. 蔬果植物粉
43. 富里酸礦物質、富里酸、腐植酸、 　　腐植酸礦物質、喜來芝	44. 瑪卡根
45. 植物蛋白粉	46. 益生元（包括菊粉）
47. 益生菌	48. 維生素 D 過量或高劑量

D. 品質問題

49. 氰鈷胺（低品質維生素 B_{12}）	50. 低品質膠質銀
51. 低品質鋅	52. MCT 油（中鏈三酸甘油脂）
53. 綜合維生素和頭髮皮膚指甲補充品	54. 奧勒岡油
55. 產前補充品	

A. 對身體有害的補充品

1. 鹼性離子水機

　　不管哪個品牌，這些機器內部的金屬板用久了都會腐蝕和氧化，而氧化的金屬副產物和金屬奈米顆粒會緩緩滲入水中，最終導致神經系統症狀。鹼性離子水

機不是淨水器，它們的過濾效果有限。當水被這些機器的電流破壞後，水變成死水，對身體而言是陌生的水。

2. 蘋果醋（ACV）和 ACV 補充品（內服）

導致牙齒變質。相關更多信息請參閱上一章〈出賣大腦的食物〉中關於「醋」的內容。

3. 膨潤土和其他黏土（內服）

這些黏土無法去除有毒重金屬，反而還會嚴重傷害腸壁，就像是腸道中的砂紙，同時也會刺激連接腸道內外的敏感神經，迷走神經敏感或發炎的人更不應攝入黏土。此外，黏土還會破壞微生物基因體：膨潤土和其他黏土會使有益菌和微生物窒息，助長有害細菌和微生物繁殖，因為黏土會排除腸道內的氧氣，而好菌和有益微生物需要比有害菌和有害微生物更高水平的氧氣才能生存。另外，黏土在腸道內也會造成慢性脫水。

4. 含咖啡因的能量補充品

咖啡因會降低免疫系統，弱化腎上腺，對大腦具有神經毒性，侵蝕骨骼和牙齒中珍貴的礦物質，且如同精神藥物般讓人容易上癮。相關更多信息，請參閱《守護大腦的飲食聖經》書中的〈咖啡因〉章節。

5. 炭（內服）

炭，包括活性炭會阻塞腸壁，使營養物質無法吸收、同化或輕易通過腸壁到達肝門靜脈，導致營養不足，使好菌和有益微生物窒息，而壞細菌和有害微生物卻茁壯成長。炭無法去除有毒重金屬，它不是有毒重金屬黏合劑。相反的，炭會阻礙有毒重金屬離開腸道，因為當金屬包覆在腸道內壁時，它被埋在炭的下層。炭，即使是活性炭也會污染腸道壁，需要數週才能完全排除。炭對身體具有毒性，因為它會將毒素殘留在體內。定期用活性炭補充劑刷牙有益口腔保健，但得確保將炭吐出來而不要吞下去，盡可能多漱口幾次。

6. 綠藻（小球藻）

綠藻無法有效結合有毒重金屬，反而會將有毒重金屬擴散到鄰近組織，使大腦症狀惡化。綠藻沒有去除體內有毒重金屬的能力，也無法抗菌或抗病毒。相反，它通常含有有害細菌，引起因食物而傳染的疾病。

7. 二氧化氯（亞氯酸鈉）

對腸道具有刺激性，所以會殺死好菌和有益微生物的數量比壞菌和有害微生物還多。當以大劑量進入血液時會對大腦產生毒性，因為高劑量二氧化氯會損害神經元。而出現攝入二氧化氯後出現噁心的狀況時，是迷走神經對毒性的反應。

8. 鱈魚肝油和鯊魚肝油

含有高濃度的毒素，包括汞和其他有毒重金屬。

9. 牛初乳

牛初乳是一種乳製品，可以餵養病毒和細菌等病原體，加速慢性疾病。分類醫學研究和科學使用乳製品，包括初乳，作為在實驗室餵養和培養病原體的燃料來源。（人類初乳不會滋養病原體，因為實驗室並未以人類初乳作為燃料來源。）

10. 鹿茸

對有慢性病患者有害無益。鹿茸中的激素會破壞體內自然生成的激素——鹿茸中的類固醇化合物會干擾人體激素的產生。鹿茸補充劑的劑量越大，對內分泌系統的干擾也就越大。劑量越高，服用的時間越長，戒斷症狀就越明顯，最終導致腎上腺疲勞和掉髮。

11. 矽藻土

矽藻土會刺激與附著腸壁，不會迅速離開腸道，而且會磨蝕整個胃、十二指腸和腸道的敏感神經，引發敏感迷走神經的症狀。

同時，小心不要吸入矽藻土，因為當矽藻土進入肺部後會降低免疫系統。白血球細胞視矽藻土顆粒為外來入侵者而吞噬它們，因此很可能導致淋巴免疫系統負擔過重，從而使病毒等病原體趁虛而入，引發慢性疾病。

12. 消化健康苦液（Digestive Bitters）

消化健康苦液通常含有酒精。請閱讀下一章〈出賣大腦的食物和補充品內含的化學物質〉中關於補充品中酒精的問題。另外，相關資訊請參閱《守護大腦的飲食聖經》書中的〈酒精〉章節。

13. 精油（內服）

當精油內服時，尤其是高劑量會引發迷走神經痙攣，導致焦慮、恐慌、灼熱感和過度興奮等症狀加劇。對於涉及敏感神經系統症狀和疾病的人，精油療法不應該內服。

留意按摩油和身體乳液中過量的精油。這些油會沾上到床墊、床單、毯子、沙發、椅子甚至牆壁，使表面覆蓋一層油漬，進而累積灰塵、污垢、沙子和食物顆粒，替黴菌在整個家庭區域擴散提供一個完美的環境。最好的方式是謹慎使用精油，用完後擦去多餘的油，任何油都一樣，即使沒有添加精油也是如此。

14. 促進脂肪燃燒補充品

這類通常含有填充劑、防腐劑、味精、咖啡因。脂肪燃燒劑無法讓人擺脫或燃燒脂肪，反而會加重已經停滯和遲緩的肝臟，促進脂肪儲存。大多數脂肪燃燒劑內含興奮劑，在服用後會刺激腎上腺素運作以便延長不進食的時間

15. 魚油和磷蝦油

含有順勢療法形式的汞——許多魚油去汞後殘留下的汞精華，反而讓甲基汞進入大腦，更容易加速腦部疾病。大多數魚油在加工生產過程中會摻雜無益的魚副產品和各種魚類廢物。一顆魚油膠囊可能提取自數十種的魚類油脂。

當魚死亡時，因為正在分解的魚所產生的氣體，汞和其他有毒重金屬在衰

敗的魚脂中會更快氧化和擴散。這就是為何吃魚比服用魚油補充品更安全的原因。吃下一條魚攝取到的油脂遠不及濃縮成魚油膠囊那麼多，正如《守護大腦的飲食聖經》書中〈有毒重金屬〉一章指出，魚肉中汞的濃度遠低於魚的脂肪和魚油中的濃度。

16. 腸道保健複方粉

具有磨蝕性、粗糙的混合刺激物，不僅無法平衡微生物基因體，反而會擾亂微生物基因體，使敏感族群的腸道症狀惡化，尤其是患有迷走神經和膈神經發炎等神經系統問題，進而助長焦慮和消化不良。腸道保健複方粉可能會造成腸道痙攣，腸胃不適、胃炎和腹脹。保健專家經常將這些反應誤以為是某種治癒或排毒的過程，然而實際上剛好相反。

17. 含酒精的草藥酊劑

參考下一章〈出賣大腦的食物和補充品內含的化學物質〉中的「酒精」。購買不含酒精的草藥酊劑。

18. 鹽酸補充劑

這種補充劑與胃腺產生的鹽酸不同。鹽酸膠囊對胃、十二指腸和腸道內壁具有侵蝕性，容易引起刺激。它們無法解決胃酸不足的問題，只會混淆和弱化胃腺，並使胃酸不足的問題惡化。鹽酸補充劑只含一種酸製成，但我們胃內的天然鹽酸是由多種酸組成，比研究和科學所知的要複雜許多。鹽酸補充劑難以分解進入胃的食物蛋白質，因為其中缺少其他關鍵的胃酸，無法與胃腺產生的真正鹽酸相提並論，體內天然的鹽酸是無法複製成補充劑的。

19. 左旋肉鹼和左旋精胺酸

胺基酸具有抗病毒的特性，左旋離胺酸就是這類有益胺基酸重要的一員。相較之下，左旋肉鹼和左旋精胺酸則沒有抗病毒的作用。相反的，在高劑量補充的形式下，還可能餵養和促進病毒增殖，因為在實驗室中，病毒是以蛋培養而成，

蛋富含左旋精胺酸和左旋肉鹼。

20. 礦物油

由石油製成，通常含有多種工業毒素，應避免攝入和使用這類的保濕產品。

21. 蘑菇咖啡（含咖啡因）

靈芝、白樺茸、冬蟲夏草、香菇和猴頭菇等蘑菇對身體有益，不過，一旦加入含有咖啡因的咖啡時，沖泡後就會出現問題。你得到來自咖啡的精神藥物咖啡因，產生一種充滿能量的假象，因此蘑菇咖啡產品製造商可以從對他們咖啡上癮的族群獲得額外的銷售量。消費者被欺騙，誤以為是蘑菇帶給他們清晰和活力，但其實是來自咖啡因成癮。享用蘑菇粉最好的方式是不要添加咖啡。

22. 牡蠣補充劑

牡蠣等底棲動物都含有汞、戴奧辛、鍶、鈾、石化產品和其他有毒重金屬，不是一個好的鋅來源。雖然牡蠣確實含有一些鋅，但鋅會因毒素而減少與耗盡，因此牡蠣中的毒素與內含的鋅相互抵消。食用牡蠣、牡蠣補充劑或牡蠣提取物並不能恢復體內的鋅水平與緩解鋅缺乏的症狀。

23. 珍珠粉

這是一種會磨損腸壁的刺激物，容易觸發迷走神經，從而使焦慮症狀加劇。珍珠粉不會迅速離開腸道，它會在腸道內壁的憩室積聚結塊。如果你有任何類型的腸道疾病，請避免使用。珍珠粉含有微量的汞，珍珠粉堆積在腸壁上最終會導致腹脹，因為珍珠粉會阻礙腸道內氣體正常的流動。

24. 碳酸氫鈉（小蘇打）大量內服

作為一種治療或補充劑時，碳酸氫鈉對腸道內壁的磨損傷害很大。（與偶爾用於烘焙食品或食譜中，相對較安全的小蘇打截然不同，碳酸氫鈉療法使用的劑量更高。）患有腸道疾病的人在使用碳酸氫鈉補充劑和療法後症狀會惡化，因為

它會導致腸道痙攣，弱化迷走神經和腸道內與周圍的所有其他神經，同時也會過度刺激迷走神經，使人更加焦慮。

25. 松節油

松節油會使腸道內壁灼傷，殺死的有益菌和微生物多於有害細菌和有害微生物。當松節油進入血液時會增加血液毒性，對肝臟和大腦造成負擔和中毒。松節油具有非常高的收斂作用，幾乎可算是一種溶劑。

26. 乳清蛋白粉

乳清蛋白粉會滋養體內病毒、有害細菌、非益性真菌、酵母和黴菌，使症狀和疾病惡化。乳清蛋白粉會引起發炎，因為它會助長發炎的病原體。乳清蛋白不是有益的蛋白質來源，它無法在胃和小腸內分解。體內自然生成的鹽酸無法分解乳清蛋白成為身體可以利用的養分。

27. 沸石

近年來，不可食用的沸石與可食用的沸石在相同的地方出土與製造，造成交叉污染。可食用和不可食用的沸石都無法穿過血腦屏障，也無法進入大腦。交叉污染的沸石會留在腸道中並刺激內壁，導致脫水和迷走神經敏感。

即使你完全確定可食用沸石零交叉污染，也不應該高劑量或長期服用，因為即使是可食用的沸石也會在腸道內積聚，久而久之造成失衡和脫水。高劑量的沸石會導致微量礦物質失衡，因為沸石無法區分哪些是有毒重金屬和珍貴的微量礦物質。沸石不會進入血液，與血液中的有毒重金屬結合。沸石不是有效的黏合劑，它只會停留在腸道中，就像黏土一樣。由於沸石位於腸道內，它們會阻礙微量礦物質離開腸道進入肝臟。

B. 對身體微傷害

28. 綜合胺基酸補充品

綜合胺基酸補充品是在不瞭解導致慢性疾病原因的情況下，將各種胺基酸湊合在一起。許多胺基酸會激發和觸發病原體脫離休眠狀態，有些胺基酸會抑制免疫系統；有些胺基酸會改變免疫細胞的反應；有些胺基酸則有助於防禦病原體。但胺基酸補充品的製造商不知其中的區別，因此，胺基酸補充品可能會促使某些人發病。

29. 雞軟骨補充劑

雞軟骨補充劑對身體沒有任何好處，甚至還會提高血液酸度，導致全身系統慢性酸中毒。這些酸迫使身體釋放鈣儲存量以中和酸性體質，使骨質流失並導致腎結石和膽結石。

30. 動物器官和腺體補充劑粉末（包括肝臟、腎上腺、脾臟、腎臟、胃、胰腺、大腦、舌頭和心臟；也包括胎牛血清）

內含有毒重金屬、脫水腎上腺素、病原體物質和人體外來的激素。這些產品會增加大腦毒性，因為這些補充劑來自儲存了高濃度毒素的器官和腺體中。無論是完整或乾燥的器官和腺體，我們都要避免食用。

31. 電解質粉末和飲品

由於粉末或飲料中添加了低品質的鈉（並非存在於全食物中的天然鈉），促使大腦和身體脫水。低品質高劑量的礦物質與水果、綠葉蔬菜、草本植物、野生食物和蔬菜中的電解質不同，甚至不可相提並論。人造電解質組合物與天然電解質落差很大，它們無法使神經傳導物質或神經元恢復，因為是人造的產物，所以永遠無法與椰子水或芹菜汁媲美。

32.草本複方粉

低品質的草本組合通常含有有毒重金屬。這些草本複方粉末往往含有非草藥的添加劑，例如黏土和益生菌，可能會刺激腸胃道內壁或對大腦和身體無益。草本複方的配方不是針對某種特定疾病和症狀，而是要碰運氣，即使其中有一種藥草對某種疾病有幫助，其劑量也不夠，因為它只是該複方中數十種和／或添加劑中的一小部分。

33.鐵補充劑（非植物性）

鐵補充劑無法根治如人類皰疹病毒第四型（EBV）等病毒所引起的更深層問題。不過，如果你正在尋找鐵，請尋找植物性鐵補充劑和／或攝取富含鐵的食物，例如菠菜、大麥草、歐芹、野生藍莓、葡萄（黑色、紫色或紅色）、黑莓、香菜、牛蒡根（榨汁）、馬鈴薯（帶皮）、羽衣甘藍、豆芽、南瓜、南瓜籽（少量）、蘆筍、無硫杏乾和葡萄乾。此外，你也可以參考抗病毒療法，例如第四章〈安東尼保健法〉中的「自體免疫性疾病方案」。

34.印度苦楝油（內服）

避免內服印度苦楝油，其味苦澀無比，它的化合物對胃和腸壁具有侵蝕性，因此也會刺激迷走神經。

35.油漱口

無論是用椰子油或其他油漱口還是刷牙，這種做法可能會使牙齦內和牙齦周圍的有害菌覆蓋一層保護膜，與氧氣隔絕，使細菌茁壯成長。用任何種類的油漱口或刷牙都不會漱出或去除毒素，而附著在牙齒上的油會讓你以為牙齒閃閃發亮。如果你仍然要執行油漱口，請做完後再次刷牙，將牙齒和牙齦上的油去除乾淨。

36.松針茶

松針茶對與COVID冠狀病毒相關的任何症狀都沒有助益。松針茶中的樹脂

對腸道內壁具有刺激性。對於迷走神經或神經系統敏感的人而言，松針茶可能會觸發並使症狀加劇，如焦慮症等。松針茶引起的腸道刺激症狀可能會讓人誤以為體內正在排除污染物。

37. 運動前補充品

運動前補充品無法提供鍛鍊前身體真正需要的營養素——反而會導致脫水——而且這類補充劑通常含有味精，有時也含有咖啡因。

38. 番瀉葉

番瀉葉對腸道具有刺激性，會引起腸道痙攣，對於便秘或其他腸胃道疾病的人而言，番瀉葉可以促進腸道蠕動。不過，你可以用更有效的方法來刺激腸道蠕動，詳情請參閱第四章〈安東尼保健法〉中的「迷走神經問題方案和／或胃病方案」。

C. 高估或濫用

39. CBD（大麻二酚）

大多數慢性疾病是由病原體和毒素引起的。CBD 既無法抗病毒也無法解毒。過去，CBD 通常單方面用於治療，由於 CBD 療效不彰，因而激發其他的應用方式，現在 CBD 與其他藥物混合出售，如草藥、維生素和營養素，為患有各種症狀的人提供更好的效果。這可能會誤導 CBD 使用者，以為是 CBD 的功效，但很可能是組合中的其他成分帶來更大的效益。

40. 葉綠素

身體無法利用經過加工並從其原始來源單獨挑選出來的葉綠素，因為這種葉綠素缺少交互影響的關鍵成分，這種成分存在於完整食物中的葉綠素。分離葉綠素是一種加工法，將完整食物中原本可讓葉綠素被人體利用的植物化合物分離出

來。被分離出來的葉綠素已無法發揮作用，唯有含其他植物化合物和營養素的天然葉綠素才能被身體吸收與利用。

在水中添加幾滴葉綠素使其變綠已成為一種趨勢，就好像添加食用色素。作為治療和保健的替代法，你可以在水中加入幾滴歐芹汁或大麥草汁粉。

41. 膠原

膠原蛋白產品會助長已經停滯和遲緩的肝臟阻塞，導致肝臟轉化維生素和營養物質供給大腦的能力降低。其他維生素和營養素才是打造膠原蛋白真正的成分。服用膠原蛋白反而無法恢復膠原蛋白，甚至還會導致其流失，因為它會加重已經停滯肝臟的負擔。膠原蛋白產品無法發揮作用，你無法透過攝取膠原蛋白就期望體內生成新的膠原蛋白。你必須攝取植物性食物，如綠葉蔬菜、香草植物和水果，為你提供生成膠原蛋白的基石。由於醫療靈媒訊息的發表，膠原蛋白產品開始改變：現在已含有二氧化矽、維生素 C、蕁麻葉和其他草藥和植物性化合物和維生素。如果膠原蛋白仍是補充劑中的一種成分，這就不是理想的補充品，真正補充膠原蛋白的產品是不含有任何的膠原蛋白。

42. 蔬果植物粉

蔬果植物粉補充劑是取自脫水或冷凍乾燥蔬果，將數十種不同類型的水果和蔬菜組合成膠囊，以為這比食用新鮮水果和蔬菜更好。恰好相反，一根完整的胡蘿蔔、柳橙或番茄都比綜合蔬果膠囊或粉末含有更多的營養，因為櫻桃蘿蔔、柳丁或番茄等全食物要比一、兩公克脫水或冷凍乾燥的綜合蔬果粉含有更多的植物化合物、營養素、活性水分和抗氧化劑。蔬果膠囊或粉末若要達到功效，一定要選擇單一配方而不是綜合混合物，而且要野生、近乎野生或高營養的食物製成。

43. 富里酸礦物質、富里酸、腐植酸、腐植酸礦物質、喜來芝

任何長期為慢性疾病所苦的人都會在絕望中偶然發現這些產品，但試過後才發現它們並不是以為的靈丹妙藥。當這些產品與其他有效的療法或補充劑混合使

用時，它們可能會被誤認為是健康改善的原因，然而，如果單獨使用它們，結果可能會令人大失所望。

這些刺激物讓人產生一種吃到礦物質，並且以為「這些會讓我更健康」的錯覺。然而，並非所有植物都是無毒或安全的，況且並非每一種植物的所有部分都可以供人類食用。富里酸、腐植酸和喜來芝在製成補充劑時，並未留意上述要點，這些成分的來源與可靠性有待確認，通常製造商不會完全公諸於世。

任何患有腸胃道疾病的人要謹慎使用這類產品，因為它們會刺激腸道內壁。基本上，富里酸、腐植酸產品和喜來芝既無法抗病毒或抗菌，也無法去除有毒重金屬或協助身體排毒，它們不是黏合劑，本來不適合人類食用，而是要經過特別的製造過程後，理論上身體才可以同化或吸收。如果高劑量使用，這些產品可能會造成脫水的現象。

44. 瑪卡根

瑪卡根含有內分泌腺干擾物，可以進入腺體並抑制腺體內產生激素的細胞，從而改變內分泌腺自然產生激素的模式。長期每天服用瑪卡根會使內分泌腺混淆，導致在不需要時激素過量分泌，或分泌不足。由於具有溫和的類固醇作用，瑪卡可以讓人暫時感覺良好，但不久會消退，於是，人為了得到相同的感覺而增加瑪卡的攝入量。最終，無論瑪卡根劑量增加多高，仍然無法達到預期的效果。

45. 植物蛋白粉

如果你很敏感，蛋白粉的磨蝕性會刺激延伸到腸道的迷走神經。此外，你要留意 MSG（麩胺酸鈉／味精），它在蛋白粉中偽裝成「天然香料」；留意隱藏的糖和脂肪，它們讓人產生虛假的飽腹感；留意混合許多不同成分的蛋白粉。蛋白質不是預防或逆轉腦部疾病和慢性病重要的營養素。

46. 益生元（包括菊粉）

這種補充劑的「神奇效果」是言過其實。所有的新鮮水果、綠葉蔬菜、草藥、野生食物和蔬菜都是原始形式的益生元。任何瓶裝、包裝、工業化或製造而非

全食物、有生命、新鮮的來源，都是益生元的幽靈，它們早已失去原型的療效。

47. 益生菌

益生菌沒有治癒慢性疾病的記錄，也無法清除腸道中的有害細菌和微生物，且通常含有對身體有毒的不良成分。

最近，益生菌製造商開始改變配方，添加醫療靈媒建議的成分，如鋅、維生素 B12、維生素 C 和蕁麻葉、檸檬香蜂草和金印草等。這是因為益生菌製造商意識到，他們需要加入更多成分才能提供任何效果，而新的治療成分開始為消費者帶來一些輕微的緩解。益生菌本身仍然無法解決自體免疫性疾病、慢性疾病、神經系統症狀和腹脹等消化系統問題。益生菌補充劑中的微生物不是我們腸道中主要用於同化和吸收的有益微生物。

即使益生菌確實提供真正有益的微生物，但也無法根治症狀，原因是好細菌不會對抗壞細菌。（詳情請參考《守護大腦的飲食聖經》書中的〈細菌和其他微生物〉一章。）

48. 維生素 D 過量或高劑量

高劑量維生素 D 會加重肝臟的負擔，尤其是那些因肝臟停滯和遲緩而出現症狀的人。衛生當局在不知症狀和疾病真正原因的情況下，對自己提出的維生素 D 建議感到自豪，卻不知維生素 D 並不是對抗這些病症最重要的工具。維生素 D 不是抗病毒或抗菌營養素，高劑量維生素 D 通常被用來改善患者的免疫系統，實際上卻適得其反，反而帶給身體系統帶來更大的壓力。

添加維生素 K 的維生素 D 不會因此變得更好吸收。維生素 K 是最容易取得的營養素之一，幾乎存在於每一種食物中。有些食物的維生素 K 含量特別高，它是人類飲食中最豐富的維生素之一，無需額外再補充。

維生素 D 在 1,000 至 5,000 IU 範圍內對我們的整體健康有益。如果身體非常缺乏，可以定期服用 10,000 IU，不過要留意不良的維生素 D 來源。

D. 品質問題

在以下列表中，你會看到一些列出的補充劑（例如鋅），在低品質形式下對身體無益，而在高品質形式下則有益健康。若要尋找最佳、最具生物利用度的補充劑形式，例如鋅，你可以參考 www.medicalmedium.com 上的補充劑目錄。補充品通常含有大量的填充劑、防腐劑、化學品、黏合劑和未公開的添加劑。

49. 氰鈷胺（低品質維生素 B$_{12}$）

人體不認為維生素 B$_{12}$ 是可行、可利用與自然形式的。肝臟必須轉化你的營養和維生素，但肝臟無法轉化氰鈷胺素。

50. 低品質膠質銀

留意劣質膠質銀可能含有大量的銅和鎳，且不是由純銀製成的。劣質膠質銀並非活性或粒子大小未達奈米級。

51. 低品質鋅

市面上有些刺激的鋅補充品，如果你很敏感，攝入後會產生嘔吐的症狀。這些是屬於不穩定的鋅，液態硫酸鋅是最好的選擇，不過要留意是否含有檸檬酸和其他防腐劑。

52.MCT 油（中鏈三酸甘油脂）

像其他油一樣只要 1 茶匙或 1 湯匙的 MCT 油就會干擾大腦中的葡萄糖吸收。如同任何加工過的油一樣，大量食用 MCT 油一樣會導致胰島素阻抗。（微量幾滴的 MCT 油是無害的。）此外，要特別小心來自棕櫚仁油製成的 MCT 油，這不是優質的來源。

53. 綜合維生素和頭髮皮膚指甲補充品

來自低品質、存放久遠、過時、過期的庫存成分製成，並且由各種微量營養素東湊西湊而成，最大獲利者是荷包賺飽的補充品公司，消費者卻獲益最少。一顆膠囊或錠劑含有各種一丁點的維生素、礦物質和其他營養素，這些劑量不足以在對抗大腦和慢性疾病時產生重大的影響。這些產品通常是基於理論而放在一起的維生素、礦物質和營養素，而不是瞭解導致慢性疾病真正的原因。

54. 奧勒岡油

奧勒岡油要使用正確的形式，並在適當的時間點使用。奧勒岡油最佳的用法是針對食源性病原體：例如，如果擔心食物中毒可在餐廳用餐之前使用。或者，在食物中毒後，出現慢性症狀持續超過 1 週。奧勒岡油可以對抗腸道中的有害細菌，但不能緩解與大腦相關的慢性疾病和症狀。人們經常犯下內服奧勒岡精油的錯誤，這與內服的奧勒岡油補充劑形式大不相同。

55. 產前補充品

產前補充品是由生物可利用度不高的微量低品質成分製成，帶給人們一種虛實的安全感，以為它們經過科學的驗證。但其實不然，千萬不要對產前補充品抱持這種幻象，你需要的是全方位完整的營養。目前尚未有醫學研究或科學是針對胎兒需要從孕婦哪兒得到什麼養分而研發出的產前補充劑配方。服用產前補充品時，最好在諮詢醫生的情況下同時補充螺旋藻、大麥苗汁粉、任何形式的野生藍莓、甲基葉酸、維生素 B_{12} 和非抗壞血酸的維生素 C。

第七章

出賣大腦的食物和補充品內含的化學物質

留意食物、飲品和補充品的成分標籤，以避免下列出賣大腦的成分。

其中一些添加劑，例如氨，並不會出現在標籤上，因此本章有助於讓你瞭解這些化學物質如何潛入食品和補充品。

1. **阿斯巴甜和其他人工甜味劑**
2. **麩胺酸鈉／味精（MSG）**（包括含有味精的調味料、人造肉、瓶裝或包裝醬料、冷切肉火腿拼盤和熱狗）
3. **香料**（天然和人工）
4. **酒精**
5. **檸檬酸**
6. **軟性飲料**（傳統和天然）
7. **防腐劑、氨、甲醛和硝酸鹽**（包括硝酸鈉）

這些添加劑暗中滲入我們的生活，通常在標籤上偽裝成「香料」或「調味料」，無論是天然的還是人工的，它們一點都不如表面上那麼單純。這些成分經常出現在食物或補充劑成分表的末尾，但這並不表示它們不具威脅性。相反，即使是少量對身體的影響很大。

在食品標籤方面，問責制還有很長的路要走。即使你很謹慎購買未將防腐劑列為成分的食品和補充品，卻不意味著這些化學物質不會進入你的食物，或者不曾存在於你過去吃過的食物中，至今仍留在你的大腦、肝臟和身體裡。如果我們不積極清除這些出賣大腦的物質，它們可能會停留數十年。例如，你小時候在體育賽事中吃過的熱狗和蘇打水中的添加劑，到今天可能還在影響你。

大腦內不應該有食品添加劑，這些有問題的食物和補充劑化學物質會使敏感性加劇，同時也會造成組織病變，因為它們的毒性很強：這些化學物質會透過侵蝕腦組織來殺死腦細胞，在大腦中形成坑洞、小裂縫和隕石坑，它們擁有類似於有毒重金屬的破壞力，在腦組織中產生病變、白點、灰點和黑點，促使大腦萎縮。

　　有問題的食品化學物質是具有毒性的入侵者，通常會影響大腦的情緒中心。大腦的情緒中心是神聖的空間，一直以來人類努力追求穩定和平衡的情緒。大腦中殘留的阿斯巴甜、MSG 味精或上述列表中的其他物質越多，人的情緒就越不穩定。更重要的是，這些出賣大腦的物質很容易上癮，讓人在不知不覺中依賴它。更糟糕的是，讓我們誤以為大腦需要這些化學物質，因此我們的攝取量會越來越多。

1. 阿斯巴甜和其他人工甜味劑

　　當阿斯巴甜和其他人工甜味劑進入血管時，它們會弱化血管。在微小血管中，可能導致血管破裂，促使身體產生液體來包圍破裂的血管。這種情況通常很快癒合，因為身體會補償和修復這種反應。

　　長期大量食用阿斯巴甜會造成多處血管損傷。如果有人在其他方面受損，無論是免疫系統減弱、高毒性重金屬負荷還是承受巨大壓力，當身體無法補償和修復這些微小的血管時，結果可能會產生輕微的疤痕組織。因此，大量食用阿斯巴甜最終會造成輕度中風。

　　阿斯巴甜也具有神經毒性，也就是對神經元、迷走神經和其他大腦的神經有毒，患有任何類型神經系統疾病的人都應該避免阿斯巴甜。

2. 麩胺酸鈉／味精（MSG）（包括含有味精的調味料、人造肉、瓶裝或包裝醬料、冷切肉火腿拼盤和熱狗）

　　食品中添加的 MSG 味精讓人上癮，甚至擴及到我們的食物鏈。當味精進入大腦時，它不會離開大腦，除非我們想辦法排除它。

　　味精像一種大腦導體，對流經腦組織的電流會有反應，即使不是有毒的重金屬。味精通常會在特定區域積聚，形成一種不同於鹽或有毒鈣的結晶，因為它不

像鹽或鈣那麼硬。因為味精非常黏稠，當它沉澱在某個區塊時，它本身就具有附著力，之後其他經過的味精大都會黏在上面，最終形成大腦內的味精球，整個過程可能是數年，甚至是一生攝取味精的結果。

大腦中的味精球具有劇毒，甚至帶有重量，最終會對周圍的腦組織施加壓力，這就是味精引起頭痛的原因之一：味精在大腦內會產生壓力，因為味精成形的微囊狀體，與鈣和鹽沉積物不同，味精會反光且有光澤。這些囊狀球體會使電火花增加，因此擊中這些球體的電流往往會反彈產生火花，並在瞬間燃燒升溫。這會讓人在一天結束時更容易筋疲力竭，或者在一時之間頭腦打結無法思考；或者當用腦過度時，會感受到巨大的腦壓。此外，味精還會干擾接受訊息的神經傳導物質和神經元。

3. 香料（天然和人工）

人工香料一直都含有味精。市面上出現天然香料，看似是一種友善的選擇，但味精仍然是藏身在天然香料中的惡魔。

天然香料是替代醫學中另一個大騙局，無論是在補充品還是天然食品中。天然香料存在於補充品、包裝食品和飲料中的原因是——任何想要創辦產品公司的人都必須找製造商，並依賴製造工廠的食品和補充劑化學家告訴他們的信息。創辦補充劑或食品公司的人沒有意識到他們產品的內容物有哪些，他們會試吃產品，甚至沒有機會試吃，試吃之後他們仍然對產品中的真正成分一知半解。即使他們被告知添加了天然香料以改變食物或補充劑的味道，公司的經營者還是不知道「天然」香料到底是什麼，他們委託相關製造廠或該廠的食品化學實驗室生產他們引以自豪的產品。

不幸的是，很多食物、飲料和補充劑都被味精污染了，「天然香料」是隱藏味精和其他對我們不利的化學物質新標籤。（類似於「芳香」或「香水」這類的隱藏標籤，業界用這些標籤隱藏其他未公開的化學物質，因此沒有人知道其中內含有害成分。）任何成分列表中帶有「香料」或「調味」都是一個危險信號：「漿果味」、「檸檬味」、「香草味」、「巧克力味」、「草莓味」——即使標籤上註明這些調味料是「天然」或「有機」——仍然含有味精，要特別留意。當

補充劑添加這些香料時，它們的味精含量會比標示「天然香料」的食品更多，因為補充品中的調味劑會更濃縮，以便掩蓋其他成分的不良味道。

4. 酒精

在許多方面，酊劑中的酒精並非必要。用酒精提取草藥中的營養精華是一種古老的方法，但打從一開始就不是必要的。用水提取，例如香草茶，仍然比酒精提取草藥更有益，因為酊劑含有酒精，酒精會破壞並減少植物化學物質的提取量。酒精（又稱為乙醇）一直被用於防腐劑，但對植物的成分和人體都是有害的。

大多數免疫系統較弱的患者都不適應酊劑中的酒精，對於免疫系統已經降低的人而言，酒精無非是雪上加霜。酒精也會導致鹽酸不足，因為酊劑中的酒精會進入分泌鹽酸的胃腺，久而久之造成胃腺體損傷，使鹽酸分泌量減少。這就是為什麼患有胃病的人在服用含有酒精酊劑後不適的原因。另外，酒精也會對肝臟造成壓力。

酊劑中含有酒精的論點是，這是從草藥提取植物化學物質唯一的方法。在極少數情況下，藥物中的微量酒精不會蓋過該藥物的益處——例如蜂膠。但記住，這是很罕見的情況。在絕大多數情況下，需要酒精才能提取植物化學物質並不是真的，況且酒精還會破壞植物的化學物質。在服用酊劑前燒掉酊劑中的酒精仍然無法去除酒精的殘留物，或解決植物化學物質變質的問題，這就是為何一直以來酊劑在治癒慢性病患者方面沒有太大的突破。多年來一直推薦使用含酒精的草藥酊劑治療萊姆病、肌痛性腦脊髓炎／慢性疲勞症候群（ME/CFS）和其他疾病的草藥醫生和自然醫生始終成效不彰，甚至沒有任何效果。不過，今日在高品質的酊劑與對症下藥的情況下，例如：安東尼保健法中的各種療癒方案，不含酒精的酊劑已為慢性病患者帶來進一步的療癒。

5. 檸檬酸

留意任何在其成分中列出「檸檬酸」的產品。大多數含有檸檬酸的產品都來自基因改造玉米或其他基因改造來源。使用來自真正柑橘的濃縮檸檬酸的產

品比例非常小，但即使是這種形式的檸檬酸，其效果也遠不及吃柳橙、葡萄柚或檸檬。檸檬酸是工廠製造出的產物，使檸檬酸變質，變成完全不同於柑橘本身。

由於其濃縮的性質，檸檬酸對胃壁和腸道具有刺激性。檸檬酸含有未在成分列表中與「檸檬酸」一起列出的添加劑——這些添加劑對腸胃道內膜具有高度刺激性。迷走神經分布在腸道，當我們刺激腸道內壁時，我們會刺激迷走神經和其他神經。

迄今最具傷害性的是衍生自玉米的工業用途檸檬酸，補充品就是特別用這一種。補充品公司犯了一個可怕的錯誤，將檸檬酸添加到鋅和其他產品中，導致食用檸檬酸的人出現多種胃病，包括噁心、嘔吐和疼痛。

應該盡可能避免檸檬酸，除非它的產品利大於弊，對某人有很大的幫助，甚至可以取代檸檬酸的問題和刺激作用。

6. 軟性飲料（傳統和天然）

總體來說，軟性飲料對大腦沒有任何好處，而且一定含有一些對腦細胞有害的物質，促使大腦毒性增加，無論是玉米糖漿、阿斯巴甜、天然或人工調味劑中的味精、色素、碳酸、咖啡因、防腐劑，還是含有有毒重金屬的不良成分，而且保證罐裝或瓶裝上一定有部分神秘的成分未標示在標籤上，因此應避免攝取軟性飲料。

（當軟性飲料為罐裝時，軟性飲料的酸度會侵蝕罐內的環氧樹脂或塑膠內塗層，如果有內塗層；大多數罐裝飲料沒有那層塑料內塗層。詳情請參閱《守護大腦的飲食聖經》書中〈有毒重金屬〉有關罐裝食品更多的資訊。）

7. 防腐劑、氨、甲醛和硝酸鹽（包括硝酸鈉）

通常存在於加工和速食食品中，這些出賣大腦的成分會以兩種方式進入大腦：透過血液和脊髓液。化學物質能夠穿過血腦屏障，攔截神經傳導物質。來自植物、電解質和酶的植物化合物原本會進入神經傳導物質並進行交流，但氨、硝酸鹽、甲醛和許多種類的防腐劑會中斷這種交流。這些化學物質會覆蓋神經傳導

物質，形成一個屏障，阻止神經傳導物質接收可以維持與協助它們持續更長時間的信息、植物化合物、電解質和酶。

「想辦法從生活中限制或去除這些物品，對你的健康會產生深遠的療癒效果。這不是譴責『療癒人心的美食』或抹黑我們吃的東西，而是讓你在瞭解什麼對你的健康有益和有害後，發自內心自主地做出選擇。」

—— 安東尼·威廉

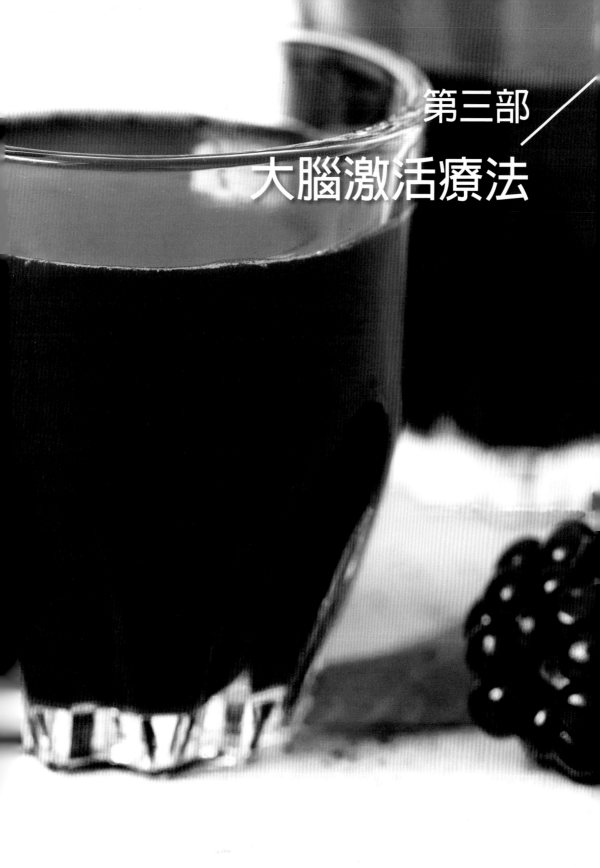

第三部
大腦激活療法

你的療癒過程部分取決於過去所做的一切，在不明就裡的情況下急病亂投醫會阻礙你的康復過程，不過沒關係，現在你正朝另一個方向前進，你可以將過去嘗試的方法拋諸腦後。

—— 安東尼・威廉

第八章

安東尼大腦激活療法

當你想更深入修復你的大腦、神經系統和身體時，安東尼大腦激活療法可以讓你得到立即的緩解。你的大腦和身體對這些具有藥效的液體會有迅速的反應，我稱之為「激活飲」（shot）。這些來自高靈特別設計的大腦激活飲，在口中即可瞬間吸收，珍貴的療癒萃取液能夠秒速送達大腦，協助重置和重新連接大腦，在打破大腦舊有模式的同時減少病症的觸發源。

安東尼大腦激活療法是全新未知的領域，特殊配置的協同組合，將水果、香草、綠色葉菜、野生食物和蔬菜恰如其分地入藥。雖然創意綜合果汁廣受歡迎，且人們在廚房的創意也應受到尊重，但這不是本書的重點。這些大腦激活飲可不是為了娛樂和實驗而調製的飲品。

安東尼大腦激活療法的激活飲是來自高靈的療癒工具，由特定的成分組成，產生只有高靈才瞭解的協同作用。這些成分之間的關係錯綜複雜，無人能解，至今，人類對這些來自高靈的知識依然一無所知。

大腦激活療法清單

暴露源防護激活飲

1. 病原體	2. 有毒芳香劑	3. 負面能量	4. 黴菌
5. 電磁波和 5G	6. 輻射	7. 有毒重金屬	8. 殺蟲劑、除草劑和殺真菌劑
9. 藥品	10. 化學凝結尾		

轉換激活飲

1. 強迫性思維	2. 情緒	3. 神經	4. 能量
5. 食物恐懼症	6. 成癮	7. 憤怒	8. 內疚和羞愧
9. 小我	10. 夢境		

安神激活飲

1. 神經腸道酸性	2. 創傷、震驚和失落	3. 腎上腺之「戰或逃」
4. 倦怠	5. 背叛和信任破碎	6. 關係破裂
7. 睡眠和養精蓄銳	8. 追求真相	9. 尋找人生目標
10. 智慧和直覺		

如何應用安東尼大腦激活療法

安東尼大腦激活療法非常符合你的需求。你有兩個主要選項：

- **將這些激活飲作為安東尼大腦激活療法中的單獨選項。**根據需要或任何你想要緩解的部分，應用這些大腦激活飲。就像任何其它安東尼療法一樣，你也可以搭配其他安東尼治療方案，為自己量身訂作治癒療程。

- **將這些激活飲應用在安東尼大腦激活淨化法中。**在 10、20 或 30 天的排毒療程中，有規劃地飲用激活飲。關於如何進行，你可以在下一章〈安東尼大腦激活淨化法〉中找到詳細的說明。

選擇治療工具

如果你單獨使用安東尼大腦激活療法，你只要從名稱中找到你想嘗試的激活飲即可，或者當你看完用法後，你可能會對某些療法產生共鳴；或者你想探索嘗試所有的激活飲。

請記住，大腦激活飲中的說明只是一些舉例，你可能面臨一些沒有列出的症狀，千萬不要因此卻步，這些激活飲對你仍然有益。例如，你可以從「情緒」或「倦怠」或「有毒芳香劑」等名稱，來衡量這些激活飲是否適合你的情況，

或許在這些名稱中的說明沒有完全符合你的症狀，但這些激活飲仍然對你有同樣的效益。

你可以盡情探索安東尼大腦激活療法，所有的大腦激活飲都適合每一個人，可以嘗試任何一種，將它們當成療癒工具，無論你是否有特定的需求，因為不管你是否意識到，你可能確實有某些原因需要這些大腦激活飲。例如，你可能不知道自己有信任方面的問題，但當你嘗試「背叛和信任破滅安神飲」時，你就會覺察到。

很多人不知道自己內在有哪些問題，也不知道問題出在哪裡。透過安東尼大腦激活療法，你不需要知道這些激活飲如何協助你，即使你不相信自己有需求，這些激活飲仍然可以找到協助你的方式。在安東尼大腦激活淨化療法中，有些是循序漸進引導你嘗試不同大腦激活飲，以便讓你從中得到啟發。

不論你決定怎麼使用它，你的療癒之旅可以透過安東尼大腦激活療法進入全新未知的領域。

什麼時候喝激活飲

如果你只進行安東尼大腦激活療法，你可以在一天當中的任何時間喝，只要你遵守這個黃金原則：**在喝芹菜汁之前或之後至少間隔 15 到 30 分鐘，再喝大腦激活飲**。換句話說，激活飲和芹菜汁要錯開時間喝，在喝激活飲和芹菜汁之間，至少要等 15 到 30 分鐘，以免干擾芹菜汁在大腦和身體發揮的療效。

最理想的方式是，在喝大腦激活飲前後至少 15 到 30 分鐘不要吃任何食物和飲料。給自己一些時間與每杯激活飲共振，讓它的療癒力進入你的血液，讓自己的身心靈接收這個激活飲的頻率。

如果你是進行安東尼大腦激活淨化療法，你將在下一章找到關於何時喝激活飲的具體指引。

喝的次數

如果你是單獨進行安東尼大腦激活療法，你可以自行決定喝激活飲的次數。你可以每天喝；如果你急需暴露源防護、轉換或平衡，或者你正在處理頑強的疾

病，你可以一天喝好幾次；也可以在一天中喝不同的激活飲，或者每天喝不同的激活飲。

關於〈安東尼大腦激活淨化療法〉，下一章會有激活飲的特定飲用指南。

準備和儲存

大腦激活飲可以現榨，也可以提前準備。如果你要提前準備，你可以在前一天晚上或當天早上一次榨好數杯激活飲。如果你沒有馬上喝完，你可以裝入有密封蓋的瓶罐放入冰箱保存，或放在陰涼的地方。如果要外帶出門，你可以使用保冰袋，並且在二十四小時內喝完。

榨汁注意事項

- 雖然你可以用任何榨汁機來製作這些食譜，但使用冷壓或冷萃慢磨機能夠更有效地萃取果汁中的營養成分，特別是香草和綠色葉菜類。若你使用的是離心式的榨汁機，你可能需要增加食材的分量才能榨出足夠的激活飲。
- 當你用離心式的榨汁機榨香草和綠色葉菜時，可以將香草和綠色葉菜包在一些比較堅硬的食材外，如蘋果，這樣出汁率比較多，而不是直接將香草、綠色葉菜和其它食材分別丟進榨汁機裡。
- 如果你的榨汁機無法榨出足夠的激活飲，可以試著加入一點水或椰子水一起榨，雖然這不是最理想的方法。如果可以，試著增加食材量，以榨出足夠的分量。
- 盡可能完全依照食譜。如果你無法使用或取得其中任何一種食材，可以用手邊僅有的食材來製作，或者先進行可以取得完整食材的激活飲。如果目前你找不到某種食材，你可以決定日後製作，或者自己動手種植。當你終於取得完整食材時，那杯大腦激活飲就會顯得格外珍貴。

兒童劑量調整

依據你孩子的年齡和體重，提供他們小分量的大腦激活飲，所謂的小分量可能是 30 毫升或甚至 1 茶匙。

暴露源防護激活飲

　　這些大腦激活飲可以在接觸暴露源之前、期間、之後不久，甚至接觸後數天、數週或數月內進行。

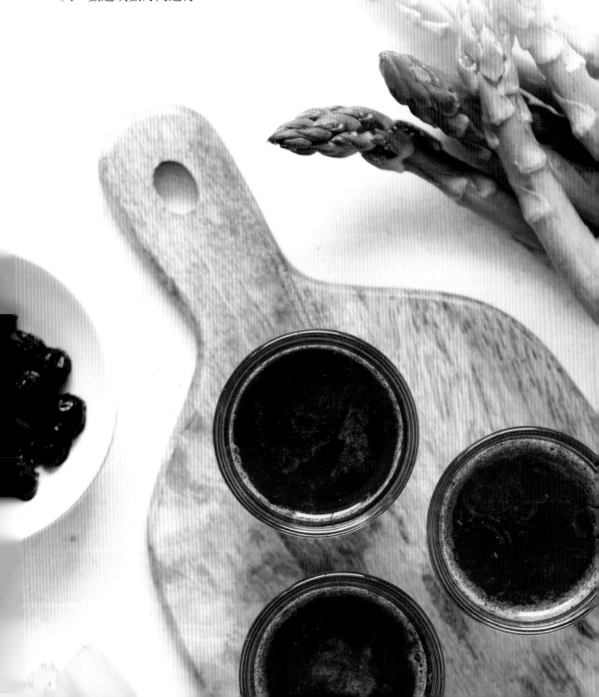

病原體

（病毒、細菌以及病毒、細菌的副產物）

1-2 小杯

這份激活飲有助於：

- 認為身邊有一群可能感染新冠肺炎（COVID）、流感或單核細胞增多症的人。
- 擔心因為與其他人共用杯子、瓶罐、食物、餐具或餐盤，而接觸到他人的唾液。
- 擔心因為使用公共廁所或性行為，接觸到別人的體液。
- 可以在參與人群聚集活動之前，和／或去外面餐廳吃飯之前飲用。
- 可能接觸到食源性病毒，擔心食物中毒。

6 枝新鮮百里香

2 枝新鮮迷迭香

1 小瓣大蒜（自選）

2 根新鮮中型蘆筍（¼ 杯切碎）

2 顆新鮮孢子甘藍

1 到 2 根西洋芹菜

1 依照列出的順序，由上到下，將食材依序一次一樣放進榨汁機榨汁。

2 倒進玻璃杯即可飲用。

補充說明

- 如果新鮮百里香和迷迭香的莖太硬，你可以只取葉子。如果莖很軟，你可以放入一起榨汁。

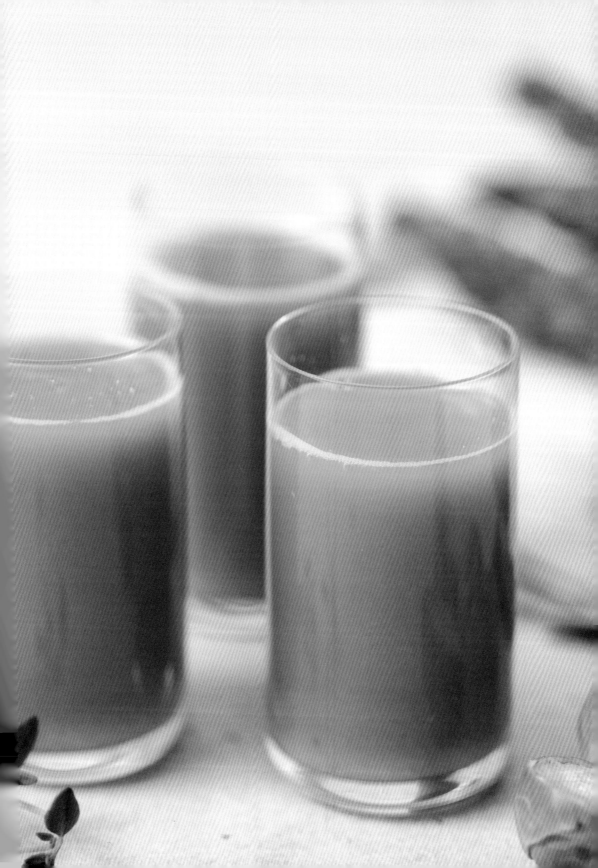

有毒芳香劑

你可以喝這份激活飲，當你已經暴露在有毒芳香劑的場合，例如：

- 與全身上下都是香水味的人在一起。
- 經過百貨公司、賣場、其他商店或看醫生時，身處充滿香水、古龍水、織物柔軟劑、香氛蠟燭、空氣清新劑和其他香味的環境。
- 最近開過充滿空氣清新劑的汽車，和／或與家人同坐一輛車，他們身上有很濃的香水、古龍水、洗衣精和其他有毒化學香氛。
- 密切接觸其他身上充滿有毒香氛的人，香氛來源可能是美髮產品、刮鬍產品、化妝品、身體乳液和按摩油。
- 鄰居洗衣在烘衣時，空氣充滿香水、古龍水、香氛清潔劑和織物柔軟劑的味道。

1 顆櫻桃蘿蔔

1 杯切碎的綠葉萵苣（緊實壓入量杯）

1 杯新鮮香菜（緊實壓入量杯）

半顆蘋果

1 依照列出的順序，由上到下，將食材依序一次一樣放進榨汁機榨汁。

2 倒進玻璃杯即可飲用。

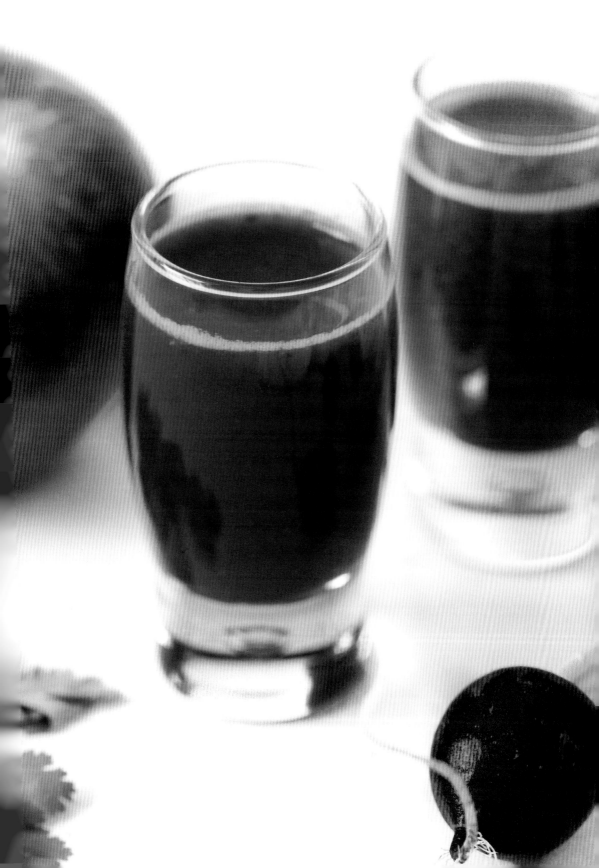

負面能量

這份激活飲對以下情況很有幫助：

- 感到一種無法言喻的悲傷湧上心頭。
- 和他人發生衝突或產生誤解。
- 莫名的憤怒出現於你的內心，甚至是對他人的身上。
- 最近諸事不順。
- 生活中問題總是層出不窮，或者你覺得很倒楣。
- 害怕某件事或某個人，無法擺脫這份恐懼。
- 做惡夢後心生恐懼。
- 必須保持正能量，因為你別無選擇，無法避免與那些有負能量或一直持否定態度的朋友或同事在一起。
- 此刻正在陪伴面臨心理受創而生氣或悲傷的人。
- 身邊有人痛苦到企圖自殺。
- 總是無法擺脫沮喪、悲觀的想法。

¼ 杯新鮮鼠尾草（約 30 片葉子）（緊實壓入量杯）

半杯向日葵芽（緊實壓入量杯）

¼ 杯小麥草（或 2 茶匙解凍的冷凍小麥草汁）（緊實壓入量杯）

半片小蒜瓣（自選）

半顆到 1 顆柳橙或 1 到 2 顆橘子，去皮

1 依照列出的順序，由上到下，將食材依序一次一樣放進榨汁機榨汁。

2 加入解凍的小麥草汁（如果有）。

3 倒進玻璃杯即可飲用。

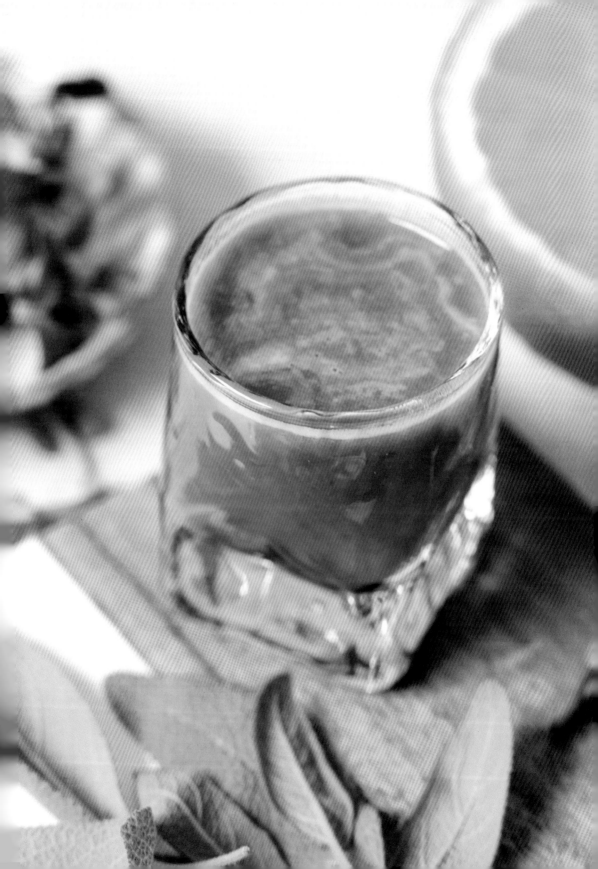

黴菌

這份激活飲對接觸過任何黴菌的情況都有幫助，包括曾經：

- 參觀或居住在發霉的房屋或建築物中。
- 在發霉的辦公室或其他工作場所工作。
- 吸入他人衣服上的黴菌。
- 飲用被黴菌或黴菌孢子汙染的水，或吃進發霉的食物。

半杯新鮮羅勒（緊實壓入量杯）

半杯新鮮奧勒岡（緊實壓入量杯）

2 枝新鮮迷迭香

半英吋新鮮生薑（1 英吋 =2.54 公分）

2 顆櫻桃蘿蔔

¼ 顆球莖茴香（半杯切碎）

1 依照列出的順序，由上到下，將食材依序一次一樣放進榨汁機榨汁。

2 倒進玻璃杯即可飲用。

補充說明

- 如果新鮮迷迭香的莖太硬，你可以只取葉子。如果莖很軟，你可以放入一起榨汁。

- 在榨茴香時，可以只使用球莖部分，或用球莖加中間段以下部分的莖（不含葉子）。

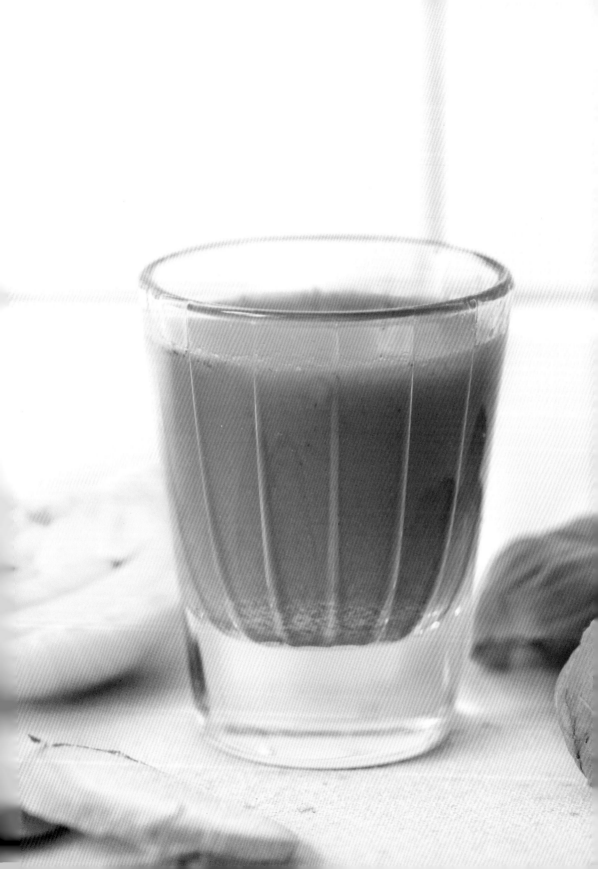

電磁波和 5G

你可以嘗試這份激活飲，如果你有以下情況：

- 長時間使用電腦和電腦相關設備。
- 住家附近有高壓電。
- 經常使用手機講電話和發訊息。
- 搭飛機旅行。
- 身邊的人經常使用電子產品和設備。
- 一整天身處在距離路由器只有幾英呎的範圍內。
- 住家附近有行動通信基地台。

¼ 杯新鮮歐芹（緊實壓入量杯）

半杯去皮切塊新鮮馬鈴薯，任何一種馬鈴薯都可以，例如育空黃金馬鈴薯

1 到 2 根西洋芹菜

1 依照列出的順序，由上到下，將食材依序一次一樣放進榨汁機榨汁。

2 倒進玻璃杯即可飲用。

補充說明

- 馬鈴薯削皮之前須刷洗乾淨，並削除任何帶有綠皮或發芽的部分。

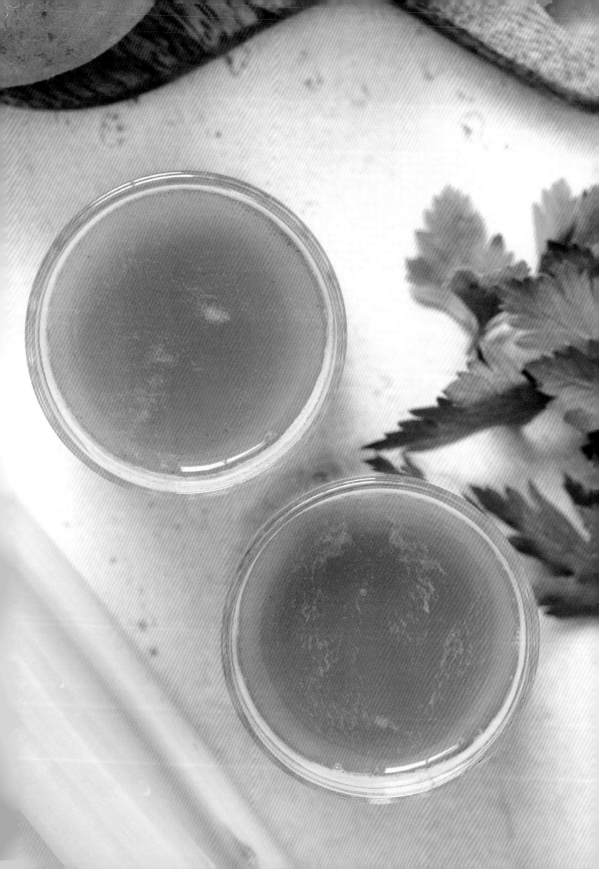

輻射線

如果你有以下情況，這份激活飲將對你有益：

- 搭乘飛機旅行。
- 穿梭機場、靠近機場掃描器或行李掃描器。
- 靠近曾經通過機場掃描器的行李。
- 醫學檢查，例如電腦斷層掃描（CT）、X 光、螢光檢查、甚至磁振造影（MRI）。
- 身邊的人做過電腦斷層掃描（CT）、X 光、螢光檢查、甚至磁振造影（MRI）。
- 接觸電腦設備。
- 曬傷後。

半杯新鮮香菜（緊實壓入量杯）

半杯新鮮或解凍的冷凍野生藍莓或 2 湯匙純野生藍莓汁或 1 湯匙純野生藍莓粉

4 根新鮮中型蘆筍（半杯切碎）

1 根西洋芹菜

半茶匙螺旋藻粉

半茶匙大麥苗汁粉

1 依照以下的順序將食材放進榨汁機，香菜、野生藍莓、蘆筍、西洋芹菜。如果你是使用野生藍莓汁或野生藍莓粉，請等到下一個步驟時才放。

2 加入螺旋藻粉和大麥苗汁粉攪拌均勻；如果你是使用野生藍莓汁或野生藍莓粉，這時加入攪拌均勻。

3 倒進玻璃杯即可飲用。

補充說明

- 如果你的所在地無法取得新鮮或冷凍野生藍莓、野生藍莓汁或野生藍莓粉，你可以用黑莓代替。雖然黑莓也是一種高抗氧化的食材，但黑莓無法像野生藍莓一樣，擁有保護細胞免於受到有毒重金屬、化學物質、輻射和其他毒素侵害的效力。

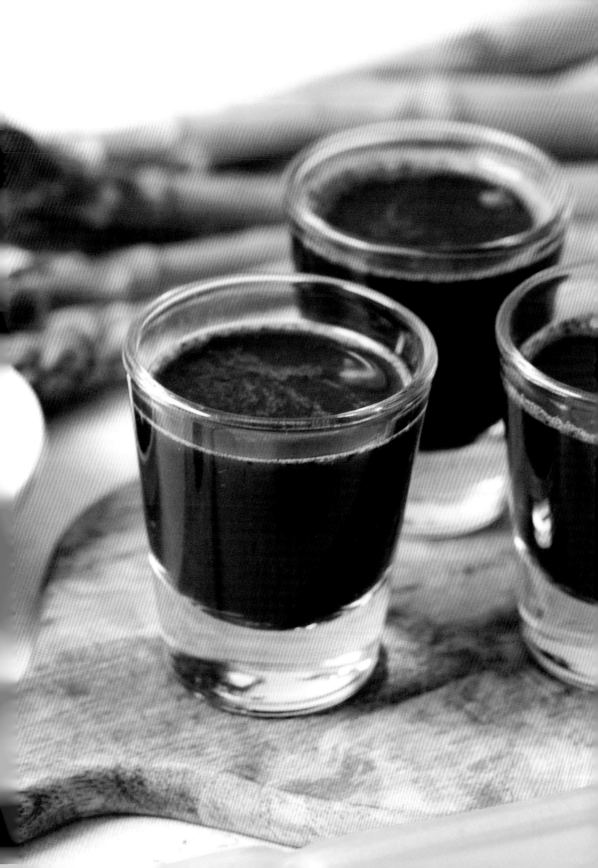

有毒重金屬

這份激活飲是專為近期接觸到有毒重金屬的人而設計的，可以阻止有毒重金屬往體內深處沉積。這份激活飲可作為第十章〈重金屬排毒〉時重金屬排毒果昔的附加療法，目的是將沉積在器官中的有毒重金屬拔除，同時持續對暴露於有毒重金屬的血液、淋巴液或腸道提供支持。

使用有毒重金屬防護飲的理想時機包括：

- 牙齒療程結束後，例如去除汞（汞合金）填充物或補牙（包括所有複合材料）。
- 進行氟化物治療、裝牙齒固定器或牙套。
- 吃完炭火燒烤或其他野炊的食物。
- 在市區的餐廳或連鎖咖啡店用餐，這些店內的飲用水是直接取自水龍頭的自來水。
- 吸入空氣清新劑、香水、古龍水、香氛蠟燭、洗潔劑或織物柔軟劑的化學香味。
- 聞到燃燒東西的煙味，但不知道煙霧的來源。
- 在美髮店做頭髮。
- 暴露在合成芳香劑的環境中。
- 到過或接近近期內曾使用過殺蟲劑、除草劑或殺蟲劑噴霧的環境。
- 在放煙火期間或放煙火後待在戶外。

半杯新鮮香菜（緊實壓入量杯）

⅓ 杯芝麻菜（緊實壓入量杯）

⅓ 杯高麗菜（紫紅色或綠色），切碎（緊實壓入量杯）

半杯新鮮或解凍的冷凍野生藍莓或 2 湯匙純野生藍莓汁或 1 湯匙純野生藍莓粉

1 到 2 根西洋芹菜

半顆到 1 顆柳橙或 1 到 2 顆橘子，去皮（自選）

半茶匙螺旋藻

1 依照以下的順序將食材放進榨汁機，香菜、芝麻菜、高麗菜、野生藍莓、西洋芹菜、柳橙或橘子。如果你是使用野生藍莓汁或野生藍莓粉，請等到下一個步驟時才放。

2 加入螺旋藻粉攪拌均勻；如果你是使用野生藍莓汁或野生藍莓粉，這時再加入攪拌均勻。

3 倒進玻璃杯即可飲用。

- 如果你的所在地無法取得新鮮或冷凍野生藍莓、野生藍莓汁或野生藍莓粉,你可以用黑莓替代。黑莓無法像野生藍莓可以根除與附著在有毒重金屬上,但黑莓的高抗氧化作用至少可以減緩重金屬的氧化速度,光是這點就很有幫助。

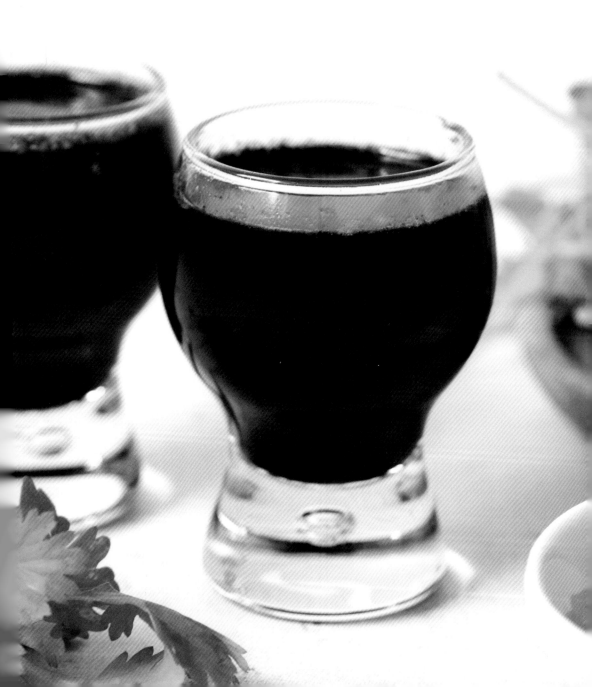

殺蟲劑、除草劑和殺真菌劑

1-2 小杯

在以下情況時，這份激活飲是一個很好的工具：

- 吸入不熟悉或奇怪的氣味。
- 接觸到最近剛收到的包裹。
- 鄰居用殺蟲劑或化肥噴灑或整理他們的草坪。
- 公寓大樓進行化學藥劑消毒。
- 城市的街道旁在進行化學藥劑消毒。
- 撞見有人背著噴藥桶，手持軟管在噴灑雜草。
- 撞見一輛中小型卡車，後面有大型儲存槽，車身上的公司商標寫著「草坪護理」、「蟲害控制」或任何類似的文字，在你家附近穿梭（這意味著他們可能最近噴灑了某人的草坪或房子）。
- 開車時，前方卡車上有不名液體儲存槽，且不斷漏出液體。
- 曾經坐在公園或在公園散步，或者在高爾夫球場上一段時間。
- 教室內噴灑殺蟲劑，從幼兒園、小學到大學，以及宿舍，尤其是在學期開始時。
- 在蔬果生長季節的期間，你居住的地方距離以傳統農法種植水果或蔬菜的農場不到 40 公里。

¼ 杯新鮮歐芹（緊實壓入量杯）

半杯新鮮香菜（緊實壓入量杯）

2 大片羽衣甘藍

2 顆櫻桃蘿蔔

¼ 杯新鮮或解凍的冷凍黑莓

1 到 2 根西洋芹菜

半顆到 1 顆柳橙或 1 到 2 顆橘子，去皮（自選）

¼ 茶匙螺旋藻粉

1 依照以下的順序將食材放進榨汁機，歐芹、香菜、羽衣甘藍、櫻桃蘿蔔、黑莓、西洋芹菜、柳橙或橘子（如果有）。

2 加入螺旋藻粉攪拌均勻。

3 倒進玻璃杯即可飲用。

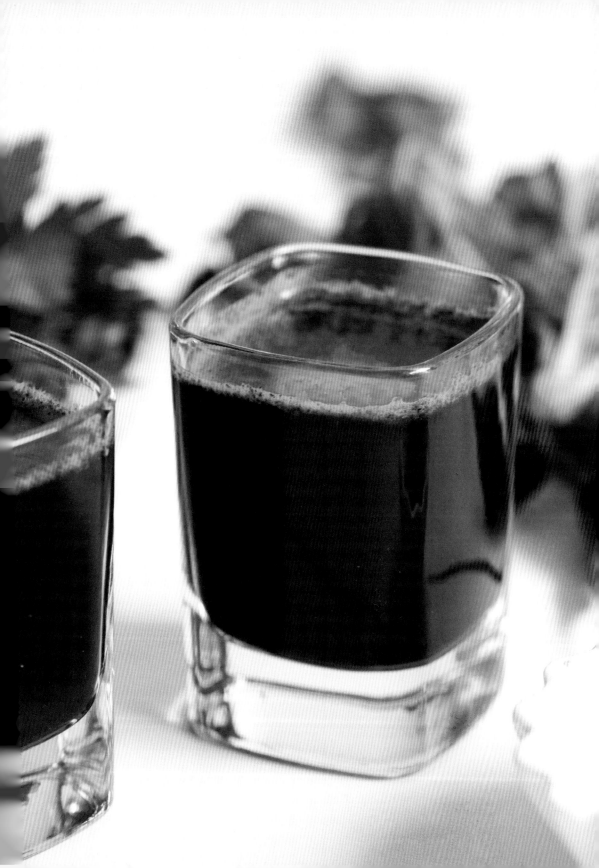

藥物

1-2 小杯

這份激活飲是特別給那些使用處方藥或非處方藥的人而設計的，不論你的用藥是一次性還是連續性，這其中包括：

- 避免感染的抗生素。
- 牙科用的麻醉劑。
- 避孕藥。
- 止痛藥。
- 手術。
- 美容療程，例如填充劑、肉毒桿菌、注射針劑或其他療程。
- 醫學檢查，包括顯影劑、鎮靜劑或麻醉劑。
- 任何新的醫學療法。

¼ 顆檸檬，去皮

¼ 顆萊姆，去皮

¼ 杯青蔥，切碎

半杯新鮮香菜（緊實壓入量杯）

2 根新鮮中型蘆筍（¼ 杯切碎）

半根西洋芹菜

半顆蘋果

1 依照列出的順序，由上到下，將食材依序一次一樣放進榨汁機榨汁。

2 倒進玻璃杯即可飲用。

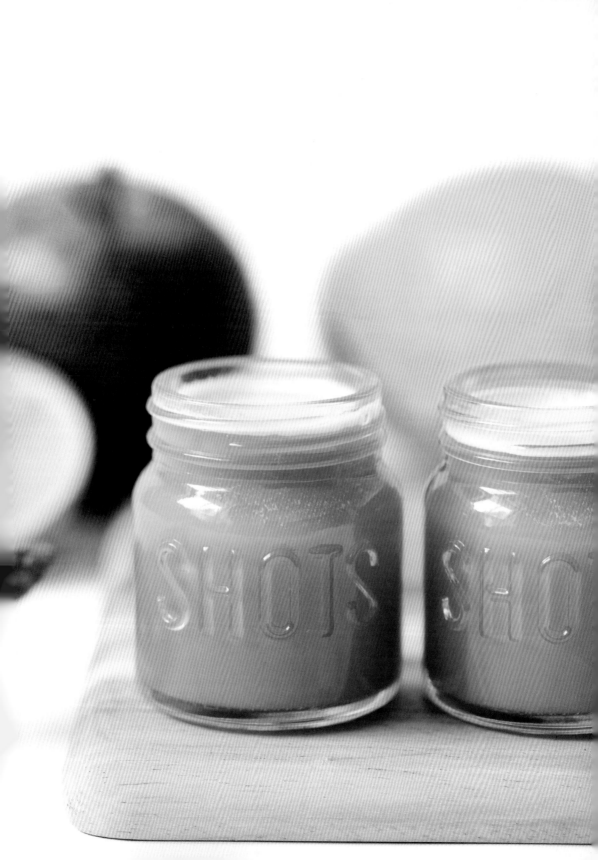

化學凝結尾

如果你有以下情況，可以喝這份激活飲：

- 你熱愛在大街、公園或小徑上跑步或步行。
- 你在海灘或坐在戶外聚會時，看到天空好幾條飛機飛過時留下的化學凝結尾。
- 你在晴空的假期裡做一些戶外活動（化學凝結尾的次數會在假期時激增，如復活節和七月四日等）。
- 曾經在海洋、湖泊、河流或池塘中游泳。
- 晚上開著窗戶睡覺。
- 淋到雨水，或者因某些原因，頭或皮膚接觸到大量雨水。

1 湯匙新鮮或解凍的冷凍野生藍莓、或 1 茶匙純野生藍莓汁、或 1 茶匙純野生藍莓粉

¼ 杯羽衣甘藍（緊實壓入量杯）

¼ 顆檸檬，去皮

半杯新鮮香菜（緊實壓入量杯）

¼ 杯新鮮韭菜（緊實壓入量杯）

2 顆生的孢子甘藍

2 根新鮮中型蘆筍（¼ 杯切碎）

半根西洋芹菜

1 依照列出的順序，將食材依序放進榨汁機榨汁。如果你是使用野生藍莓汁或野生藍莓粉，請在榨完所有食材後，再將野生藍莓汁或野生藍莓粉加進去。

2 倒進玻璃杯即可飲用。

補充說明

- 如果你的所在地無法取得新鮮或冷凍野生藍莓、野生藍莓汁或野生藍莓粉，你可以用黑莓代替。雖然黑莓也是一個高抗氧化的食材選擇，但黑莓無法像野生藍莓一樣，擁有保護細胞免於受到有毒重金屬、化學物質、輻射和其他毒素侵害的效力。

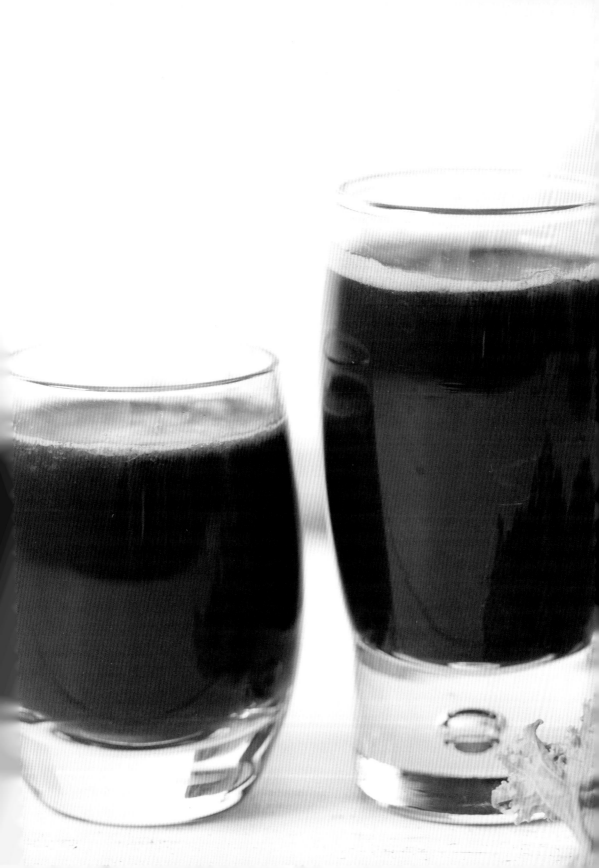

你的靈魂真實存在。每個人都有靈魂，這是你完整一體存在的聲音。你的靈魂保留你生命中所有事件的始末；記載你肉身存在的意義；駕馭你選擇或經歷的每段生命旅程。即使你的身體已經消逝很久，你的靈魂依然存在且永垂不朽。

—— 安東尼・威廉

轉換激活飲

　　世界的局勢越來越複雜多變，令人無所適從，我們很容易困惑或陷入對療癒毫無幫助的模式。這些大腦激活飲主要是協助我們轉換，這樣我們的身體才能好轉和治癒；我們的心靈才能打破這個複雜世界所創造出來的模式或限制。

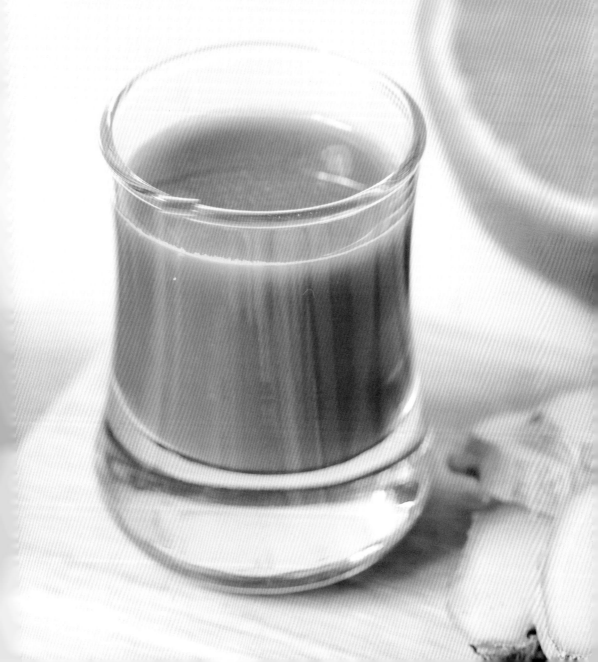

強迫症思維

1-2 小杯

你可以嘗試這份激活飲，當你遇到以下情況：

- 試圖打破因困境而導致不斷重複的痛苦思維模式。
- 患有長期強迫症，或者強迫症復發或症狀加重。這份大腦激活飲有助於所有種類的強迫症。
- 腦海中出現你不想聽到，卻不斷播放的歌曲。
- 令你不安的想法一直反覆出現。
- 重複的想法導致你一直重複同樣的行為。
- 腦海有一個小聲音或想法令你不安，對你無益和／或讓人存疑，而且會慫恿你做一些不好或不聰明的事。
- 過去經驗的片段記憶不斷在腦海中浮現，且持續回想對你一點幫助都沒有。

1 顆櫻桃蘿蔔

⅛ 杯新鮮鼠尾草（約 8 片葉子，鬆散裝入量杯）

半顆到 1 顆蘋果

1 根西洋芹菜

1 依照列出的順序，由上到下，將食材依序一次一樣放進榨汁機榨汁。

2 倒進玻璃杯即可享用。

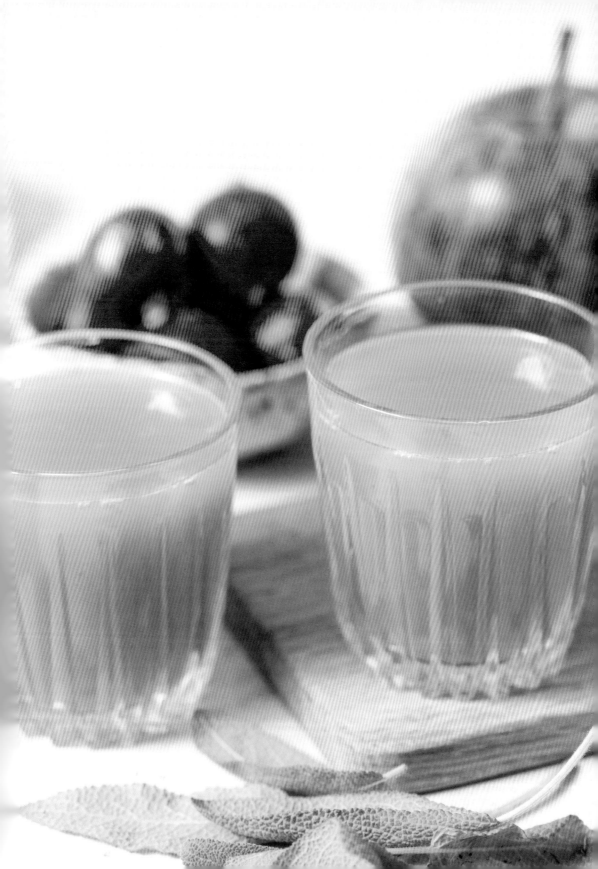

情緒

這是一份很棒的激活飲，當你遇到以下情況：

- 易怒、長期沮喪或脾氣暴躁。
- 感到不知所措和情緒耗竭。
- 當你信任的人留意到你不大對勁，感覺變了。
- 當你感到沮喪、心灰意冷或情緒低落需要援助。
- 情緒起伏很大，難以保持平衡、不穩定、動不動就有情緒，或者混亂。

1 湯匙新鮮或解凍的冷凍野生藍莓，或 1 茶匙純野生藍莓汁，或 1 茶匙純野生藍莓粉

¼ 杯新鮮韭菜（緊實壓入量杯）

¼ 杯新鮮羅勒（緊實壓入量杯）

半杯新鮮苜蓿芽（緊實壓入量杯）

半顆萊姆，去皮

1 根西洋芹菜

半杯葡萄（自選）

1 依照列出的順序，由上到下，將食材依序一次一樣放進榨汁機榨汁。如果你是使用野生藍莓汁或野生藍莓粉，請等到所有食材榨完後再加入攪拌均勻。

2 倒進玻璃杯即可享用。

補充說明

- 如果你的所在地無法取得新鮮或冷凍野生藍莓、野生藍莓汁或野生藍莓粉，你可以用黑莓代替。雖然黑莓也是一個高抗氧化的食材選擇，但黑莓無法像野生藍莓一樣，擁有保護細胞免於受到有毒重金屬、化學物質、輻射和其他毒素侵害的效力。

- 如果你找不到或不喜歡苜蓿芽，可以使用任何種類的芽菜或微型菜苗，如青花椰苗、三葉草苗、向日葵苗或羽衣甘藍苗。每一種芽菜都會為這個激活飲帶來不同的風味。若你選擇使用櫻桃蘿蔔芽或芥末菜芽，請注意它會讓這份激活飲變得很辣。

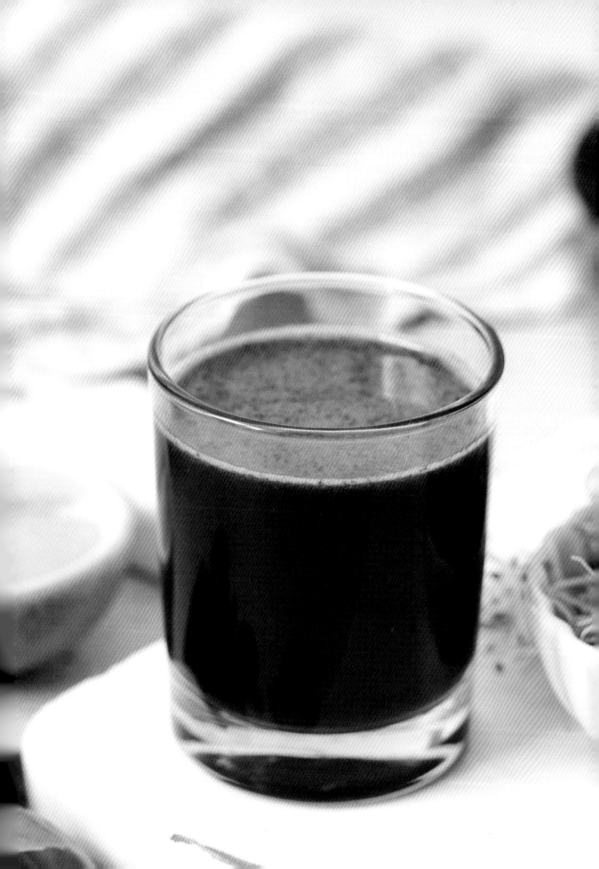

神經

這份激活飲的應用範圍很廣，當你出現以下情況，你可以試試看：

- 情緒不穩或焦慮。
- 出現不規律的痙攣、抽搐、抽動、顫動或遍及全身的疼痛。
- 遇到任何類型的神經系統疾病發作。
- 打破對當下、未來或過去事件的緊張情緒。
- 緩解不寧腿症候群。
- 搭飛機或旅行前。

神經轉換激活飲也是一個絕佳的工具，用來面對婚禮和其他對你意義重大的活動。

¼ 顆萊姆，去皮

¼ 杯菠菜（緊實壓入量杯）

¼ 杯羽衣甘藍，切碎（緊實壓入量杯）

¼ 杯萵苣，例如綠葉萵苣或奶油萵苣，切碎（緊實壓入量杯）

¼ 杯新鮮香菜（緊實壓入量杯）

¼ 杯新鮮歐芹（緊實壓入量杯）

2 根新鮮中型蘆筍（¼ 杯，切碎）

半根西洋芹菜

1 依照列出的順序，由上到下，將食材依序一次一樣放進榨汁機榨汁。

2 倒進玻璃杯即可享用。

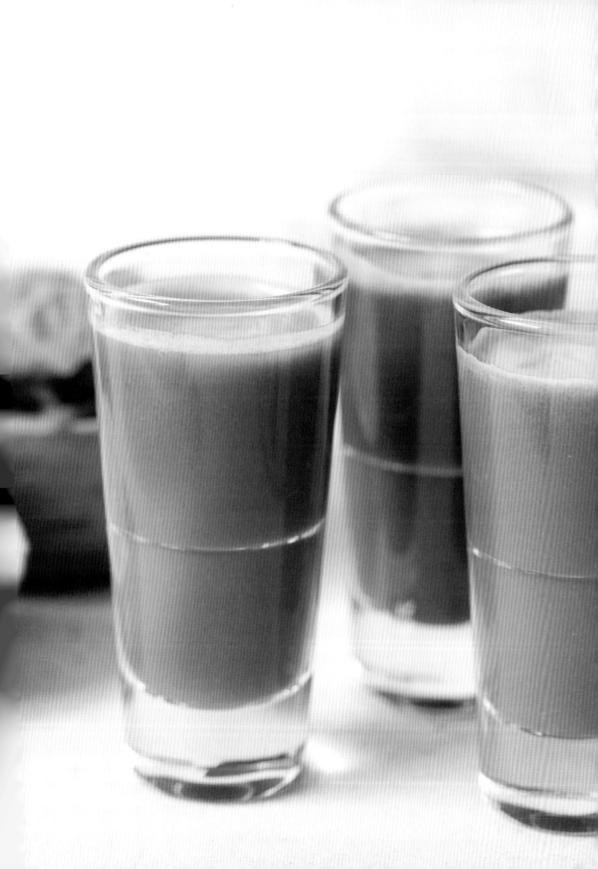

能量

當你需要補充精力時,你可以嘗試這份激活飲。例如:

- 經過漫長的一天,你迫切需要提升能量。
- 失去平衡,感覺後繼無力、能量不足。
- 感覺提不起勁,無精打采。
- 感覺精力過剩,希望緩和亢奮的情緒。
- 想要戒除咖啡因。
- 想在一天結束時放鬆一下,讓自己在晚間可以重新調整、休息和安眠。

這份激活飲也適用於:

- 腎上腺因過度分泌而衰竭,進而導致反應過度或反應遲緩。
- 感覺血糖降低,例如焦躁、疲憊、莫名情緒化,或很容易被激怒。

在進行任何形式的挑戰或冒險之前,你都可以使用這份能量轉換激活飲,無論是一份新工作、參加僻靜營、開始淨化、或生活中有任何變動。

¼ 杯胡蘿蔔,切碎

半杯生地瓜,切碎

半杯紅甜椒,切碎

半杯新鮮或解凍的冷凍鳳梨

1 依照列出的順序,由上到下,將食材依序一次一樣放進榨汁機榨汁。

2 倒進玻璃杯即可享用。

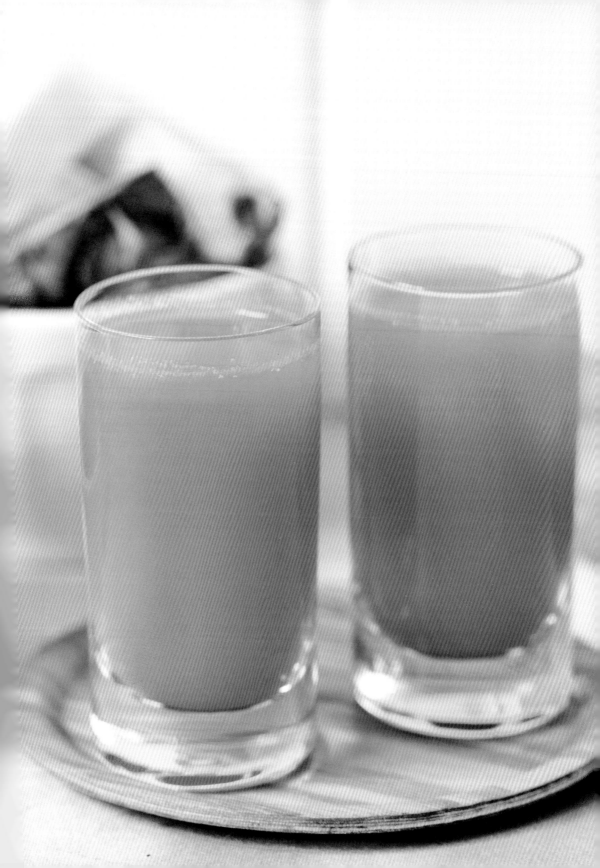

食物恐懼症

食物恐懼症具有各種不同的現象。例如，如果你有飲食失調症，你可以經常喝這份激活飲。這份食物恐懼症轉換激活飲在以下情況時，也是一個很有效的工具：

- 因你採取健康飲食而有人對你施壓。
- 對最近的飲食感到不安。
- 總體而言，你不知該吃什麼，或害怕吃東西，因為你不知道自己吃哪些食物才不會引起一些如消化不良的症狀。
- 你有其他病症，擔心為了療癒而必須改變飲食。
- 有人想讓你吃得健康，但你害怕水果、香草、綠葉蔬菜、野生食物和其它蔬菜。
- 對某些健康食物有無法解釋的厭惡或恐懼。
- 因錯誤資訊而對某種食物產生恐懼。
- 無法放棄那些讓你感到安心，但其實對你有害的「療癒美食」。

半杯新鮮蒔蘿（緊實壓入量杯）

半杯菠菜（緊實壓入量杯）

¾ 杯新鮮或解凍的冷凍芒果

¼ 根西洋芹菜

1 依照列出的順序，由上到下，將食材依序一次一樣放進榨汁機榨汁。

2 倒進玻璃杯即可享用。

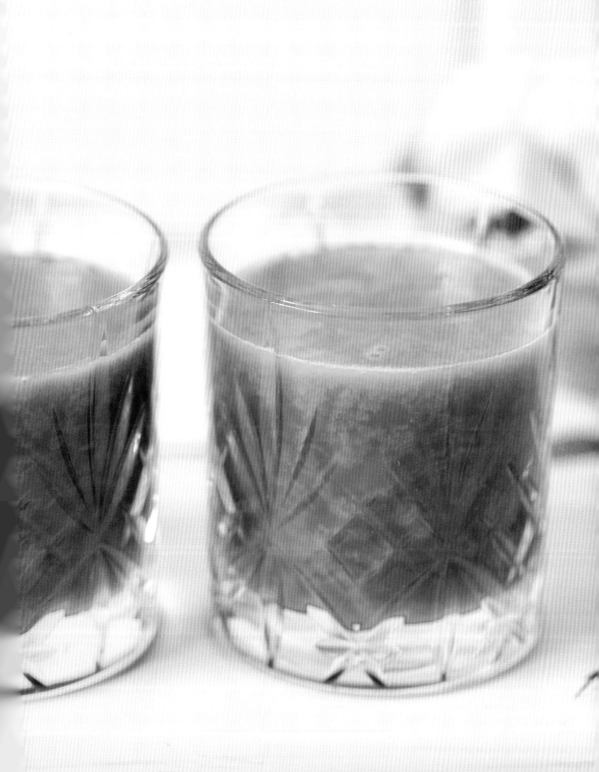

成癮

當渴望或癮頭的衝動造成你的困擾時，這份激活飲是很好的工具。當你有以下情況，你可以試試看：

- 無法滿足或無止盡的飢餓感。
- 克服口腹之慾。
- 在改變飲食的過程中，當作一種抑制飲食的工具。
- 飲食脂肪含量過高，你試圖減少脂肪的攝取量。
- 戒除暴飲暴食的模式、食物成癮，甚至咖啡因和鹽的癮頭。

如果你身邊某個人正在進行不健康的間歇性斷食，你可以鼓勵他們喝這份激活飲來保護他們的腎上腺和大腦。

半英吋新鮮生薑片（1 英吋 =2.54 公分）

¼ 杯新鮮羅勒（緊實壓入量杯）

半杯菠菜（緊實壓入量杯）

半杯羽衣甘藍（緊實壓入量杯），切碎

半杯任何顏色的高麗菜，切碎（緊實壓入量杯）

半顆柳橙，去皮

半根西洋芹菜

1 依照列出的順序，由上到下，將食材依序一次一樣放進榨汁機榨汁。

2 倒進玻璃杯即可享用。

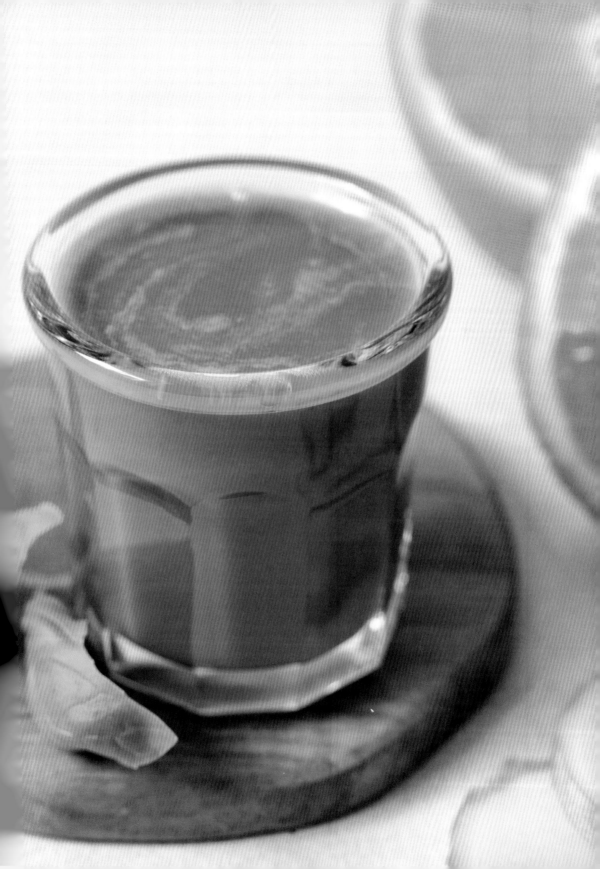

憤怒

將這份激活飲應用於：

- 莫名的憤怒或無緣由生起的怒氣。
- 因某些原因而憤怒。
- 因生病、受傷或健康問題和慢性疾病而感到憤怒。
- 當內心感到不快樂、沮喪或煩躁。
- 因委屈而憤怒，例如失望或背叛。
- 與他人對抗或爭執。
- 對世界發生的事件感到憤怒。
- 對自己生氣。

半杯新鮮薄荷（緊實壓入量杯）

¼ 杯新鮮鼠尾草（緊實壓入量杯）

半杯新鮮或解凍的冷凍芒果

1 湯匙新鮮或解凍的冷凍野生藍莓或 1 茶匙純野生藍莓汁或 1 茶匙純野生藍莓粉

1 杯切碎的胡蘿蔔

1 依照列出的順序，由上到下，將食材依序一次一樣放進榨汁機榨汁。如果你是使用野生藍莓汁或野生藍莓粉，請等到所有食材榨完後再加入攪拌均勻。

2 倒入玻璃杯即可享用。

補充說明

- 如果你的所在地無法取得新鮮或冷凍野生藍莓、野生藍莓汁或野生藍莓粉，你可以用黑莓代替。雖然黑莓也是一個高抗氧化的食材選擇，但黑莓無法像野生藍莓一樣，擁有保護細胞免於受到有毒重金屬、化學物質、輻射和其他毒素侵害的效力。

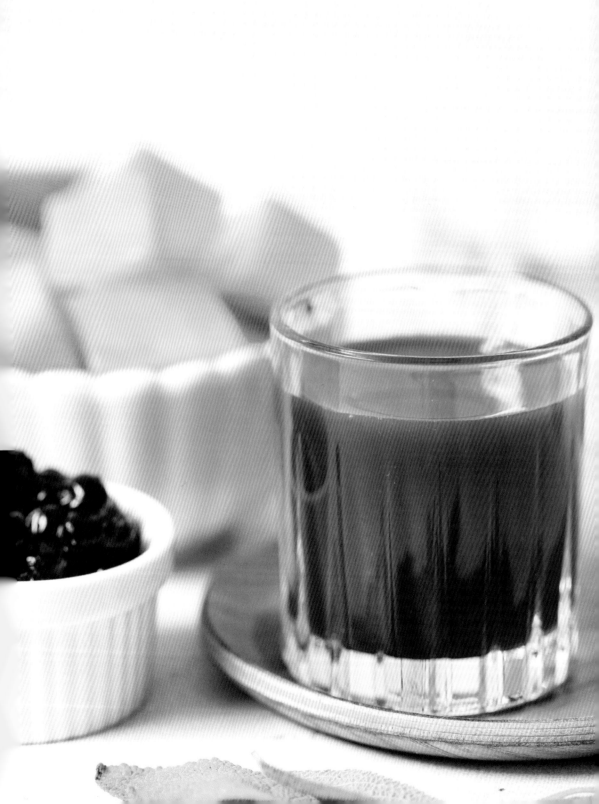

內疚和羞愧

如果你有以下情況，你可以嘗試這份激活飲：

- 不相信自己或對自己失去信心。
- 不相信自己是一個好人。
- 對自己生病感到內疚或羞愧。
- 因為久病不癒而感到不安或失去信心。
- 比上不足比下有餘或是總覺得自己不夠好。
- 將某些事情的錯加諸在自己身上而無法原諒自己。
- 對自己說過且無法收回的話感到內疚或羞愧。
- 對無法實現的夢想感到內疚或羞愧。
- 對當下無法幫助朋友或家人感到內疚或羞愧。
- 無法原諒那些曾經傷害你、讓你心碎或讓你失望的人。
- 莫名的羞愧或內疚——這份激活飲可以協助你理解並釋放一直讓你內疚或羞愧的情緒創傷。

半英吋新鮮生薑片（1 英吋 =2.54 公分）

半杯到 1 杯菠菜（緊實壓入量杯）

半顆到 1 顆柳橙，去皮

1 依照列出的順序，由上到下，將食材依序一次一樣放進榨汁機榨汁。

2 倒進玻璃杯即可享用。

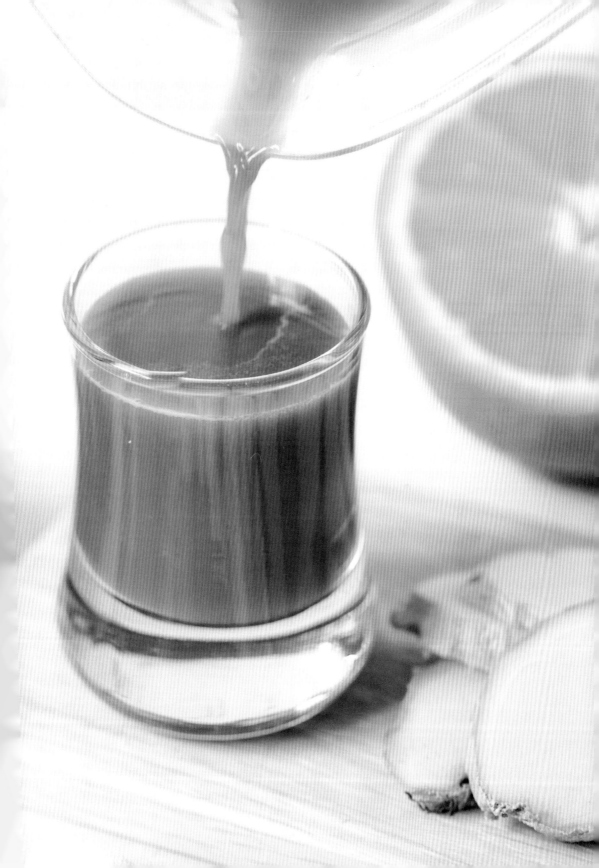

小我

你可以嘗試這份激活飲，當你有以下的情況：

- 覺得小我意識已經凌駕於你的感官、認知和感知能力。
- 覺得逐漸失去真我，看不到真正重要的東西。
- 覺得自己有點太自我，只顧及自己的利益。
- 意識到自己目中無人，只在乎自己。
- 當你以超然的面向看自己時，你覺得內在好像有股力量在控制你的生活和決定。
- 你的某位親友非常自我，但他們不以為然（為他們製作這份激活飲）。
- 你覺得有必要掌管自己的生活並克服傷害自己的衝動。
- 你要釋放自己，展現真實的靈魂，讓自己和周圍的人受益。

半英吋新鮮薑黃片

半杯奇異果，切碎，去皮

1 湯匙新鮮或解凍的冷凍野生藍莓或 1 茶匙純野生藍莓汁或 1 茶匙純野生藍莓粉

¼ 杯波特多蘑菇＊，切碎

¼ 杯羽衣甘藍，粗切碎（緊實壓入量杯）

半杯新鮮歐芹（緊實壓入量杯）

半根西洋芹菜

1 依照列出的順序，由上到下，將食材依序一次一樣放進榨汁機榨汁。如果你是使用野生藍莓汁或野生藍莓粉，請等到所有食材榨完後再加入攪拌均勻。

2 倒入玻璃杯即可享用。

＊ 用溫水至熱水徹底洗淨波特多蘑菇。不要使用黏稠或腐爛的波特多蘑菇，這是氧化和老化的跡象。

補充說明

- 如果你的所在地無法取得新鮮或冷凍野生藍莓、野生藍莓汁或野生藍莓粉，你可以用黑莓代替。雖然黑莓也是一個高抗氧化的食材選擇，但黑莓無法像野生藍莓一樣，擁有保護細胞免於受到有毒重金屬、化學物質、輻射和其他毒素侵害的效力。

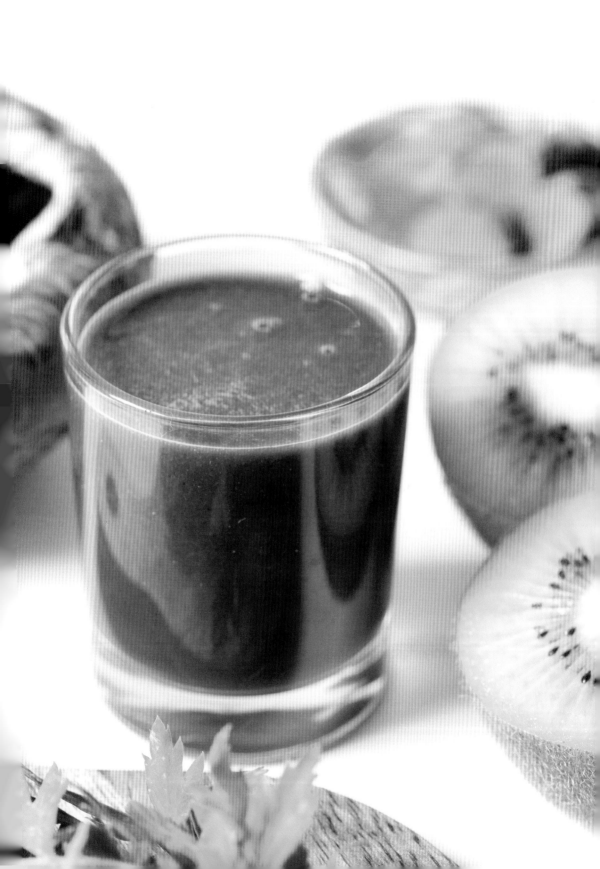

夢境

這份激活飲可以在白天或晚上的任何時間飲用。如果你想在小憩前或晚上睡前喝，你可以事前先做好，放在冰箱冷藏以備不時之需，例如：

- 你想利用夢境瞭解更多關於你的靈魂和靈魂的過往。
- 你很難做夢但想要做夢。
- 你的夢境曲折離奇，充滿不安、壓力，甚至恐怖。
- 你想要解析夢境的意義，洞悉自己的夢境。
- 經常因作夢而醒來。
- 害怕睡覺。
- 試圖透過夢境與他人連結。
- 試圖進入他人的夢境。
- 睡眠不足──這份激活飲可以讓你在短暫的睡眠中，透過夢境協助療癒你。

半英吋新鮮生薑片

半杯新鮮或解凍的冷凍芒果

半杯新鮮或解凍的冷凍櫻桃，去籽

半杯生櫛瓜，切碎

¼ 杯新鮮薄荷葉（自選）

1 依照列出的順序，由上到下，將食材依序一次一樣放進榨汁機榨汁。

2 倒進玻璃杯即可享用。

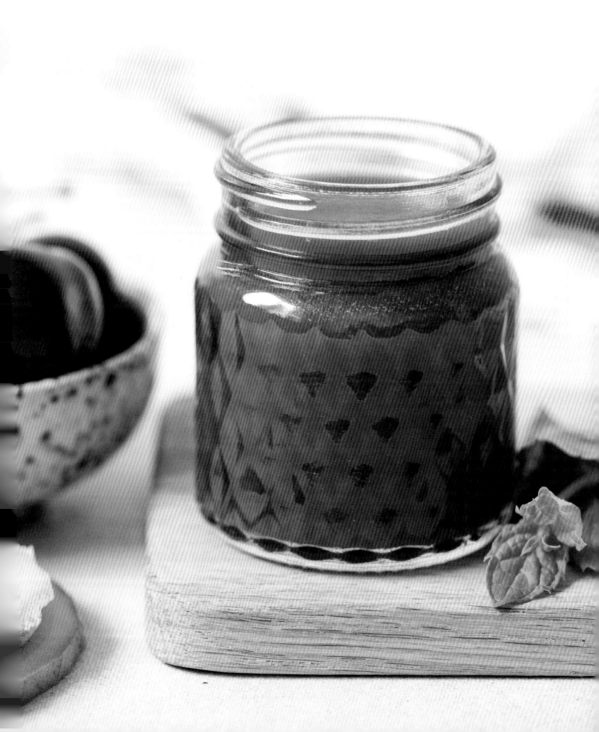

「你的靈魂遠大於你，這是你的光，一道來自天上而非地球的光。你的靈魂遠比你的身體古老，擁有從古至今的記憶和訊息，但你的表意識無法察覺。你的靈魂可以帶領你前進，即使身邊的人或這個世界反對或甚至破壞你。你的靈魂殘存的碎片依然充滿力量與光芒萬丈，在最黑暗的路徑上為你點亮前方的路。」

——安東尼·威廉

安神激活飲

這些大腦激活飲主要是讓你在日益不安的世界中穩定下來。

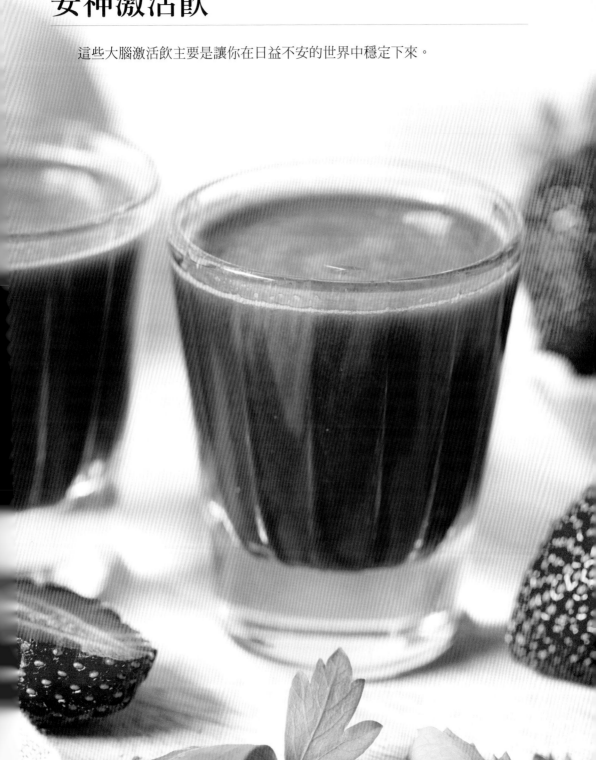

神經腸道酸性

當你有以下情況，你可以使用這份安神激活飲：

- 你想要強化迷走神經。
- 你有胃痙攣、胃脹氣、慢性胃炎、輕微胃食道逆流，或其他消化道問題（關於緩解急性胃食道逆流，請參閱第三章〈安東尼密集療法〉中的「安東尼密集蘆薈療法」）。
- 你覺得吃下的食物沒有消化、分解或吸收。
- 你覺得自己吸收營養的能力很差。
- 你被診斷出有微生物基因體或腸道菌群的問題。
- 你覺得自己體內有毒素，或者血液有毒素。
- 你覺得你的肝臟和淋巴液有毒素、停滯和遲緩。
- 你覺得自己胃酸過多、喉嚨或嘴巴有酸味，或全身帶有酸味。
- 你的體味比平時更明顯。
- 你有長期噁心或脹氣的問題。
- 你正在調整酸性體質，讓身體偏鹼性。

4 到 6 杯新鮮歐芹或新鮮香菜 *
（緊實壓入量杯）

1 用榨汁機榨歐芹或香菜。

2 倒入玻璃杯立即享用。

* 注意：選擇歐芹或香菜（不是同時選擇兩種）單獨榨出純歐芹激活飲或純香菜激活飲。

補充說明

- 你可以在本食譜中使用任何種類的歐芹，義大利平葉或捲葉歐芹。
- 新鮮香菜在一些國家也被稱為芫荽。

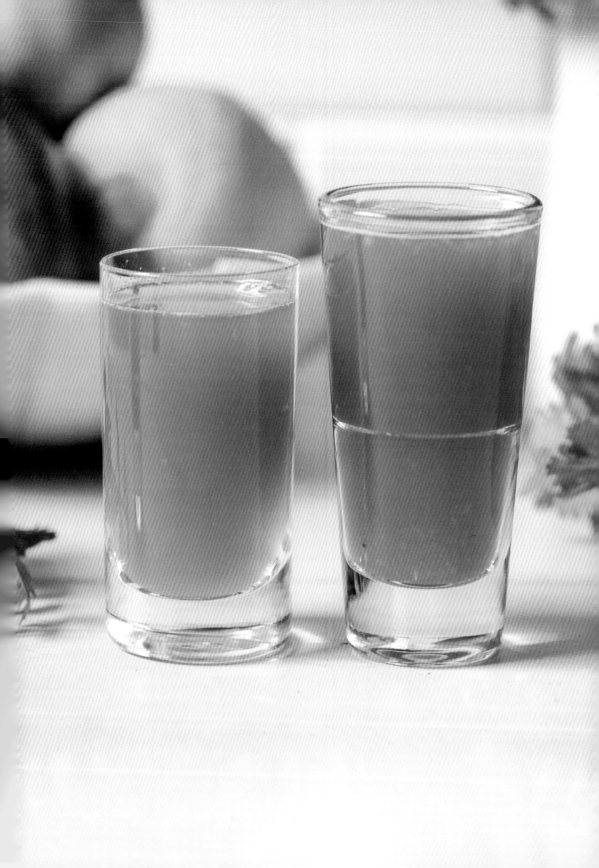

創傷、震驚和失落

1-2 小杯

這份激活飲可以支持任何情緒不安、情緒困擾或情緒壓力的狀況。當你有以下情況，你可以考慮使用它：

- 收到震撼的消息，或受到任何情緒上的打擊。
- 情緒起伏很大。
- 失去親人或寵物。
- 經歷任何形式的失去或失落感。
- 被診斷出患有慢性疾病或得知自己的健康有狀況。
- 生活受到所在地和世界上的事件影響。
- 正經歷家庭內部的情緒動盪或友誼受到考驗。

半杯新鮮或解凍的冷凍櫻桃，去籽

1 杯菠菜（緊實壓入量杯）

半顆蘋果

1 依照列出的順序，由上到下，將食材依序一次一樣放進榨汁機榨汁。

2 倒進玻璃杯即可飲用。

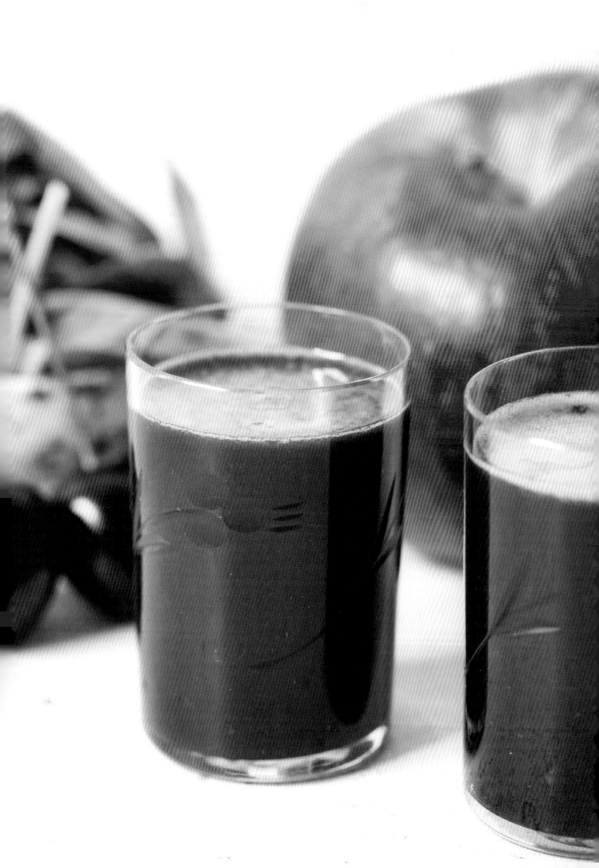

腎上腺之「戰或逃」

1-2 小杯

如果你有以下情況，你可以使用這份激活飲：

- 生活被壓力壓得喘不過氣，沒有機會好好放鬆休息。
- 持續性的長期壓力。
- 不管從什麼管道或人收到任何消息或資訊，你都會出現不由自主的生理反應。
- 正經歷任何類型的創傷後壓力症候群。
- 感覺自己就像坐雲霄飛車一樣，生活已經失控。
- 沉迷於刺激腎上腺素的活動或戲劇性事件。
- 一直把性當成逃避的方法。
- 不知不覺中依賴腎上腺素，例如間歇性斷食和／或使用咖啡因。

1 英吋新鮮生薑片

1 片小蒜瓣

2 湯匙新鮮或解凍的冷凍野生藍莓或 2 茶匙純野生藍莓汁或 2 茶匙純野生藍莓粉

半顆檸檬，去皮

1 杯新鮮歐芹（緊實壓入量杯）

半杯羽衣甘藍（緊實壓入量杯）

1 杯西瓜皮，切碎（自選）

1 依照列出的順序，由上到下，將食材依序一次一樣放進榨汁機榨汁。如果你是使用野生藍莓汁或野生藍莓粉，請等到所有食材榨完後再加入攪拌均勻。

2 倒進玻璃杯即可享用。

補充說明

- 如果你的所在地無法取得新鮮或冷凍野生藍莓、野生藍莓汁或野生藍莓粉，你可以用黑莓代替。雖然黑莓也是一個高抗氧化的食材選擇，但黑莓無法像野生藍莓一樣，擁有保護細胞免於受到有毒重金屬、化學物質、輻射和其他毒素侵害的效力。

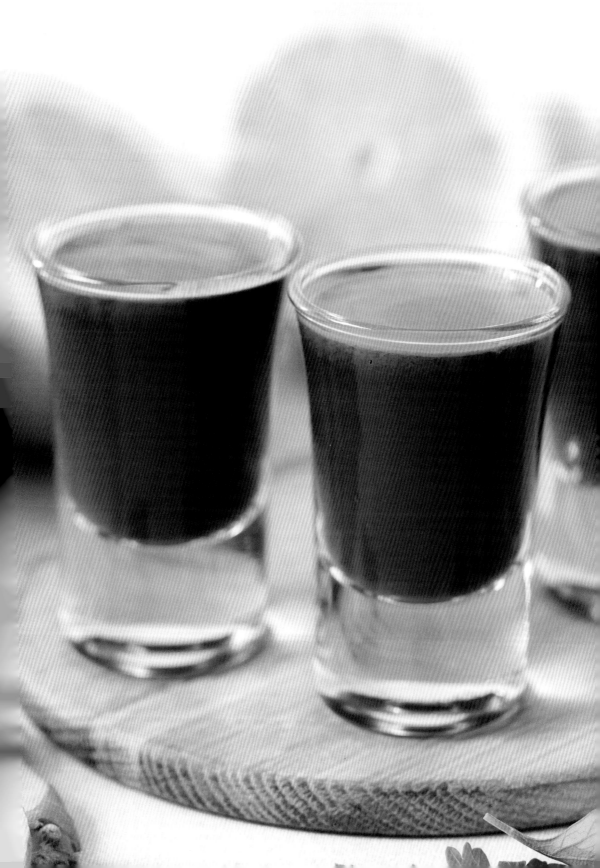

倦怠

如果你有以下情況，你可以使用這份激活飲：

- 感覺自己被逼到已超過極限。
- 需要充電。
- 感覺身體好像缺少什麼，或者覺得自己被淘空。
- 感覺付出太多，以至於覺得自己無法再給予。
- 過勞。
- 需要依靠咖啡因才能保持專注和提升精力。
- 覺得自己的大腦短路或快要抓狂。
- 對工作或身邊的人感到厭煩或厭惡。
- 覺得漸漸失去自己某些部分。
- 無法集中注意力，身心各個層面都感到筋疲力盡。

半英吋新鮮生薑片

半杯豌豆苗（緊實壓入量杯）

半杯苜蓿芽（緊實壓入量杯）

¼ 杯新鮮或解凍的冷凍火龍果（紅火龍果）或 ¼ 杯葡萄柚，切碎、去皮

2 根新鮮中型蘆筍（¼ 杯，切碎）

半根西洋芹菜

1 依照列出的順序，由上到下，將食材依序一次一樣放進榨汁機榨汁。

2 倒進玻璃杯即可享用。

補充說明

- 如果你找不到或不喜歡苜蓿芽或豌豆苗，可以使用任何種類的芽菜或微型菜苗，如青花椰苗、三葉草苗、向日葵苗或羽衣甘藍苗。每一種芽菜都會為這個激活飲帶來不同的風味。若你選擇使用櫻桃蘿蔔芽或芥末菜芽，請注意它會讓這份激活飲變得很辣。

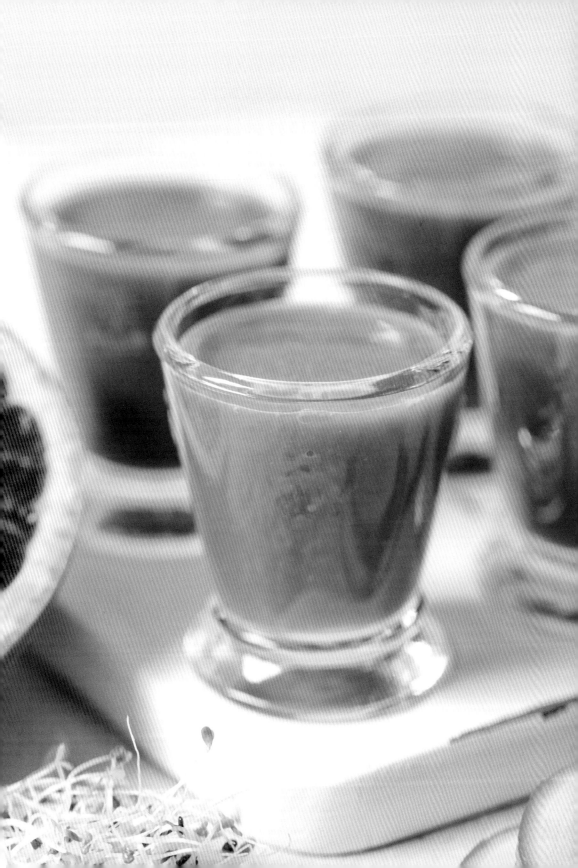

背叛和信任破碎

這份激活飲可以支持以下情況：
- 你覺得在情感上被調戲、被玩弄或不被認真對待。
- 你被告知身體背叛了你，並出現問題。
- 你感到被背叛、失望、被忽視、被看輕、被利用或被虐待。
- 你被操控，失去自主權。
- 你對信任的某人或某事失去信心，因而感到失望或不滿。
- 你覺得你讓你在乎的人失望。
- 你對某事投注心力，結果卻落空。

半英吋新鮮薑黃片

半杯新鮮或解凍的冷凍芒果

半顆萊姆，去皮

¼ 杯菠菜（緊實壓入量杯）

半根西洋芹菜

1/16 茶匙肉桂粉

1 依照以下的順序將食材放進榨汁機，薑黃、芒果、萊姆、菠菜和西洋芹菜。

2 撒上肉桂粉，或加入肉桂粉混合。

3 倒入玻璃杯中即可食用。

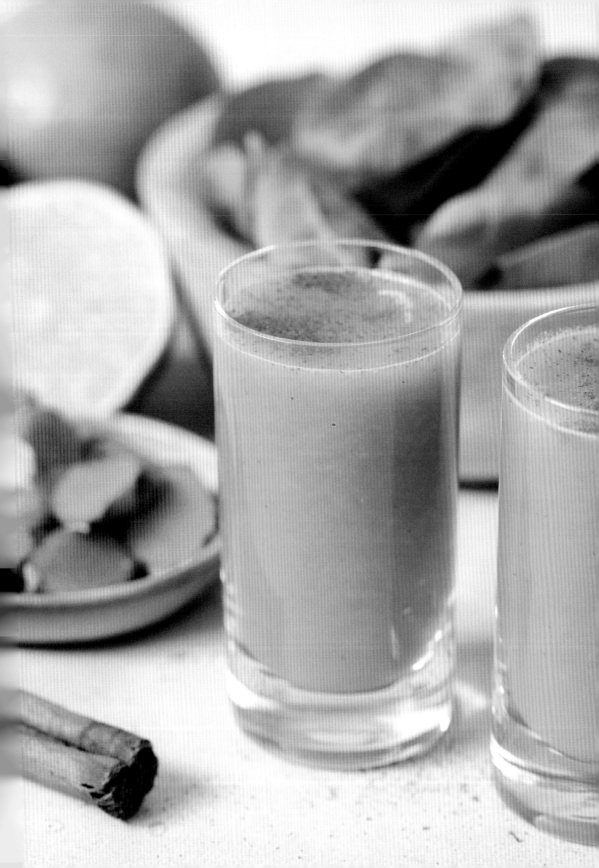

關係破裂

這款大腦激活飲適合以下情況：

- 正經歷任何型式的關係動盪，無論是否已分手或拆夥。
- 在任何關係中不斷出現爭論、爭吵或分歧的情況。
- 你遇到某種無法解決的情況，或和朋友或家人之間存在未竟事宜。
- 處於一段分分合合惡性循環的關係中。
- 某段關係中存在著根深蒂固或日益增長的怨恨。
- 你和某位夥伴間陷入爭論不休的局面。

半杯新鮮或解凍的冷凍草莓

半顆番茄或 ¼ 杯小番茄

¼ 顆檸檬，去皮

半杯新鮮歐芹（緊實壓入量杯）

半杯萵苣，例如綠葉萵苣或奶油萵苣切碎
（緊實壓入量杯）

半根西洋芹菜

1 依照列出的順序，由上到下，將食材依序一次一樣放進榨汁機榨汁。

2 倒進玻璃杯即可飲用。

補充說明

- 如果你在此食譜中選擇新鮮草莓，請在使用前去除草莓上的綠蒂。[*]

[*] 編注：草莓頂部可能會有來自農場水中的細菌，這些細菌卡在草莓和葉子之間，所以要完全去除草莓綠蒂。參考《守護大腦的療癒食譜》，第 3 頁。

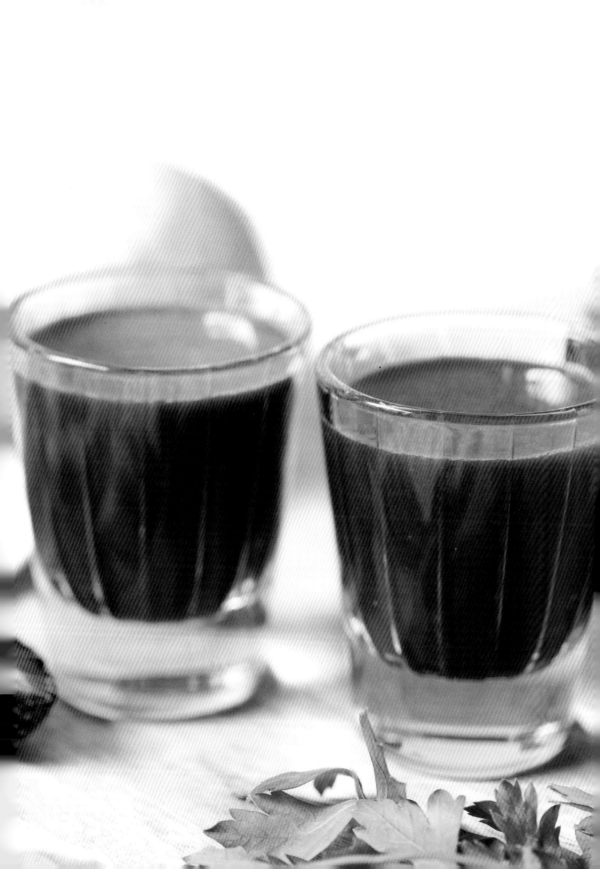

睡眠和養精蓄銳

如果你有以下情況，你可以試試這款激活飲：

- 小憩前。
- 想要快速充電。
- 覺得自己的能量一直很低。
- 在夜間睡眠中很容易被吵醒。
- 一覺醒來感覺沒有恢復活力（你可以在入睡前或起床後喝這款激活飲）。
- 當你消耗大量體力後想要恢復原氣。
- 另一種療癒方法是啜飲這款大腦激活飲，讓自己好好休息，閉上眼睛。即使你沒有睡著，你也會從中受益。

¾ 杯新鮮或解凍的冷凍芒果

⅛ 杯新鮮蒔蘿（緊實壓入量杯）

¼ 杯小黃瓜，切碎

半杯萵苣（最好是奶油萵苣），粗切碎（緊實壓入量杯）

半茶匙純楓糖漿（自選）

1 依照列出的順序，由上到下，將食材依序一次一樣放進榨汁機榨汁。

2 加入楓糖漿（如果有），攪拌。

3 倒入玻璃杯即可享用。

補充說明

- 選用 100% 楓糖製成的純楓糖漿，避免使用楓糖風味的楓糖漿，這是完全不同的產品，且含有對人體有害的成分。

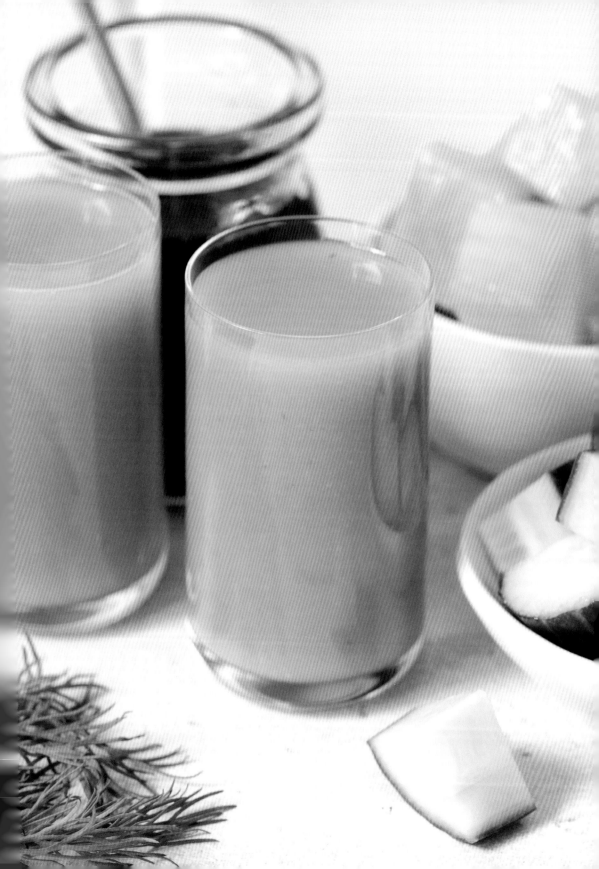

追求真相

這份激活飲在以下三個關於真相的領域可以支持你：

1. 真實表達自己。例如，當：
    ◦ 受到壓抑感到窒息
    ◦ 說話不受重視
    ◦ 在別人眼中可有可無
    ◦ 害怕談論某些事情
    ◦ 覺得自己正在做的某些事情對不起真正的自己
2. 接受真相。例如：
    ◦ 害怕接受某件事的真相
    ◦ 想知道某件事的真相
    ◦ 得知某件事的真相，但難以接受
3. 瞭解隱藏的真相。例如：
    ◦ 擴展對於周遭世界正在發生什麼事情的認知和理解
    ◦ 聽懂別人話裡的弦外之音，具有先見之明的洞察力
    ◦ 尋找隱藏的真相

1 英吋的新鮮生薑片

2 英吋的新鮮薑黃

1 片小蒜瓣

半杯新鮮羅勒（緊實壓入量杯）

半杯芝麻菜（緊實壓入量杯）

1 杯萵苣，例如綠葉萵苣或奶油萵苣粗切碎
（緊實壓入量杯）

1 顆柳橙，去皮

1 依照列出的順序，由上到下，將食材依序一次一樣放進榨汁機榨汁。

2 倒進玻璃杯即可飲用。

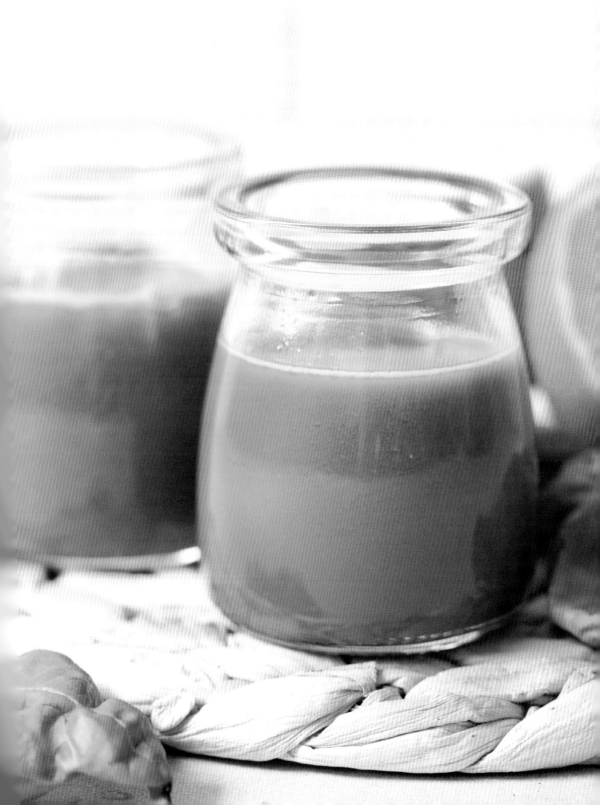

尋找人生目標

1-2 小杯

你可以嘗試這份激活飲，如果出現以下情況：

- 感覺若有所失，但不知道究竟失去什麼。
- 感到迷失或格格不入。
- 悲從中來。
- 永遠不滿足。
- 覺得自己的人生不該如此，或者沒有實現自己的使命。
- 覺得失去自由意志，或者要遵從自己的自由意志。
- 覺得自己一事無成。
- 人生失去方向。
- 覺得任何事情或所做一切都毫無意義。

¼ 杯新鮮或解凍的冷凍黑莓

¼ 杯新鮮或解凍的冷凍覆盆莓

¼ 杯新鮮或解凍的冷凍草莓

1 湯匙新鮮或解凍冷凍野生藍莓或 1 茶匙純野生藍莓汁或 1 茶匙純野生藍莓粉

¼ 杯新鮮歐芹（緊實壓入量杯）

1 依照列出的順序，由上到下，將食材依序一次一樣放進榨汁機榨汁。如果你是使用野生藍莓汁或野生藍莓粉，請等到所有食材榨完後再加入攪拌均勻。

2 倒進玻璃杯即可飲用。

補充說明

- 如果你在此食譜中選擇新鮮草莓，請在使用前去除草莓上的綠蒂。
- 如果你的所在地無法取得新鮮或冷凍野生藍莓、野生藍莓汁或野生藍莓粉，你可以在這個食譜中原有的 ¼ 杯黑莓中再多加 3 或 4 顆黑莓。

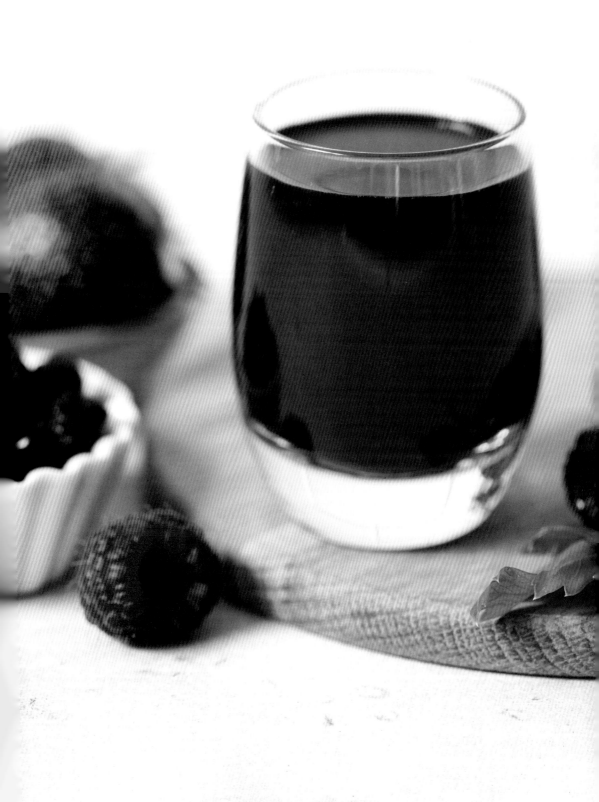

智慧和直覺

你可以使用這個強大的工具，如果你想：

- 提升直覺力。
- 從冥想中獲得最大啟發。
- 增強心靈感應能力。
- 試圖透過第三眼開啟洞察力，接收他人看不見的訊息。
- 與高層心靈更緊密的連結。
- 覺得自己缺乏直覺力或直覺力很差。
- 想從瑜伽、心靈成長課程或共修獲得最大啟發。
- 想從生活中的大小事領悟人生的大智慧。
- 尋找和自己與身邊人有關的答案。

1 湯匙新鮮或解凍冷凍野生藍莓或 1 茶匙純野生藍莓汁或 1 茶匙純野生藍莓粉

¼ 杯新鮮或解凍的冷凍黑莓

¼ 杯新鮮鼠尾草（緊實壓入量杯）

¼ 杯新鮮奧勒岡（緊實壓入量杯）

¼ 杯小麥草（或 2 茶匙解凍的冷凍小麥草汁）（緊實壓入量杯）

半杯新鮮黃櫛瓜，切碎

¼ 茶匙螺旋藻

1 依照以下的順序將食材放進榨汁機，野生藍莓、黑莓、鼠尾草、奧勒岡、小麥草和黃櫛瓜。如果你是使用野生藍莓汁或野生藍莓粉，或冷凍小麥草汁，請等到下一個步驟再放入。

2 撒上螺旋藻粉或放入螺旋藻粉攪拌均勻；放入野生藍莓汁或野生藍莓粉，攪拌均勻；放入解凍的冷凍小麥草汁（如果有）。

3 倒進玻璃杯即可飲用。

補充說明

- 如果你的所在地無法取得新鮮或冷凍野生藍莓、野生藍莓汁或野生藍莓粉，你可以在這個食譜中原本的 ¼ 杯黑莓中再多加 3 或 4 顆黑莓。

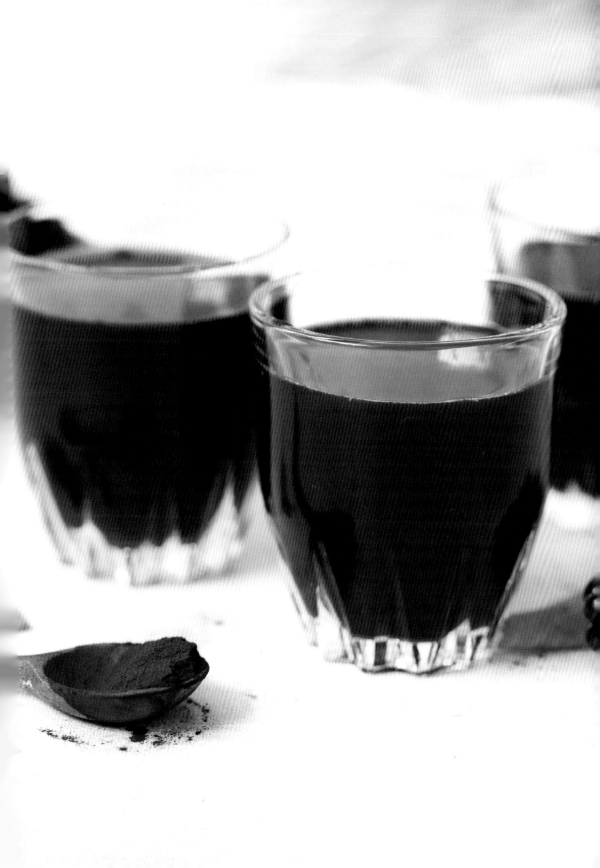

第九章

安東尼大腦激活淨化法

　　這些淨化方法對於現今這個世界來說是必要的，日常生活中的化學大戰，對我們的居家環境、學校、機構和社會的衝擊已經達到災難性的程度。當你開始使用這些淨化選項時，你是遵從自由意志，試圖淨化和保護你的器官，大腦不僅蘊藏生命中過去、現在和未來的知識，同時也保護你的靈魂。安東尼大腦激活淨化法不只是身體上的層面，因為當大腦中的有毒物質排除後，你的意識和潛意識之門即將被開啟，讓你在一個原本充滿毒素無法覺知的世界中體悟。

　　覺知悟道不是無所不知，而是可以心平氣和面對一切，因為你對大腦的思緒瞭若指掌，而我們無法掌控外在世界發生的一切。這些淨化法可以淨化你的大腦聖殿，將那些讓你頭腦無法清晰的毒素排除。你的直覺、心電感應、超自然的感應能力、千里眼等技能將會開始出現。你會很容易看清事物的本質，清晰表達自己，富有創造力，能在別人意識不到的微小之處看見不凡，喜悅由然而生。大腦中累積的毒素是某些產業刻意要毒害我們、束縛我們，讓我們沉淪。當你擺脫這些毒素時，你會打開你的第三眼成為一位覺知者。

　　大腦激活飲對身體方面有極大的好處和療效。透過大腦激活淨化法，你開始清除大腦中原本不該存在的毒素和有毒化學物質，並幫助大腦復原。這些抗病原體淨化法是專為我們日常生活遇到的各種狀況而設計的——從不足到倦怠到腦酸再到情緒性腦損傷，目的在消除各種不同的症狀。其中進階版和加強版更是讓人有機會從一百多種病症中康復。（關於長期的支持方法，特別是針對病原體的營養補充方法，請參考第一部「補充品的重要性」）。

　　你可以在任何時間選擇七種排毒法的任何一種，也可以像爬梯子一樣，從最簡單到最強效。所有安東尼排毒法都可以根據你的目標客製化，淨化的級別越高，消失的症狀也會越多。

排毒指引

選擇大腦激活療法

- 大部分大腦激活療法都有分 10 ／ 20 ／ 30 天等級的選擇，每一種都有詳細的說明。
- 淨化選項中會指示你每天是否可以自行決定要嘗試哪些激活飲，或者指示你每天選擇一種新的激活飲。
- 如果指引說明你可以每天自行選擇激活飲，這意味著你可以根據喜好嘗試所有的激活療法，決定權在你，你可以隨意變換各種激活飲，也可以重複。
- 如果指引說明每天選擇一種新的大腦激活飲，你可以選擇一個主題每天喝一種激活飲。舉例來說，一個 10 天的淨化療程，你可以從第八章中選擇暴露防護激活飲、轉換激活飲或安神激活飲的主題，然後每天選擇一款新的激活食譜，等到第 10 天結束時，你已經喝完所有主題中的 10 款激活飲。如果是 20 天或 30 天的淨化療程，你可以選擇二組到三組的大腦激活飲主題，每一次進行一組，在同一組中不需要按照編排順序喝激活飲，只要以每 10 天為一個單位進行所有的激活飲即可。
- 舉例來說，如果你選擇 30 天淨化療程，指引告訴你每天要選擇一款新的激活飲，這時你可以根據需要選擇轉換激活飲（順序不拘），接著是安神激活飲（順序不拘），最後則是暴露防護激活飲（順序不拘），直到你在 30 天內完成所有 30 款激活飲。

激活飲的次數

- 如果你選擇的淨化法指示每天要喝 2 次以上的激活飲，那麼在同一天都要喝同一款激活飲。換句話說，如果你選擇的療法需要每天喝 3 次，那麼這 3 次的激活飲必須是同一款。

喝激活飲的時間點

- 喝激活飲的時間必須和任何食物或飲料間隔至少 15 到 30 分鐘，無論是喝激活飲之前還是之後進食的時間間隔都相同。

- 這個準則適用於每種不同層級的大腦激活淨化法。你需要一些時間讓自己和每款激活飲產生共振，使療癒的震動頻率進入你的血液，讓你的身心靈接收它的頻率，你需要給自己一些時間好好感受它在你體內的作用。

- 舉例來說，包含其它安東尼療法的飲食流程可能如下：起床時先空腹喝一杯檸檬水，再等 15 到 30 分鐘喝芹菜汁，接著間隔 15 到 30 分鐘喝大腦激活飲，最後再等 15 到 30 分鐘再吃早餐。

- 當大腦激活淨化法需要每天喝好幾次激活飲時，每次至少需間隔 4 小時。（因為大腦在 4 小時之後會回復原來的模式，所以等 4 小時之後再喝一次。）例如，如果你每天要喝 3 杯激活飲，這 3 次的時間不能比上午 8 點、中午 12 點、下午 4 點的時間更密集。但你可以把間隔時間拉長 4 小時以上。舉例來說，上午 7 點、下午 1 點、下午 7 點。依此原則，安排適合自己喝激活飲的時間。

- 如果你有進行安東尼營養補充品治療方案，在進行大腦激活淨化法時，仍然可以繼續補充，但營養補充品不可和激活飲一起吃，要依據上述的原則錯開時間。

重複排毒

- 鼓勵你重複或不定期進行大腦激活淨化法，在不同回合之間間隔一段時間，然後再回到你選擇的淨化法。你可以重複進行同一個淨化法不限次數，或者進行進階版的淨化法，在任何時候，都可以自行選擇進行任何一種層級的淨化法。

缺少食材

- 如果你難以取得大腦激活飲中的某種食材——可以先用手邊僅有的食材。

- 至於食譜中有些食材的替代方案，如檸檬或檸檬水、芹菜汁和重金屬排

毒果昔，你可以參考個別食譜提供的秘訣。如果可以，試著不要依賴替代方案，特別是芹菜汁，最好用正確的食材進行排毒，以達到預期的健康目標。

排毒中斷

- 如果你在淨化期間有任何一天沒有喝大腦激活飲（和／或重金屬排毒果昔），當天還是要繼續遵循排毒指南，然後在這一輪排毒療程結束時，再額外增加一天淨化日。
- 如果因故中斷淨化過程，你要在淨化過程結束後再加三天淨化日。「中斷淨化」是指你攝取了一些淨化過程中需要避開的食物，例如早餐的脂肪基食物，像是堅果醬或出賣大腦的食物如蛋、乳製品或麩質。

所有淨化法需遵守的原則

- 如果你在淨化期間因某些原因需要抽血，記得詢問是否可以將抽血的時間安排在沒有進行淨化的期間，或者是否可以將抽血量減少到半管或四分之一管。你可以參考《守護大腦的飲食聖經》配套書中的〈抽血議題〉，如果你手邊沒有書，但你因醫療需求急需書中的資訊，你可以收聽安東尼播客《Medical Medium Podcast》中的「抽血」單元。關於如何使用食物和營養補充品治療方案，以避免免疫系統降低，請參考本書第四章。
- 更多關於本書未提及的一般排毒的問題，請參考《3:6:9 排毒飲食聖經》。

針對兒童的調整方案

兒童也可以進行大腦激活淨化療法，但須遵循以下原則：

- 兒童可以不用喝檸檬水或萊姆水，同時也可以依照你認為適合的方式，減少孩子的芹菜汁飲用量。請參考第二章〈適合兒童的芹菜汁分量〉。
- 依據孩童的年齡和體重，可以喝少量大腦激活飲，即使只是 1 盎司或 1 茶匙。

- 如果你幫孩子選擇的淨化階段包括重金屬排毒果昔，請參考第十章〈兒童劑量調整〉。

大腦激活淨化法七大階段

入門大腦激活淨化法

將以下步驟納入你的日常飲食中：

- 每天喝一杯大腦激活飲（參考第八章食譜）。
- 選擇進行 10、20 或 30 天。
- 每天選擇喝一種大腦激活飲。
- 自選：根據需要，盡可能加入其它醫療靈媒工具和食譜。
- 每天至少喝 1,500 毫升的水（可以包括椰子水）。喝水的時間要與喝激活飲的時間至少間隔 15 到 30 分鐘。

基本大腦激活淨化法

將以下步驟納入你的日常飲食中：

- 每天喝兩杯一樣的大腦激活飲（參考第八章食譜），間隔至少 4 小時。
- 選擇進行 10、20 或 30 天。
- 每天選擇喝一種大腦激活飲。
- 自選：根據需要，盡可能加入其它醫療靈媒工具和食譜。
- 每天至少喝 1,800 毫升的水（可以包括椰子水）。喝水的時間要與喝激活飲的時間至少間隔 15 到 30 分鐘。

簡易大腦激活淨化法

將以下步驟納入你的日常飲食中：

- 每天喝兩杯一樣的大腦激活飲（參考第八章食譜），間隔至少 4 小時。

- 選擇進行 10、20 或 30 天。
- 每天選擇喝一種大腦激活飲。
- 每天一早醒來喝 500 到 1,000 毫升檸檬水或萊姆水（參考《守護大腦的療癒食譜》製作檸檬水或萊姆水的正確比例）。
- 至少間隔 15 到 30 分鐘後，空腹喝一杯 500 到 1,000 毫升鮮榨芹菜汁（等到 15 到 30 分鐘後再喝你的第一杯大腦激活飲或吃早餐）。
- 自選：任何時候都可以喝重金屬排毒果昔（參考第十章食譜），但不可在吃完含有脂肪的餐點後喝。
- 至少在中午前不吃任何含有油脂的食物。
- 自選：若要達到更好的療效，請參考第五章和第七章列出的出賣大腦的食物和食物化學物質，在淨化期間避開清單中的食物。例如蛋、乳製品、麩質、玉米、大豆、鮪魚、羊肉、豬肉等，這些出賣大腦的食物吃得越少，大腦激活飲的效果就越好。
- 盡可能在你的正餐和點心中，加入本書（和 / 或《3:6:9 排毒飲食聖經》中的食譜）。
- 每天至少喝 1,800 毫升的水（可以包括椰子水和早晨的檸檬水）。喝水的時間要與喝芹菜汁或激活飲的時間至少間隔 15 到 30 分鐘。

中級大腦激活淨化法

將以下步驟納入你的日常飲食中：
- 每天喝三杯同樣的大腦激活飲（參考第八章食譜），間隔至少 4 小時。
- 選擇進行 10、20 或 30 天。
- 每天選擇喝一種大腦激活飲。
- 每天一早醒來喝 500 到 1,000 毫升檸檬水或萊姆水（參考《守護大腦的療癒食譜》製作檸檬水或萊姆水的正確比例）。
- 至少間隔 15 到 30 分鐘後，空腹喝一杯 500 到 1,000 毫升鮮榨芹菜汁（等到 15 到 30 分鐘後再喝你的第一杯大腦激活飲或吃早餐）。
- 自選：任何時候都可以喝重金屬排毒果昔（參考第十章食譜），但不可

在吃完含有脂肪的餐點後喝。

- 避開蛋、乳製品、麩質、玉米、大豆、鮪魚、羊肉和豬肉。
- 只使用本書（和／或《3:6:9 排毒飲食聖經》以及其他安東尼系列叢書中提供的食譜）。
- 至少在中午前不吃任何含有油脂的食物。
- 如果午餐後有攝取油脂，要將分量限制在一份，最好是晚餐時間吃。如果你以蔬食為主，可以依照安東尼的食譜，吃一份植物性油脂如酪梨、堅果或堅果奶、種子類、椰子、椰子油、橄欖油。或者若你是根據安東尼的食譜中製作餐點，那麼每日一份動物性蛋白質如雞肉、草飼牛、火雞肉、鮭魚或沙丁魚也是可以的。
- 每天至少喝 1,800 毫升的水（可以包括椰子水和早晨的檸檬水）。喝水的時間要與喝芹菜汁或激活飲的時間至少間隔 15 到 30 分鐘。

高效大腦激活淨化法

將以下步驟納入你的日常飲食中：
- 每天喝三杯同樣的大腦激活飲（參考第八章食譜），間隔最少 4 小時。
- 選擇進行 10、20 或 30 天。
- 每天選擇一種新的大腦激活飲，有系統地一次選擇一組（防護、轉換或安神，在同一組中飲用的順序不拘）。
- 每天一早醒來喝 1,000 毫升檸檬水或萊姆水（參考《守護大腦的療癒食譜》製作檸檬水或萊姆水的正確比例）。
- 至少間隔 15 到 30 分鐘後，空腹喝一杯 1,000 毫升鮮榨芹菜汁（等到 15 到 30 分鐘後再喝你的第一杯大腦激活飲或吃早餐）。
- 自選：任何時候都可以喝重金屬排毒果昔（參考第十章食譜），但不可在吃完含有脂肪的餐點後喝。
- 避開第五章和第七章提及的所有食物和食物化學物質，包括咖啡因。
- 只使用本書（和／或《3:6:9 排毒飲食聖經》以及其他安東尼系列叢書中提供的食譜）。

- 至少在中午前不吃任何含有油脂的食物。
- 如果午餐後有攝取油脂，要將分量限制在一份，最好是晚餐時間吃。如果你以蔬食為主，你可以依照安東尼的食譜，吃一份植物性油脂如酪梨、堅果或堅果奶、種子類、椰子、椰子油、橄欖油。或者若是根據安東尼的食譜中製作餐點，那麼每日一份動物性蛋白質如雞肉、草飼牛、火雞肉、鮭魚或沙丁魚也是可以的。
- 每天至少喝 1,800 毫升的水（可以包括椰子水和早晨的檸檬水）。喝水的時間要與喝芹菜汁或大腦激活飲的時間至少間隔 15 到 30 分鐘。

進階大腦激活淨化法

將以下步驟納入你的日常飲食中：

- 每天喝三杯同樣的大腦激活飲（參考第八章食譜），間隔最少 4 小時。
- 選擇進行 20 或 30 天。
- 每天選擇一種新的大腦激活飲，有系統地一次選擇一組（防護、轉換或安神，在同一組中飲用的順序不拘）。
- 每天一早醒來喝 1,000 毫升檸檬水或萊姆水（參考《守護大腦的療癒食譜》製作檸檬水或萊姆水的正確比例）。
- 至少間隔 15 到 30 分鐘後，空腹喝一杯 1,000 毫升鮮榨芹菜汁（等到 15 到 30 分鐘後再喝你的第一杯大腦激活飲或吃早餐）。
- 每天喝一杯重金屬排毒果昔（參考第十章的食譜）。（自選：每 10 天可休息 1 天不喝。）
- 避開第五章和第七章提及的所有食物和食物化學物質，包括咖啡因。
- 只使用本書（和／或《3:6:9 排毒飲食聖經》以及其他安東尼系列叢書中提供的食譜）。
- 完全避開所有脂肪基食物，包括植物性油脂（如堅果、種子類、酪梨）和動物性脂肪（如雞肉、魚肉和所有肉類）。
- 每天至少喝 1,800 毫升的水（可以包括椰子水和早晨的檸檬水）。喝水的時間要與喝芹菜汁或大腦激活飲的時間至少間隔 15 到 30 分鐘。

強效大腦激活淨化法

將以下步驟納入你的日常飲食中：

- 每天喝三杯同樣的大腦激活飲（參考第八章食譜），間隔最少 4 小時。
- 選擇進行 30 天。
- 每天選擇一種新的大腦激活飲，有系統地一次選擇一組（防護、轉換或安神，在同一組中飲用的順序不拘）。
- 每天一早醒來喝 1,000 毫升檸檬水或萊姆水（參考《守護大腦的療癒食譜》製作檸檬水或萊姆水的正確比例）。
- 至少間隔 15 到 30 分鐘後，空腹喝一杯 1,000 毫升鮮榨芹菜汁（等到 15 到 30 分鐘後再喝你的第一杯大腦激活飲或吃早餐）。
- 每天喝一杯重金屬排毒果昔（參考第十章的食譜）。（自選：每 10 天可休息一天不喝。）
- 避開第五章和第七章提及的所有食物和食物化學物質，包括咖啡因。
- 只使用本書（和／或《3:6:9 排毒飲食聖經》以及其他安東尼系列叢書中提供的食譜）。
- 完全避開所有脂肪基食物，包括植物性油脂（如堅果、種籽類、酪梨）和動物性脂肪（如雞肉、魚肉和所有肉類）。
- 避開所有香氛蠟燭、古龍水、香水、含有香味的洗衣精、衣物柔軟精、空氣芳香劑、香氛、鬍後水、除臭劑、肥皂、身體噴霧、身體乳液、身體按摩油、美髮產品，以及薰香、車用空氣芳香劑等。
- 每天至少喝 1,800 毫升的水（可以包括椰子水和早晨的檸檬水）。喝水的時間要與喝芹菜汁或大腦激活飲的時間至少間隔 15 到 30 分鐘。

「經過特殊配置的協同組合，這些激活飲將水果、香草、綠色葉菜、野生食物和蔬菜恰如其分地入藥。」

——安東尼・威廉

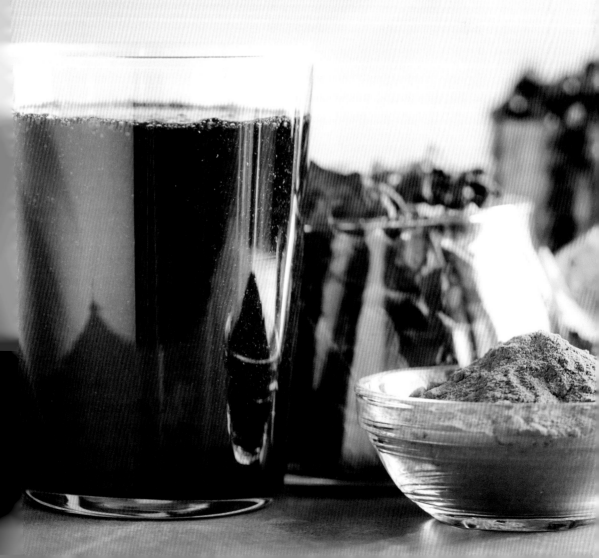

第四部

重金屬排毒

「你的大腦具有超越今日醫學研究和科學未知的自癒能力，吸收與應用這些知識，你將為那些需要答案的人提供一盞明燈。」

—— 安東尼·威廉

第十章

安東尼重金屬排毒

除了有毒重金屬本身可能造成的損害之外,事實上它們也是病毒的燃料——供給病毒養分,助長全身發炎並引發自體免疫性疾病——因此,排除金屬有助於降低病毒量,大量的病毒會導致神經系統症狀。清除重金屬可以讓大腦的電流和能量頻率自由流動,從而解決心理和情感上的困擾或是身心問題。當你拆解與清除干擾大腦的各種金屬時,你可以大幅減少病毒入侵,加速情緒傷害的癒合,減少大腦和腦神經發炎,解決腦力耗損和缺陷,並幫助緩解成癮的酸性大腦。

(更多關於有毒重金屬、病毒和大腦的信息請參閱本書配套書《守護大腦的飲食聖經》。)

老化金屬與新金屬

我們經遺傳而承襲的重金屬是來自年代久遠的老化金屬,取決於血統來自世界哪個區域,可追溯到 2000 到 3000 年前。陳年的重金屬比近期暴露的重金屬具有更高的氧化率,幾世代前開採的有毒重金屬,其老化過程始於出土的那一刻。隨著金屬老化,氧化也開始了。當這些金屬進入並留在人體內部,接觸到氧氣、酸、熱、血氣、電流、外來化學物質等,開始變得非常不穩定。

剛開採的金屬與陳年金屬大不相同。剛出土的金屬雖然具有劇毒,但相對較穩定,因此它們的破壞性低於老化金屬。較新的金屬在體內不會快速分解,這一切取決於金屬遺傳多少世代以及個人體內金屬的含量。大多數人的體內都有代代相傳的陳年金屬和新金屬,最新的金屬暴露源是當孩子在兒科診所接受含有汞、

鋁和銅的治療。汞和鋁很可能是在過去 50 到 70 年中開採出來後存放，最終被醫療業購買並放入藥品中。許多藥物都含有有毒重金屬，同時，一位孩子可能遺傳其世代祖先數百到數千年長期接觸到的有毒重金屬。例如，我們可能遺傳到 2,000 到 3,000 年前的金屬，加上我們祖先在 300 到 400 年前接觸的金屬，像是水銀療法，以及我們家族中最近接觸的金屬。陳年金屬氧化速度更快，病毒鍾愛這些老化金屬，因為它們的不穩定性更容易取得與消耗。

重金屬代代相傳的一個原因是，除非出現明顯的中毒現象，例如來自裝滿水的鉛罐，否則醫學研究和科學並不會發覺它們存在於我們的體內。因此，人們並不認為重金屬對健康具有破壞性、危險性的威脅，且在下一代出生前，這些金屬並未從父母身上排除。有毒重金屬是人類健康至今不升反降的重要原因。

合金燃料

通常，引起自體免疫性疾病的病毒以一種或兩種金屬為食。在複雜的神經性自體免疫病例中，一種病毒可能以三種、四種或更多種金屬為食；或者兩種或多種病毒各自以多種金屬為食。以多種金屬為食的一種或多種病毒會產生金屬合併的強效廢物，一旦這種廢物從病毒中排出，就會引發許多神經和身體反應，尤其是在金屬老化的情況下。當病毒消耗兩種以上的金屬時，其產生的神經毒素會導致肌肉、神經、骨骼和器官損傷，因為這種有毒廢物會使細胞窒息，讓細胞無法獲得急需的養分以保持最佳的生存狀態，且細胞壁因暴露於強酸性和變性有毒廢物而分解。

不同的有毒重金屬重量也不同。銅、汞和鉛是屬於較重的金屬，所以以這些金屬為食的病毒排出的神經毒素和皮膚毒素的重量較重。神經毒素和皮膚毒素可能是重金屬和較輕金屬的混合物，而較重的金屬與較輕的金屬混合後，較重的金屬會壓下較輕的金屬，導致神經毒素和皮膚毒素沉澱在下肢。這就是為何有些人只有手腳或腿上出現濕疹（較重的皮膚毒素），而另一些人則是胸部出現濕疹（當皮膚毒素主要為較輕的金屬）。不寧腿症候群和雷諾氏症候群都是神經毒素

沉積在腳、手、手臂和腿上的例子。

重金屬排毒如何發揮作用

　　若要排除大腦和身體中的重金屬，最好的方法就是重金屬排毒果昔和重金屬排毒法。這些方案是地球上去除重金屬和修復它們造成的損害最有效的方法，全世界有無數的人從原始版重金屬排毒果昔和原始版重金屬排毒法中治癒，現在你有更多的選擇。

重金屬排毒果昔的效力

　　讓我們從基礎開始。重金屬排毒果昔（完整食譜在本章後半段）包含五種關鍵成分：

- 野生藍莓（可使用冷凍或純野生藍莓粉）
- 螺旋藻（在網頁 www.medicalmedium.com 補充品目錄中可以找到效果最好的種類）
- 大麥苗汁粉（在網頁補充目錄中可以找到正確的種類）
- 新鮮香菜
- 大西洋紅藻

　　這些藥用成分可以將根深蒂固和到處漂浮的金屬，完全排出身體之外，而不是沿途掉落或根本毫無作用，這就是重金屬排毒果昔之所以獨特的原因，安全護送重金屬離開身體，而不是撿起又隨地放下，進而對神經系統或消化系統造成更多的壓力和傷害，也是它沒有副作用的原因之一，而且重金屬排毒果昔還具有治癒大腦組織的滋養成分。

　　（如果有輕微的反應，這不是傷害的跡象，而是不管這個人進行任何排毒方案，通常都會出現的反應，這意味著他們的體內已累積大量的毒素。重金屬排毒果昔和其他方案最大的區別在於，果昔最終可以清除這些毒素，終止這些反應。）

　　如果你熟悉醫療靈媒系列，你會記得在 24 小時內食用這五種食物，好讓它

們一起完成排毒的任務。適用於去除全身不同部位的重金屬，當你特別針對大腦中的有毒重金屬時，最好的方式是混合這五種食物一起食用。

從大腦中去除重金屬的過程就像從地球上開採珍貴金屬一樣，雖然在採礦中，通常必須去除或置換泥土和礦石才能提取金屬，但透過這種從大腦中提取的方法，主要是這五種食物中的植物化學物質會利用化學反應，小心翼翼地鬆動和收集金屬。當來自五種成分的化合物結合在一起，並與大腦天生的超能力結盟，果昔成分中的化合物便會將信息驅動到大腦的電網中，激活電網與大腦內的其他化合物一起合作，震動電網將金屬和廢物從腦組織中排出，然後由這五種成分組合的化合物收集帶走，這個過程可以確保腦組織安全無虞。這是重金屬排毒果昔中化合物的強效力量，也是這五種藥用成分的分工合作。即使缺少一種或兩種成分，其他的成分仍然可以和諧地發揮功效。

用一個更簡單的例子：大腦內全是出賣大腦的毒性物質，就像一塊骯髒的海綿，而重金屬排毒果昔中的植物化學物質就像可以從細胞中擠出重金屬；或是將果昔視為腦組織的祛痰劑，協助大腦咳出阻礙它的東西。

重金屬排毒果昔的優勢是，它不僅可以去除大腦中的有毒重金屬。雖然擺脫有毒重金屬是你使用這個食譜的首要目標，但它也有助於清除溶劑、殺蟲劑、輻射和其他出賣大腦的物質。

任何試圖從體內去除金屬的那些臨時或時尚的方法都無法確實做到。例如，小球藻即使黏上金屬也會掉落，還可能在大腦的另一個區域產生更大的問題。炭和沸石也無法達到要求，更多訊息請閱讀第六章〈出賣大腦的補充品〉。

從大腦中去除所有金屬需要時間。排毒過程最重要是到達並根除嵌入金屬的碎片，這些碎片可能極微小、奈米級和更小的金屬簇。這不是一天兩夜就能排除的過程，即使某些症狀開始迅速緩解和消退，仍然可能需要時間才能清除所有有毒重金屬，最終達到症狀消失的結果。這些金屬碎片積累多年，形成更大的沉積物，但也難不倒這個重金屬排毒法。隨著腦組織開始清除金屬時，並非所有金屬都會立即排出。相反，金屬會開始從大腦深處浮出，這就是為何長期採取這種重金屬排毒方案非常重要的原因之一：我們可能帶有來自幾世代人更深、更不穩定和脆弱的老化金屬，它們不會很快從大腦中彈出，因為它們需要時間才能移到更

接近大腦內的各個表面。比較穩定的新金屬較容易浮出，但如果它們是卡在大腦內部更深處，那麼還是需要一些時間才能將新金屬移到表面。

金屬透過氧化傳播：當它們腐蝕和膨脹時，它們的碎片徑流會擴散並相互反應。重金屬污染滲入周圍腦組織是本書列出的許多疾病和症狀的原因，為了解決這個問題，重金屬排毒果昔另一個重要的作用是處理腐蝕性金屬碎片。重金屬排毒果昔中五種關鍵成分的化合物會與腐蝕合金的金屬和污染物結合，但這也需要時間和耐心；穩定和安全分散來自重金屬合金，如鋁加汞或銅在大腦中相互作用產生的腐蝕性碎片，這又是一個額外的清理過程。

每個人體內的有毒重金屬情況不同。有些人體內的金屬是在氧化的早期階段，還未產生相互作用，也就是沒有太多的氧化碎片，因此可以更快且更輕易排除。有些人體內的金屬已產生大量的相互作用——例如，大量的鋁、汞和銅，它們長時間相互反應，從而產生大量的氧化廢棄物。在這種情況下，重金屬排毒果昔的化學物質尚未可以分解與根除這些毒素前，重金屬排毒果昔化合物必須先拉出這些碎屑，然後將其打包移出，以防止擴散並造成更多的問題。腦霧、抑鬱、強迫症、記憶力減退和焦慮可能需要更長的時間才能痊癒，為了排出深入大腦的重金屬，你要重複使用重金屬排毒果昔。

每個人大腦內的合金組合不一樣：有哪些特定的金屬混合物、存在多少年、存在的數量、分佈的方式以及氧化的速度全都因人而異。重金屬排毒果昔包含五個關鍵元素，可以解決各個面向，因此適合所有的人。

如果你無法備齊所有五種成分，也不要為此不做重金屬排毒果昔。與綠藻和其他來源不同，這些成分具有一定捕獲金屬的能力，且具有去除金屬的獨特效能。記住，只使用五種果昔成分中的三種或四種，可能意味著需要更長的時間才能看到成效或完全治癒。這些成分相互搭配效果很好，但結合所有五種成分更能有效根除體內的金屬。

野生藍莓和其他關鍵成分

深入瞭解重金屬排毒果昔的成分，有助於我們更瞭解該配方對我們的作用。除了該成分化合物集體的根除效力外，單項的成分也能讓我們受益無窮。

首先，野生藍莓會在大腦中引發淨化作用。野生藍莓含有數十種獨特且許多未被發現的抗氧化植物化合物。這些抗氧化化合物可以分解大腦內重金屬相互作用和大腦老化衍生的副產品所形成的碎片囊——就像牙醫去除牙齒上的牙菌斑一樣，而野生藍莓本身也會追擊金屬。

記住，大腦中的重金屬會佔據空間。即使它們還沒有氧化，即使是奈米或更小的尺寸，它們仍然會在一個不應該有任何有毒物質的地方占有一席之地，有時可能占據更大的空間。例如，汞通常會越滾越大，如果你在早期接觸過汞，也許是在嬰兒時期，往後又在生活中接觸到更多的汞，甚至每月都接觸一次，於是這些汞與早期的汞結合，累積成更大的沉積物。有時大腦中的金屬是緊密堆積，例如最微小的金屬斑點和微囊袋。無論大小，重金屬沉積物都會在大腦中形成凹陷的表面，一旦清除這些重金屬，大腦組織就需要進行修復。而野生藍莓的抗氧化植物化合物不僅能清除金屬，還能修復金屬留下的損傷，修復的方法是恢復腦細胞表面上的凹陷，從而刺激新的腦細胞生長。

隨著重金屬排出，你的大腦可以在騰出的空間中創造新的細胞，但這需要野生藍莓的幫助才能完成清除污染的區塊，以便日後可以健全的生長。當傷害較小，癒合的過程很快即可達成。如果它是一個長年的金屬礦床，氧化廢物大量積累，那麼就需要長期致力於重金屬排毒果昔來淨化該區塊。大腦細胞因重金屬及其徑流而死亡，除非全部清理乾淨，身體才會意識到重新安全生長的可能性，該區塊才可能恢復生機。雖然這個清除和修復過程一直在進行中，但有些症狀可能會持續一段時間，因為即使去除了重金屬，大腦組織仍然在修復中。野生藍莓的抗氧化植物化合物可以快速促進腦細胞健康生長，促進癒合——這些抗氧化劑可以淨化腦組織儘快地修復。

一旦野生藍莓將重金屬及其碎片排出並帶入血液，螺旋藻、大麥苗汁粉和香菜中的其他化學物質可以協助將這些碎片安全地排出體外。多虧有野生藍莓，重金屬才不會再次在大腦中分散造成麻煩。這五種關鍵成分的化合物共同合作，將有毒重金屬安全排出體外；所有重金屬排毒食品都能馴服急進、不穩定、腐蝕、氧化的金屬碎片以及新金屬，避免它們在移動時對組織造成嚴重的傷害。

尤其是香菜、大麥苗汁粉和螺旋藻分工合作，在去除有毒重金屬方面發揮獨

特且關鍵的作用。首先，香菜其中的一個任務是協助清除大腦中的金屬，另一個任務則是清除肝臟、其他器官和腸道中的重金屬——在金屬的氧化副產物和廢物進入大腦之前，儘早捕獲已經氧化和腐蝕的有毒重金屬。香菜的化合物不會附著在被野生藍莓化合物捕獲的重金屬上，它們只會附著在離群的金屬上。

從金屬嵌入大腦到被排出體外的過程很長，因為沿途有很多障礙。高血脂、酸、血氣、藥物、化學毒素、慢性脫水和腎上腺素都是其中的一些障礙。金屬本身就含有劇毒，當我們試圖從大腦和體內根除這些合金時，我們不能單靠野生藍莓和香菜，必需加入大麥苗汁粉，它的作用與香菜相似，但它的傳播力更遠更廣，甚至可到達皮膚的外部，同時對氧化、不穩定的金屬具有強大的吸收力。

螺旋藻也有相似的能力，尤其對大腦和肝臟的效果更好。它能夠吸收大腦肝臟和腸道中的重金屬，這是它最大的優勢之一。螺旋藻中的色素使其呈現深藍綠色，這與玄學代表有形大腦的無形色彩不謀而和，有助於恢復連結有形和無形大腦的組織。螺旋藻的用途廣泛，可以清除其他果昔成分從大腦中挖出來的金屬，同時清除肝臟和腸道中原本要進入大腦的金屬。

你的系統同時存在這三種關鍵成分——香菜、大麥苗汁粉和螺旋藻——可以準確提供與野生藍莓搭配所需的配方，因為每個人體內的毒性含量不同，這會影響不同藥物的療效。大西洋紅藻是一種海洋植物，它的作用如同安全網，攔截從肝臟、膽囊和膽管排出即將進入腸道的金屬，同時還可以吸收將離開身體的金屬以協助腎臟，以免這些金屬困在腎臟中。大西洋紅藻如保安大隊，協助護送任何其他關鍵成分所承載（即被捕獲並附著在其上）的金屬，或其他殘留的金屬並將之排出體外。

重金屬排毒果昔中的關鍵成分還具有去除其他化學毒素和毒物的能力，包括輻射、殺蟲劑和芳香劑。

你的療癒目標

有些人對重金屬排毒果昔會有立即的反應，因為氧化碎片在腦組織中幾乎已經飽和，觸發長期惱人的症狀，在清除其中一些毒素後即可產生明顯的效益。有些人可能經歷了好幾年或數十年的重金屬氧化徑流，或者經歷更激進的合金相互

作用，產生更嚴重的症狀。在這種情況下，進行必要的排毒也可能僅有些微立即的效果。

有些人大腦中的金屬尚未與其他金屬產生反應，因此將金屬排出後，很快就能體驗到不同之處。有些人在大腦不同區域的深處都有金屬，這意味著需要更長的時間排出金屬。

不管處於何種情況，最好堅持使用這五種成分，以達到感覺前後不同的效果。無論你給自己多少時間，你要知道，你的每一杯重金屬排毒果昔都會讓你越來越接近你的康復目標。

還有一個重點：當大腦從腦組織中清除金屬和氧化碎片時，此過程沒有一定會先從哪個區域開始，這並非系統性，一切取決於重金屬排毒果昔的植物性化合物首先落在哪個位置以及該處有多少金屬。你要關心的是：這些金屬是陳年的還是新的？是好幾世代遺傳下來的嗎？它們在大腦的深度？是大？是小？它們是什麼種類的金屬？

如果植物化學物質第一個到達大腦的區域含有較少量的金屬，那麼這些金屬和碎片的小斑點和囊袋就會被清除。久而久之，隨著越來越多的重金屬排毒果昔，這些成分的化合物將有機會到達更大的囊袋，開始分解、吸收和根除這些金屬。這也是定期（最理想的情況是每天）攝取果昔的另一個原因，以確保那些清除重金屬關鍵的營養物質可以到達需要的地方。

兒童劑量調整

兒童通常吃不下重金屬排毒果昔全配方的分量，你要為孩子找出適合他們的分量，想想他們平時一次喝下多少蘋果汁？240 毫升？300 毫升？還是 360 毫升？無論分量多少，都是適合孩子分量的重金屬排毒果昔。你可以相對減少食譜的分量：例如，將其減少一半或三分之二（確保將五種關鍵食材按比例分配），或者製作全分量的果昔並喝掉孩子喝不下的部分。

重金屬排毒食譜

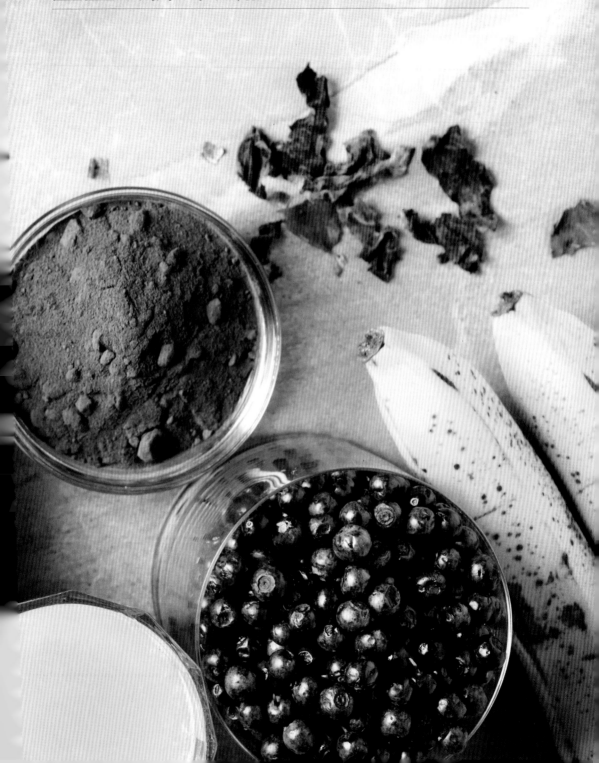

重金屬排毒果昔

1 人份

這款果昔綜合五種關鍵成分，是一組完美而強效的組合，可以安全排除大腦和體內的有毒重金屬，其效果顯著，宛如生命活泉，有助於扭轉多種症狀。

2 根香蕉

2 杯冷凍或新鮮野生藍莓或 60 毫升野生藍莓原汁或 2 湯匙野生藍莓粉

1 杯新鮮香菜（緊實壓入量杯）

1 茶匙大麥苗汁粉

1 茶匙螺旋藻

1 湯匙大西洋紅藻（Atlantic dulse）或 2 滴管大西洋紅藻滴劑

1 顆柳橙原汁

半杯至 1 杯水、椰子水或鮮榨柳橙汁（自選）

1 將香蕉、野生藍莓、香菜、大麥苗汁粉、螺旋藻和大西洋紅藻與一顆柳橙原汁用高速調理機混合至光滑。

2 如果需要稀釋，最多可再加 1 杯水即可享用。

補充說明

- 如果大麥苗汁粉和螺旋藻的味道對你來說太濃，可以從少量開始先適應，再逐步增量。

- 尋找野生藍莓（無論是新鮮、冷凍、粉狀還是純果汁），與人工種植的藍莓不同。

- 如果你的所在地無法取得新鮮或冷凍野生藍莓、野生藍莓汁或野生藍莓粉，你可以用黑莓替代。黑莓無法像野生藍莓可以根除與附著在有毒重金屬上，但黑莓的高抗氧化作用至少可以減緩重金屬的氧化速度，光是這點就很有幫助。

- 除了將柳橙汁加入果昔之外，你也可以選擇將柳橙去皮去籽，整顆加入調理機一起攪拌。

- 如果在果昔中使用椰子水，請確保椰子水不含任何香料或添加物，避免粉紅色或紅色的椰子水。

- 如果你不喜歡香蕉，你可以用馬拉多爾（Maradol）木瓜或芒果代替。

- 如果你無法備齊果昔的五種成分，千萬不要就此作罷，你可以用現有的任何幾種成分，繼續致力製作這五種關鍵成分的果昔。

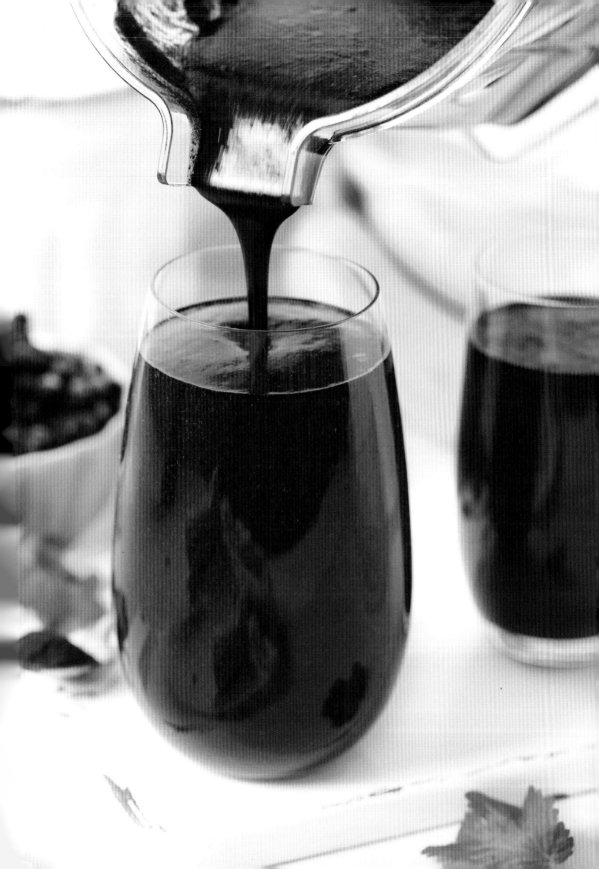

〔進階版〕重金屬排毒果昔

1 人份

這款果昔使用五種關鍵成分，讓你更快去除有毒重金屬。

2 根香蕉

2 杯冷凍或新鮮野生藍莓或 60 毫升野生藍莓原汁或

2 湯匙野生藍莓粉

2 杯新鮮香菜（緊實壓入量杯）

2 茶匙大麥苗汁粉

2 茶匙螺旋藻

1 湯匙大西洋紅藻（Atlantic dulse）或 2 滴管大西洋紅藻滴劑

2 顆柳橙原汁

半杯至 1 杯水、椰子水或鮮榨柳橙汁（自選）

將香蕉、野生藍莓、香菜、大麥苗汁粉、螺旋藻和大西洋紅藻與二顆柳橙原汁用高速調理機混合至光滑。如果需要稀釋，最多可再加 1 杯水即可享用。

補充說明

- 這份果昔含有比常規重金屬排毒果昔更多的螺旋藻、大麥苗汁粉和香菜。如果你選擇這個進階版本，但發現大麥苗汁粉和螺旋藻的味道對你來說太濃，可以根據自己的喜好加入另一根香蕉、柳橙汁，或最多 2 茶匙生蜂蜜。

- 尋找野生藍莓（無論是新鮮、冷凍、粉狀還是純果汁），與人工種植的藍莓不同。

- 如果你的所在地無法取得新鮮或冷凍野生藍莓、野生藍莓汁或野生藍莓粉，你可以用黑莓替代。黑莓無法像野生藍莓可以根除與附著在有毒重金屬上，但黑莓的高抗氧化作用至少可以減緩重金屬的氧化速度，光是這點就很有幫助。

- 除了將 2 顆柳橙汁加入果昔之外，你也可以選擇將柳橙去皮去籽，整顆加入調理機一起攪拌。

- 如果在果昔中使用椰子水，請確保椰子水不含任何香料或添加物，避免粉紅色或紅色的椰子水。

- 如果你不喜歡香蕉，你可以用馬拉多爾（Maradol）木瓜或芒果代替。

- 如果你無法備齊果昔的五種成分，千萬不要就此作罷，你可以用現有的任何幾種成分，繼續致力製作這五種關鍵成分的果昔。

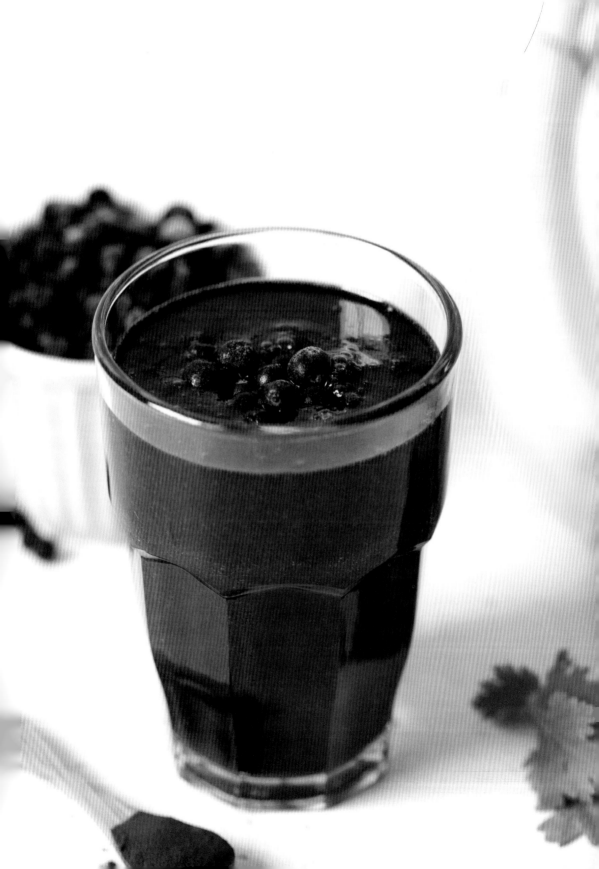

根除化學毒物果昔

根除化學毒物果昔有助於根除不同種類的化學毒物，加速有毒重金屬根除起並排出身體。

1 顆蘋果切碎

1 杯冷凍或新鮮野生藍莓或 30 毫升野生藍莓原汁或 1 湯匙野生藍莓粉

1 杯新鮮或冷凍芒果或 1 根新鮮或冷凍香蕉

1 杯新鮮香菜（緊實壓入量杯）

1 顆櫻桃蘿蔔

1 茶匙芥末籽粉

1 杯水、椰子水或鮮榨蘋果汁或瓶裝有機無添加純蘋果汁

將所有配料加入調理機攪拌直到呈柔滑狀。如果需要稀釋稠度，最多加入 1 杯水、椰子水、新鮮蘋果汁或瓶裝有機無添加劑純蘋果汁即可享用！

補充說明

- 盡可能選擇紅皮蘋果，因為營養含量最高。
- 芒果是這款果昔的首選。如果你無法取得新鮮或冷凍芒果，香蕉是很好的替代品。
- 你可以使用任何顏色的櫻桃蘿蔔，包括紅色、黑色和紫色，但要避免使用白蘿蔔。
- 如果在果昔中使用椰子水，請確保椰子水不含任何香料或添加物，避免粉紅色或紅色的椰子水。
- 如果你選擇瓶裝巴氏殺菌蘋果汁，請選擇 100% 無添加任何成分，如糖、檸檬酸或防腐劑的有機蘋果汁。
- 如果你不喜歡芥末籽的味道，可自行選擇將芥末的分量減半到半茶匙，如果還是無法接受，你甚至可以再減量，不過，你的目標還是要逐漸增量至 1 茶匙的分量。
- 如果你不喜歡香菜的味道，你可以選擇將香菜的分量減半到半杯，如果還是無法接受，可以再減量，不過，你的目標還是要逐漸增量至 1 杯的分量。
- 如果你的所在地無法取得新鮮或冷凍野生藍莓、野生藍莓汁或野生藍莓粉，你可以用黑莓替代。雖然黑莓是一種高抗氧化劑替代品，但它在保護細胞免受金

屬、化學物質、輻射和其他毒素侵害的效力遠不及野生藍莓。

- 如果你買不到蘋果，可以用成熟的西洋梨代替。如果你無法取得蘋果或西洋梨，可以用柳橙取代。如果你無法取得柳橙，可以用木瓜。如果你買不到木瓜，可以用香蕉。如果你買不到香蕉，可以用芒果代替蘋果或西洋梨。
- 參考下一章〈安東尼重金屬排毒淨化法〉關於如何在日常生活中搭配飲用根除化學毒物果昔與重金屬排毒果昔，以達到最佳成效。

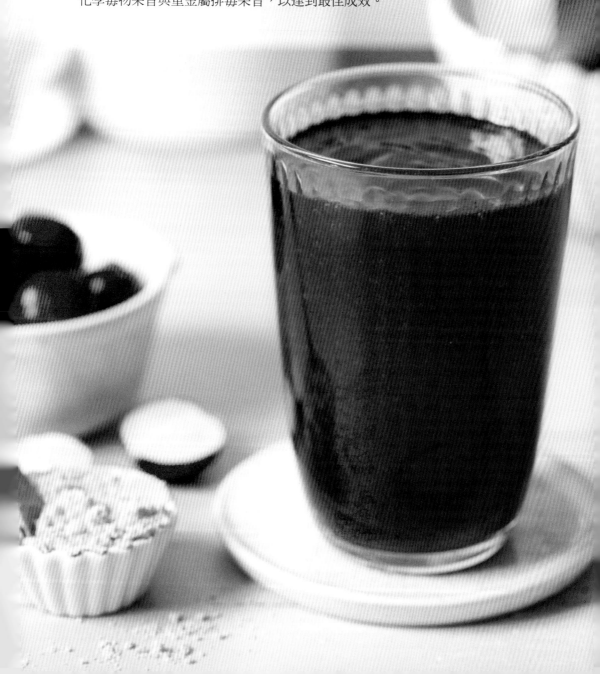

〔進階版〕根除化學毒物果昔

1 人份

進階版根除化學毒物果昔的效果比常規根除化學毒物果昔快，而且還可以抓住根除化學毒物果昔的「漏網之魚」。通常，重金屬排毒果昔除了負責金屬毒素外，還會去除其他毒素。進階版的根除化學毒物果昔在護送其他化學毒素排出大腦和身體的效果更強，這讓重金屬排毒果昔可以更快速、更輕鬆地去除金屬。

1 顆蘋果切碎

1 杯冷凍或新鮮野生藍莓或 30 毫升野生藍莓原汁或 1 湯匙野生藍莓粉

1 杯新鮮或冷凍芒果或 1 根新鮮或冷凍香蕉

1 杯新鮮香菜（緊實壓入量杯）

1 顆櫻桃蘿蔔

2 杯切碎櫻桃蘿蔔葉

2 茶匙芥末籽粉

1 杯水、椰子水或鮮榨蘋果汁或瓶裝有機無添加純蘋果汁

將所有配料加入調理機攪拌直到呈柔滑狀。如果需要稀釋稠度，最多加入 1 杯水、椰子水、新鮮蘋果汁或瓶裝有機無添加劑純蘋果汁即可享用！

補充說明

- 儘可能選擇紅皮蘋果，因為營養含量最高。
- 芒果是這款果昔的首選。如果你無法取得新鮮或冷凍芒果，香蕉是一個很好的替代品。
- 如果你不喜歡果昔的味道，你可以選擇再加入一杯新鮮或冷凍芒果，或者一根新鮮或冷凍香蕉，以增加甜味。
- 你可以使用任何顏色的櫻桃蘿蔔，包括紅色、黑色和紫色，避免使用白蘿蔔。
- 為了獲得最佳效果，挑選新鮮的櫻桃蘿蔔葉。如果無法取得櫻桃蘿蔔葉，次佳的選擇為芥菜。雖然它們的功效不如蘿蔔葉，但仍然有許多益處。
- 如果在果昔中使用椰子水，請確保椰子水不含任何香料或添加物，避免粉紅色或紅色的椰子水。
- 如果你選擇瓶裝巴氏殺菌蘋果汁，請選擇 100% 無添加任何成分，如糖、檸檬酸或防腐劑的有機蘋果汁。
- 如果你不喜歡芥末籽的味道，可選擇將芥末的分量減半到 1 茶匙，如果還是無

法接受，甚至可以再減量，不過，你的目標還是要逐漸增量至 2 茶匙的分量。

- 如果你不喜歡香菜的味道，可以選擇將香菜的分量減半到半杯，如果還是無法接受，你甚至可以再減量，不過，目標還是要逐漸增量至 1 杯的分量。
- 如果你的所在地無法取得新鮮或冷凍野生藍莓、野生藍莓汁或野生藍莓粉，你可以用黑莓替代。雖然黑莓是一種高抗氧化劑替代品，但它在保護細胞免受金屬、化學物質、輻射和其他毒素侵害的效力遠不及野生藍莓。
- 如果你買不到蘋果，可以用成熟西洋梨代替。如果你無法取得蘋果或西洋梨，可以用柳橙取代。如果你無法取得柳橙，可以用木瓜。如果你買不到木瓜，可以用香蕉。如果你買不到香蕉，可以用芒果代替蘋果或西洋梨。
- 參考下一章〈安東尼重金屬排毒淨化法〉關於如何在日常生活中搭配飲用進階版根除化學毒物果昔與進階版重金屬排毒果昔，以達到最佳成效。

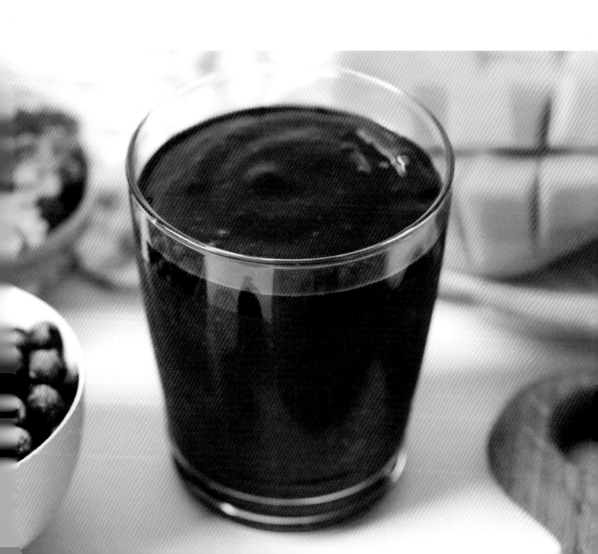

第十一章

安東尼重金屬排毒淨化法

　　賦予自己力量（Empowerment）是知道你可以做一些事情來改變你的生活，讓你的健康朝著夢想的方向發展。當你冒險進行這種淨化法時，你正深入探究過去自己為何疾病纏身的原因。當你找到如何促進健康的答案時，你就不再束手無策了。

　　如果你對這些淨化法躍躍欲試，意味著在某種程度上你已經掙扎很久，或許早已陷入絕境，導致沒有人知道你的處境，除非他們與你同病相憐。當我們走在如此艱難的道路上，光的力量會協助我們找到方向。你走到這一步不是偶然，在你的旅程中，有一股力量一路引導你，將你帶到今天這個位置。

　　去除有毒重金屬不僅是一種身體上的體驗，亦是一種心靈上的體驗，因為大腦中的有毒重金屬會在精神上折磨我們。一直以來，你都將重點放在症狀和困境上，是時候該放眼於面前的康復之道了。

　　當你進行重金屬排毒淨化時，你可能會體驗到各種感覺，可能是懷舊、似曾相識、短暫的悲傷或更完整的感覺，以及更多生動的夢境，特別是看似無意義的夢境，最終出現更多愉悅、平靜且甜美的夢境。當金屬被移除時，一種清晰、平靜、興奮和快樂的感覺會莫名地油然而生。每個人經歷的感覺都不同，取決個人體內的金屬含量、種類、在大腦中的位置，以及個人對各種不同化學物質毒性的反應。

重金屬排毒淨化指南

15 天或 30 天選項

- 以下每一種排毒淨化法，你可以自行選擇 15 天或 30 天的排毒週期。

重複排毒

- 你可以透過連續重複以下任何級別的排毒法來持續和長期進行全面的排毒。

- 當你連續重複重金屬排毒淨化法後，你可以重複相同的級別，或者在完成任何 15 天或 30 天的排毒期後，切換到更溫和或進階的級別。

- 你也可以在兩種排毒期之間休息一下。當你沒有進行重金屬排毒週期時，你仍然可以每天持續喝重金屬排毒果昔。

攝取果昔的時間點

- 如果你選擇的排毒選項包括重金屬排毒果昔和根除化學毒物果昔版本，請記住：不要將它們的順序顛倒。當這兩種果昔要在同一天飲用時，你要在上半天喝重金屬排毒果昔（常規或進階版），在下半天喝根除化學毒物果昔（常規或進階版）。

彈性替代選擇

- 這些排毒法中大都含有每日蘋果作為零食的選項。你可以切碎或混合這些蘋果，用成熟的西洋梨代替，請參考《守護大腦的療癒食譜》中的〈蘋果醬或西洋梨醬〉，或者如果必要，你可以選擇蘋果醬（只要不含添加劑）。如果你無法取得蘋果或西洋梨，可以用柳橙、木瓜、香蕉或芒果來代替蘋果或西洋梨。

- 相關成分替代更多的問題，請參閱個別食譜的補充說明。盡可能不要養成依賴使用替代選項的習慣，要盡所能使用正確成分以達到排毒的目標。

排毒中斷

- 如果你在排毒的任何一天錯過了重金屬排毒果昔和／或根除化學毒物果昔（常規或進階），你仍然可以繼續進行當天接下來的排毒指南，然後在該排毒週期結束後再延長一天。

- 如果你因某些原因中斷排毒過程，請在排毒週期結束後再延長三天。「中斷排毒」意味著吃了排毒階段中指名要避免的食物，無論是早上的堅果醬等脂肪基，還是雞蛋、乳製品或麩質等出賣大腦的食物。

所有排毒法一般注意事項

- 如果你在排毒期間因某種原因必須抽血，請詢問一下是否可以改期至沒有進行排毒的時間，或者閱讀與本書配套書《守護大腦的飲食聖經》中的〈抽血議程〉一章。如果你手邊沒有這本書，但因醫療急需書中的資訊，你可以請收聽安東尼播客《Medical Medium Podcast》中的〈抽血〉單元。相關避免免疫系統降低的方案，則請參閱本書第四章。

- 對於本書未提及的任何一般排毒問題，你可以參考《3:6:9 排毒飲食聖經》書中更多的資訊。

兒童方案調整

兒童也可以進行重金屬排毒淨化法，不過請記住以下幾點：

- 兒童可以省略檸檬水或萊姆水，同時你可以根據孩子的需要減少芹菜汁的分量。相關兒童芹菜汁的用量指南，請參考第二章的表格。

- 參考第十章〈重金屬排毒〉中「兒童劑量調整」關於兒童重金屬排毒果昔分量的指南。

- 進階版重金屬排毒果昔、根除化學毒物果昔和進階版根除化學毒物果昔的分量，取決於父母或照顧者自行衡量，分量大小依孩子的年齡而有所不同，你可以將分量降至 120 毫升或小於 1 湯匙，或者更少。

重金屬排毒淨化級別

1. 重金屬排毒淨化入門

將以下步驟添加到你的正常飲食習慣中：

- 每天喝原始版重金屬排毒果昔（第十章的食譜）；避免在含有脂肪的餐後直接飲用。
- 自選：根據需要盡可能多多搭配其他安東尼療法的工具和食譜。
- 一整天至少喝 1500 毫升的水（這個分量可包含椰子水）。
- 如果你很敏感或認為自己體內毒素很多，入門級是一個好的開始。你可以選擇將重金屬排毒果昔的五種主要成分分量減少 50%。一旦你適應後，你可以增量至食譜建議的分量。

2. 基本重金屬排毒淨化法

將以下步驟添加到你的正常飲食習慣中：

- 每天喝進階的重金屬排毒果昔（第十章的食譜）；避免在含有脂肪的餐後直接飲用。
- 自選：根據需要盡可能多多搭配其他安東尼療法的工具和食譜。
- 一整天至少喝 1800 毫升的水（這個分量可包含椰子水）。

3. 簡易版重金屬排毒淨化（淨化和治癒的效果與一般重金屬排毒淨化相同）

將以下步驟添加到你的正常飲食習慣中：

- 每天一早醒來先喝 500 至 1,000 毫升的新鮮檸檬水或萊姆水（參考《守護大腦的療癒食譜》中關於適當檸檬或萊姆與水的比例）
- 間隔至少 15 到 30 分鐘後，空腹喝 500 到 1,000 毫升新鮮芹菜汁（然後再等待 15 到 30 分鐘後再喝果昔）。
- 喝原始版重金屬排毒果昔（第十章的食譜）作為早餐。
- 如果你在午餐前又餓了，你可以吃蘋果（如果你想吃，你可以多吃幾

顆）。你可以將蘋果切碎或攪拌成泥，參考《守護大腦的療癒食譜》的〈蘋果醬或西洋梨醬〉，或者搭配現成蘋果醬（只要不含添加劑），或者如果你不喜歡蘋果，你可以選擇成熟的西洋梨。

- 直到午餐時間都避免脂肪。

- 自選：為了達到更好的效果，請參閱第五章和第七章中出賣大腦的食物和食品化學物質。開始刪除清單，檢視在排毒時要避免哪些食物。飲食中的雞蛋、乳製品、麩質、玉米、大豆、鮪魚、羊肉和豬肉等出賣大腦的食物越少，重金屬排毒果昔就越有效。

- 盡量整天至少喝 1,800 毫升的水（這個水量可以包括椰子水和早晨的檸檬水或萊姆水）。注意喝水和喝芹菜汁的時間要拉開，確保至少間隔 15 到 30 分鐘。

4. 中級重金屬排毒淨化法

將以下步驟添加到你的正常飲食習慣中：

- 每天一早醒來先喝 500 至 1,000 毫升的新鮮檸檬水或萊姆水（參考《守護大腦的療癒食譜》中關於適當檸檬或萊姆與水的比例）

- 間隔至少 15 到 30 分鐘後，空腹喝 500 到 1,000 毫升新鮮芹菜汁（然後再等待 15 到 30 分鐘後再喝果昔）。

- 喝進階版重金屬排毒果昔（第十章的食譜）作為早餐。

- 如果你在午餐前又餓了，你可以吃蘋果（如果你想吃，你可以多吃幾顆）。你可以將蘋果切碎或攪拌成泥，參考《守護大腦的療癒食譜》的〈蘋果醬或西洋梨醬〉，或者搭配現成蘋果醬（只要不含添加劑），或者如果你不喜歡蘋果，你可以選擇成熟的西洋梨。

- 直到午餐時間都避免脂肪。

- 自選：為了達到更好的效果，請參閱第五章和第七章中出賣大腦的食物和食品化學物質。開始刪除清單，檢視在排毒時要避免哪些食物。飲食中的雞蛋、乳製品、麩質、玉米、大豆、鮪魚、羊肉和豬肉等出賣大腦的食物越少，進階版重金屬排毒果昔就越有效。

- 盡量整天至少喝 1,800 毫升的水（這個水量可以包括椰子水和早晨的檸檬水或萊姆水）。注意喝水和喝芹菜汁的時間要拉開，確保至少間隔 15 到 30 分鐘。

5. 高效能重金屬排毒淨化法

將以下步驟添加到你的正常飲食習慣中：

- 每天一早醒來先喝 500 至 1,000 毫升的新鮮檸檬水或萊姆水（參考《守護大腦的療癒食譜》中關於適當檸檬或萊姆與水的比例）
- 間隔至少 15 到 30 分鐘後，空腹喝 500 到 1,000 毫升新鮮芹菜汁（然後再等待 15 到 30 分鐘後再喝果昔）。
- 喝原始版重金屬排毒果昔（第十章的食譜）作為早餐。
- 如果你在午餐前又餓了，你可以吃蘋果（如果你想吃，你可以多吃幾顆）。你可以將蘋果切碎或攪拌成泥，參考《守護大腦的療癒食譜》的〈蘋果醬或西洋梨醬〉，或者搭配現成蘋果醬（只要不含添加劑），或者如果你不喜歡蘋果，你可以選擇成熟的西洋梨。
- 直到午餐時間都避免脂肪。
- 在一天的後半段，隨時飲用根除化學毒物果昔（第十章的食譜），只要不是在攝取脂肪基點心或餐後。
- 盡可能多多搭配本書（和／或《3:6:9 排毒食譜》與其他醫療靈媒系列）無脂肪基食譜中的點心或餐點。
- 避免第五章和第七章中提及的所有食品和食品化學品，包括咖啡因。
- 從午餐時間開始，最好在一天結束時，將脂肪攝取限制在一份（如果有的話）。如果你是攝取植物基脂肪，你可以在食譜配方中加入一份植物性脂肪，例如酪梨、堅果或堅果醬、種籽類、椰子、椰子油、橄欖或橄欖油。如果你是攝取動物性產品，你可以在食譜配方中加入一份動物性脂肪，例如雞肉、草飼牛肉、火雞、鮭魚或沙丁魚。
- 盡量整天至少喝 1,800 毫升的水（這個水量可以包括椰子水和早晨的檸檬水或萊姆水）。注意喝水和喝芹菜汁的時間要拉開，確保至少間隔 15 到

30 分鐘。

6. 進階重金屬排毒淨化法

將以下步驟添加到你的正常飲食習慣中：

- 每天一早醒來先喝 500 至 1,000 毫升的新鮮檸檬水或萊姆水（參考《守護大腦的療癒食譜》中關於適當檸檬或萊姆與水的比例）

- 間隔至少 15 到 30 分鐘後，空腹喝 500 到 1,000 毫升新鮮芹菜汁（然後再等待 15 到 30 分鐘後再喝果昔）。

- 喝原始版重金屬排毒果昔（第十章的食譜）作為早餐。

- 如果你在午餐前又餓了，你可以吃蘋果（如果你想吃，你可以多吃幾顆）。你可以將蘋果切碎或攪拌成泥，參考《守護大腦的療癒食譜》的〈蘋果醬或西洋梨醬〉，或者搭配現成蘋果醬（只要不含添加劑），或者如果你不喜歡蘋果，你可以選擇成熟的西洋梨。

- 避免所有脂肪基食物，包括植物性脂肪（如堅果、種籽類、酪梨）和動物性脂肪（如雞肉、魚類和其他肉類）。

- 在一天的後半段，隨時飲用根除化學毒物果昔（第十章的食譜）。

- 只使用本書（和／或《3:6:9 排毒食譜》與其他醫療靈媒系列）無脂肪基食譜中的點心或餐點。

- 避免第五章和第七章中提及的所有食品和食品化學品，包括咖啡因。

- 盡量整天至少喝 1,800 毫升的水（這個水量可以包括椰子水和早晨的檸檬水或萊姆水）。注意喝水和喝芹菜汁的時間要拉開，確保至少間隔 15 到 30 分鐘。

7. 強力重金屬排毒淨化法

將以下步驟添加到你的正常飲食習慣中：

- 每天一早醒來先喝 1,000 毫升的新鮮檸檬水或萊姆水（參考《守護大腦的療癒食譜》中關於適當檸檬或萊姆與水的比例）

- 間隔至少 15 到 30 分鐘後，空腹喝 1,000 毫升新鮮芹菜汁（然後再等待

15 到 30 分鐘後再喝果昔）。

- 喝進階版重金屬排毒果昔（第十章的食譜）作為早餐。

- 如果你在午餐前又餓了，你可以吃蘋果（如果你想吃，你可以多吃幾顆）。你可以將蘋果切碎或攪拌成泥，參考《守護大腦的療癒食譜》的〈蘋果醬或西洋梨醬〉，或者搭配現成蘋果醬（只要不含添加劑），或者如果你不喜歡蘋果，你可以選擇成熟的西洋梨。

- 避免所有脂肪基食物，包括植物性脂肪（如堅果、種籽類、酪梨）和動物性脂肪（如雞肉、魚類和其他肉類）。

- 在一天的後半段，隨時飲用進階版根除化學毒物果昔（第十章的食譜）。

- 只使用本書（和／或《3:6:9 排毒食譜》與其他醫療靈媒系列）無脂肪基食譜中的點心或餐點。

- 避免第五章和第七章中提及的所有食品和食品化學品，包括咖啡因。

- 去除芳香劑、古龍水、香水、空氣清新劑、薰香和香薰蠟燭、洗衣粉、織物柔軟劑、鬍後水、除臭劑、香皂、身體噴霧、身體乳液、身體按摩油、護髮產品和汽車清新劑。

- 盡量整天至少喝 1,800 毫升的水（這個水量可以包括椰子水和早晨的檸檬水或萊姆水）。注意喝水和喝芹菜汁的時間要拉開，確保至少間隔 15 到 30 分鐘。

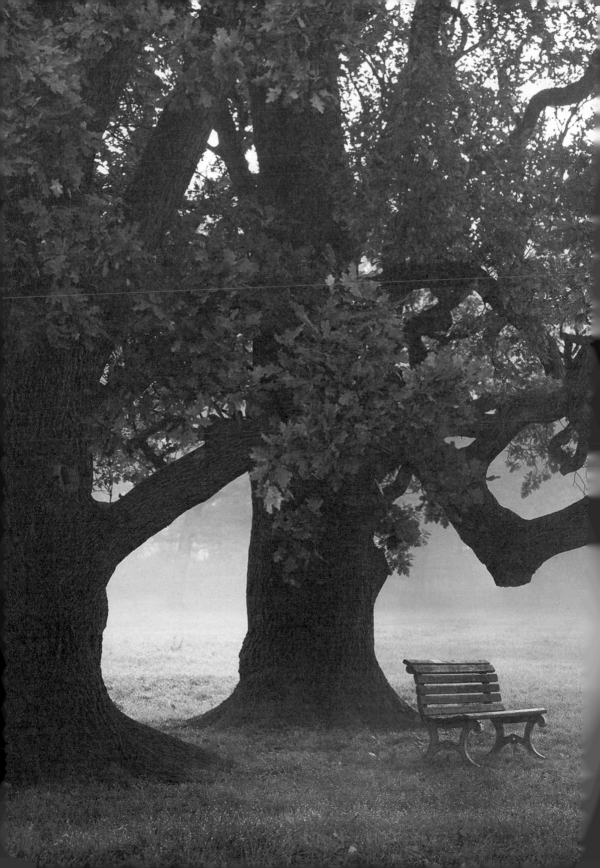

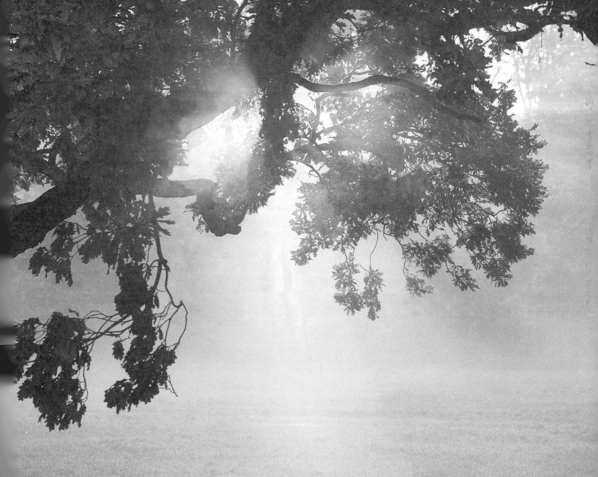

第五部

大腦和靈魂的康復之道

「當我們經歷任何形式的情緒創傷時，不管大小，我們的靈魂會發生一些變化：祂會被推出大腦並在附近駐留，這就是為何許多人體驗到所謂的『靈魂出竅』，感覺就好像從上方或側面觀察自己正在經歷困難、問題或創傷的那一刻。

你的靈魂用這種方法自保，一旦你的情緒平息，至少在最初的衝擊後，靈魂會重新進入你的大腦和身體。當我們在地球上不斷受到情緒上的傷害、困境、失落和創傷時，這意味著我們的靈魂反覆退出和進入我們的身體，因此我們可能與自己的靈魂脫節。這些冥想和技巧有助於將你的靈魂與你的大腦和身體重新連結，讓你的靈魂更有力量，並協助靈魂治癒。同時，這些冥想和技巧也有助於治癒大腦內的損傷。」

—— 安東尼‧威廉

第十二章

療癒大腦的冥想和技巧

如果你試過冥想，但覺得對冥想「無感」，請不要被本章嚇跑，即使你不喜歡冥想，也可以享受這些內容。這不是為了戰勝你的思緒或打破沉悶，這些技巧將帶給你完全不同的體驗。如果你平時就有冥想的習慣，那麼你在這章將會有新的發現。

這些技巧和冥想主要是提高本書列出的症狀和疾病的治癒能力，你可以納入你的養生方案，幫助健康日漸好轉。這些技巧不是一般讓你用來尋找平和靜心的練習，你甚至可能不需要這些冥想，因為你會發現，當大腦治癒了，尤其是克服一定程度的身體疼痛和痛苦時，你會進入一個寧靜，甚至悟道的甜蜜空間。或者，你可能需要這些技術和練習來支持身體的康復過程，有些人可能不需要；有些人則非常需要。即使你沒有任何症狀或疾病，這些治療技巧和冥想也可以支持你，持續強化你的情緒大腦和靈魂。

當我們經歷任何形式的情緒創傷時，不管大小，我們的靈魂會發生一些變化：當我們接收到非常不滿、傷害，甚至心碎的信息時，無論是背叛、失落或困難，我們的靈魂都會被推出大腦並在附近駐留，這就是為何許多人體驗到所謂的「靈魂出竅」，感覺好像從上方或側面觀察自己正在經歷困難、問題或創傷的那一刻。

靈魂離開身體是為了自保，以便將承受創傷的衝擊降至最低。正如我們在《守護大腦的飲食聖經》中〈情緒化大腦〉章節提及，你的人身大腦可能會受到傷害。你的靈魂也會受到傷害，但祂會使用這種存在之初，即被上天賦予的方法作為保護。一旦你的情緒平息，至少在最初的衝擊後，靈魂會重新進入你的大腦和身體。當我們在地球上不斷受到情緒上的傷害、困境、失落和創傷時，這意味

著我們的靈魂反覆退出和進入身體，因此我們可能與自己的靈魂脫節。

　　靈魂出竅會有一種混沌感，好像錯過什麼，人應該在某處，卻感覺到迷失，好像失去一部分的你，即使身邊有人也感到孤獨，一波又一波莫名深層的悲傷，當看著別人時，心中有所感觸，覺得他們的生活是如此完美，而你是唯一有這種失落感的人。這些冥想和技巧有助於將你的靈魂與你的大腦和身體重新連結，讓你的靈魂更有力量，並協助靈魂治癒。同時，這些冥想和技巧也有助於治癒大腦內的損傷。

　　你可以請親人大聲朗讀這些段落，引導你的冥想體驗。此外，你也可以在安東尼播客（Medical Medium Podcast）上找到引導式冥想，包括本章的〈放下恐懼冥想〉，你可以選擇適合自己的方式來進行這些冥想。如何參與這些治療方法是你的選擇。

放鬆神經

　　這是一種非常強大的安神技巧，可以重新啟動神經系統。我們的大腦非常脆弱，一不留神就會出現神經系統方面的狀況。當我們的大腦和神經系統需要快速復原時，我們可以使用這種方法來強化大腦，不管是白天或晚上。你可以在任何地方：在辦公室的椅子上；平躺或坐在家裡的地板、床上或沙發上；坐在廚房的桌子旁；坐在你的車裡。你有許多選擇，只要是一個可以安全閉上眼睛的地方。這是這個練習有力量的一部分——它很容易做到。

　　開始前，先暫停手邊任何事務。調整一個舒服的姿勢，如果可以，請選擇躺下。如果不行，放鬆坐好。現在閉上眼睛，閉上 8 到 20 分鐘。在理想情況下，持續閉上眼睛 12 到 15 分鐘——這是最有效的時限。如果你的時間不多，8 分鐘也可以；如果你的時間更少，多少還是做一下，即使是 3 到 4 分鐘也有幫助。當你的神經需要充電時，不管時間長短，這個技巧對你的神經都有益處。

　　當你閉上眼睛坐著或躺下時，你要提醒自己為什麼要做這個冥想：讓你的神經放鬆。在這一刻，你會有想法、顧慮，甚至擔憂，腦海不停出現手邊正在處理

的事務和忙碌一天的瑣事。至少，對我們大多數人來說是如此。這個技巧不是用來懲罰你，如果你的頭腦轉不停，這也不是你的錯。這個練習的益處是超越腦海中任何的想法和壓力，是練習有力量的一部分。只要你知道它背後的目的，當閉上眼睛告訴自己，你正在恢復你的神經系統，這一刻，任何出現的想法和擔憂都無法左右你的修復能力。

當你第一次閉上眼睛時，提醒自己，這個技巧的目的是讓你的神經放鬆，修復你的神經，給你的神經一些癒合的時間。你的神經每一秒都會變得更強，這個練習有個令人難以置信的好處是，當你第一次做並感受和看到它為你帶來的改變時，將是一個里程碑，協助你在每次選擇做此練習時找到平靜。這個練習的效果非常強大，以至於你會記住它為你帶來的改變。每做這個練習一次，它的效益就會倍增，因為你的大腦會記住這個恢復練習的程序。

當你閉上眼睛時，你的神經傳導物質會變強，電脈衝會平靜下來，你的神經元會因活動減少而開始休息。即使你的腦袋還是想著一天的大小事，但你的大腦情緒中心不再是主控者，當你的中樞神經系統知道你正在照顧它，並立即給予它所需的東西時，雜亂的思緒就不會再干擾你的神經系統，你的神經系統就會越來越強健。

這種技巧就像為你的中樞神經系統快速充電，當天你吃的任何療癒性食物中的營養都可以在你放鬆神經的同時更有效地被利用。此外，這種技巧還有助於增強你的免疫系統。

隨著練習的時間即將結束，試著感受你的大腦和神經已經變得更強，意識到它們比你開始練習前更強健，每做一次練習，效果就會越來越大。

如果你正面臨任何類型的神經系統症狀或疾病，包括慢性疲勞症候群（ME/CFS）、多發性硬化症（MS）、癲癇發作、四肢無力、刺痛和麻木、頭暈、眩暈、飛蚊症、震顫、疼痛、耳鳴、頭痛、偏頭痛、下巴疼痛、頸部疼痛、嚴重疲勞、無法思考或腦霧，這是對你有幫助且最強效的治療方法之一。你可以在白天（甚至在失眠的夜晚）和整個康復過程中使用這個技巧。

日常作息

當我們生病或受苦時，往往會不知所措，而治療的感覺就像坐雲霄飛車──前一刻對康復抱持樂觀的態度，下一刻卻崩潰了，然後又得重新建立希望。症狀是一種警訊，不斷提醒我們有些不對勁。有些人從小就有症狀，所以根本不記得沒有症狀是什麼感覺；有些人可能是慢性症狀或被診斷患病的初期，試圖尋找答案和治療方案，想盡辦法找出路要解決所有的困惑，故容易陷入不健康的模式。然而建立健康的日常作息，就是尋找前進道路最具療癒的練習之一。

定期應用本書的信息成為生活的一部分，這些日常作息對你的治癒有幫助。你有榨芹菜汁和進行激活飲嗎？你的點心和膳食有加入療癒的食物嗎？你有每天散步嗎？你有放鬆你的神經或使用本章你發現的任何其他技巧嗎？晨間的作息效果可能最好。如果你一早起床製作果汁、做某些運動、準備一天的餐點、服用補充品，或者進行冥想，那麼即使一天的其餘時間分崩離析，至少你還有這個早晨為你奠定穩固的基礎。

這聽起來或許很簡單，其實則不然。這不只是跟治療行為有關連同營養、鍛鍊、補充品或冥想，也都與治療行為一樣強大。你的大腦可以從這些有益、有效重複的作息中受惠，當你患有慢性疾病或症狀時，建立日常作息可以加速你的康復。

當我們身體健康時，要完成日常作息一點都不難。有些人可能會說：「喔！我有固定的作息表。我喝咖啡、上健身課、開會、帶小孩去踢足球、處理雜事和朋友聚會小酌。」但當你在身心遭受痛苦時，生活就無法以同樣的方式運作。對於慢性症狀和疾病的患者而言，日常作息已成為痛苦的一部分，一切都成了未知數。早上起床時，你會覺得很累嗎？你是否必須在頭痛、腦霧或頭暈的情況下計畫你的一天？焦慮或抑鬱是否會妨礙你的計畫？當我們因這些絆腳石而受苦時，我們往往會苛責甚至懲罰自己，形成一種毒害的模式。即使是最小的生活作息也可以協助打破我們對身體的自我仇恨，並消除身體讓我們失望的感覺。建立生活作息通常能刺激新的神經元生長，這點非常重要，因為隨著年齡的增長或罹患疾病，我們會失去神經元。慢性症狀讓我們的神經細胞受限，無法向外伸展，而健

康的作息可以擴大電脈衝，突破重圍刺激新細胞生長，將電流重新導向可能沒有收到足夠電力的大腦區域。有了健康的日常作息，新的神經元就會被激活並持續強化，這就是為何一旦建立作息後就很難打破，因為神經元會期待穩定一致的大腦電流。

建立健康的日常作息如同在大腦的高速公路建立一個交通模式，透過這個方式，大腦內那些被踩躪的部分，例如不健康的作息或因生病或生活困境所產生的自我憎恨、厭惡、失望或悲傷，將獲得額外的治癒機會。

如果治療是你現在的生活重心，這裡有一個作息示範（這只是一個例子——你可以建立自己的作息）：一早醒來喝檸檬水、芹菜汁和重金屬排毒果昔。接下來，根據你的感受，可以散步（即使只是在家附近）、從事創意工作（或發揮創意思考）、手動拼圖、做一些輕鬆的差事，或做簡單的任務，確保在早上繼續為自己補充能量。

快到中午時，選擇醫療靈媒系列中的療癒食譜準備午餐，然後坐下來好好享受。之後考慮躺下休息，至少在這段時間內閉上眼睛，讓大腦和身體有時間恢復活力。這是進行本章其中一個冥想的好機會。如果可以，試著小憩片刻。當你從小憩中醒來後，一定要立即喝一些果汁、果昔或水果來補充水分和能量。這將協助你在接下來的午後處理任何事務，無論是運動、做計畫、賞鳥、園藝、拜訪朋友或家人，還是做家務。

到了晚餐，選擇醫療靈媒療癒食譜，然後做任何準備入睡的相關事宜。盡量在晚上十點前上床，除非你的作息時間有別。某些夜間儀式有助於放鬆，無論是閱讀、洗澡或聽音樂等。如果你在晚上 10 點前無法入眠也不要苦惱，你可以閉上眼睛，利用我一直強調的晚上 10 點到凌晨 2 點這段神聖的睡眠時機，從中獲得睡眠的益處。

透過這樣的作息進入規律的節奏，這對你的康復過程會有深遠的影響，因為你正在進行深層的療癒，同時間點燃閒置未用或受損的神經通路。如果你沒有時間進行所有的程序，那也沒有關係，你也能應用醫療靈媒資訊建立適合自己的療癒程序。

一旦你建立一個日常作息，中途因故打斷也不用太擔心，有時偏離固有的模

式或許對你有益，只要不要偏離往有礙療癒的方向去即可。你也可以改變治療工具和方案，以及你的時間表，但留意一些對你毫無幫助而且有害的作息和習慣，這些會阻礙你的康復過程。一旦你透過日常的療癒作息奠定治療的基礎，你可以搭配各種醫療靈媒療法靈活運用，將電流輸送到不同的路徑，並在大腦的其他區域促進神經元生長。

化解憤怒、沮喪、負面和受傷的冥想

　　這是一個強大的大腦冥想，可以分散、化解、重新引導甚至停止你被觸發那一刻所支配你的情緒。沮喪、憤怒、傷害和負面情緒有時無可避免，甚至無法阻擋，當我們陷入情緒風暴不由自主時，特別是如果觸發它的因素持續進行中，我們最終會成為一個負面、沮喪、憤怒或受傷的人，抗拒和平、安寧、放鬆，甚至拒絕幫助。當這種情緒在內心和周遭不斷糾結時，我們的大腦就開始升溫備戰，強烈的「惱怒發火」會讓情緒起伏更大，導致更多的燒腦和腦組織受傷的可能性。

　　現在讓我們開始冥想。找一個安全、舒適的地方躺下，你也可以坐著冥想。一旦你處於放鬆的位置，閉上你的眼睛，深吸一口氣，然後呼出來。現在，數到三，再深呼吸一次。一、二、三：深吸一口氣，慢慢吐出來。

　　想像你正在走路，無論是在大自然還是在城市中，或是介於兩者之間的任何地方。每當你跨出一步，感覺你的腳踩在地上。你開始感覺到微風，你能感受到風的溫度嗎？是溫暖？還是寒冷？你能感覺到風吹過你的臉，風越來越強了，走路也越來越難。強風正吹著你的身體，你感覺到風的阻力嗎？你有沒有感覺到風湧入你的肺？現在深吸一口氣，然後吐出來。數到三，再深吸一口氣。一、二、三：深吸一口氣，然後吐出來。

　　感受風越來越猛烈地吹向你的身體，產生更大的阻力，直到這不再是陣風而是持續不斷的強風。你在逆風中強行，終於停下腳步，臣服於風的力量，張開雙臂。當風吹過你的身體時，感覺你的雙臂張開。當你站在風中，讓自己全然放鬆。深吸一口氣，然後吐出來。

你的身體即將被風吹倒？你準備好了嗎？現在放手，讓自己隨風而立，你感覺到風接住你了嗎？風的強大力量足以讓你在所處的地方保持直立。讓自己在風中全然放鬆；感受此刻的平靜；被支撐的感覺。感受風對腹部、胸部、手臂、腿部和臉部的壓力。你不再與風對抗，風成為療癒的力量。感覺你的頭部冷靜下來，因為風讓你的大腦散熱，你與風融為一體，風聲從耳邊呼嘯而過。

讓風把懊惱的情緒吹到十萬八千里之外，這些情緒不再是你的一部分，它們無法定義你，而且也並不是真正的你，你與風合而為一。現在深吸一口氣，然後吐出來。

現在你可以慢慢睜開眼睛。你已經完成化解憤怒、沮喪、負面和受傷的冥想。你不再身處風中，但你仍然可以感覺到臉上和身上強風吹過的痕跡。這是提醒你，你不再受制於憤怒、沮喪、負面和傷痛，它們無法左右你。當你需要時，你可以隨時進行這個冥想。當你在日常生活中，發現自己面臨各種挑戰而大腦即將發火時，你可以進行這個冥想，找回內在靈魂深處的平靜，轉換能量讓大腦冷靜下來以保護珍貴的大腦。你可以根據自己的需要，每天重複進行這個冥想。

移除金屬釋放情感創傷的冥想

這是一個處理情緒很有效的冥想，有助於去除體內的有毒重金屬。一些情緒和情緒體驗可能被困在充滿金屬有毒廢物的大腦組織裡。隨著有毒重金屬從大腦中排出後，這些被困的情緒也會被釋放，因而產生悲傷、失落、懷舊、似曾相識、不安和莫名的情緒和感覺。如果有人因金屬干擾而出現病症和狀況時，那麼這些陳舊、被困在腦組織內的情緒可能會更強烈，因此在釋放時需要更多的協助。金屬會干擾一個人的真我，讓人無法真實表達自己或做出兩全其美的決定推動他們前進，因而導致困境、衝突和誤解，從而造成情感的創傷。這個冥想有助於治癒這類的創傷，當金屬離開腦組織後，這些糾葛的情緒也就可以得到釋放。

現在讓我們開始冥想。找一個安全、舒適的地方躺下，你也可以坐著冥想。一旦你處於放鬆的位置，閉上你的眼睛，深吸一口氣，然後吐出來。現在，數到

三，再深呼吸一次。一、二、三：深吸一口氣，慢慢吐出來。

現在想像你的大腦漂浮在你面前。當你看著你的大腦時，你的大腦也正在看著你。你的大腦散發出一種溫和、明亮的本質。你看見了嗎？當你凝視你的大腦，你會看到一個微小、發光的金屬反射亮點，這是一處金屬積聚點；又一道微小的金屬亮點出現，這是另一處金屬積聚點。你看到這些閃爍的亮點了嗎？深吸一口氣，然後吐出來。

我們將更靠近你的大腦，好讓你看清楚腦組織外部的微小紋路。你看到了嗎？現在你的人漸漸縮小，越來越小。你的大腦尺寸依然沒變。現在你要慢慢走進你的大腦內部，直到抵達大腦中心。你的大腦內部並不是完全黑暗的，周圍有柔和的光芒。你抵達大腦中心了嗎？深吸一口氣，然後呼出來。

遠處出現閃爍的亮點。你看到了嗎？這些閃爍的微小亮點是存在多年的金屬沉積物。你能看到這個金屬沉積物正在離開你的大腦嗎？這些亮點的光芒越來越微弱，你看到遠處的金屬亮點消失了嗎？一場能量風暴開始醞釀，來自陳舊、被困住的情緒，你是否感覺到情緒在周圍盤旋？另一道閃爍的亮點在遠處也即將消失，你看到了嗎？現在已經消失了。然而，能量風暴越來越強，你感受到能量風暴的情緒了嗎？你現在站在你的大腦中心點，想像自己舉起雙臂，將雙手置於能量風暴中感受這股能量。現在慢慢將這股能量風暴從大腦中釋放出去，想像自己在大腦中心點輕輕緩慢地行走。

現在停下腳步。往下看，在你的腦組織裡有一個小洞，這是之前金屬亮點的洞。看著這個破洞被新生健康的腦組織填滿。你看到那個洞消失了嗎？

一場更大的能量風暴正在開始，這些是被困在腦組織更深層的情緒。觀察這些情緒在你的周圍盤旋。數到三，你就抓住這場能量風暴，讓它把你帶出大腦。一、二、三：抓住能量風暴，想像自己盡可能用力擁抱這個能量風暴，讓它把你帶出大腦。現在你和情緒能量風暴都一起離開你的大腦了。

你已經退出你的大腦。現在從遠處看你的大腦，是否比以前更明亮？是否比以前更強大。你看到了嗎？現在數到三，深呼吸。一、二、三：深呼吸，然後吐出來。當你準備好，你可以慢慢睜開眼睛。你已經完成了移除金屬釋放情緒創傷的冥想。

在我們的生活中，我們沒有意識到金屬和情緒的關聯是如此的緊密。情感的傷害可能深藏在金屬廢物的囊袋中，尤其是當有毒重金屬擾亂我們的生活，造成困境和病痛，甚至改變你的生活時。透過這個冥想，你已打開健康新生的管道，刺激你的大腦排除有毒金屬和釋放有毒情緒。你可以每天、每隔一天或每週進行幾次這個冥想，因為每做一次，它在釋放因金屬而造成的情感創傷能力就會越來越強。

放下恐懼冥想

請記住，我在《安東尼播客》（Medical Medium Podcast）上也有提供這個和其他冥想的指引版本。

這是一個讓我們放下恐懼很有效的大腦冥想，消除我們靈魂和心靈的恐懼。恐懼是我們意識的一部分，阻礙了真我，最終讓我們失去部分的自己，看不到內心真正渴望成為的人。

當我們在生活中經歷艱辛、背叛、信任破碎、失落、友誼和關係生變，或任何形式的情感掙扎時，彷彿會有一種靈魂出竅的體驗，也就是靈魂離開我們的大腦和身體，失去連結。這時靈魂和大腦之間出現一個空隙，因此恐懼有機可乘，填補了這個空隙。這種冥想是關於拿回生活的主控權，不要讓恐懼繼續支配或以任何方式左右你。

這會讓位於大腦情緒中心的神經元重新連接你的靈魂，將它們的信息從恐懼中轉移出來，遠離恐懼。現在讓我們開始冥想。找一個安全、舒適的地方躺下，你也可以坐著冥想。一旦你處於放鬆的位置，閉上你的眼睛，深吸一口氣，然後吐出來。現在，數到三，再深呼吸一次。一、二、三：深吸一口氣，慢慢吐出來。現在想像自己走在一條路上，你看到遠處有一座橋，它是一座你喜歡那一類型的橋樑，可能是木橋，可能是懸吊在峽谷或山溝上的吊橋，也可能是一座橫跨寬廣河流的大橋。

一旦你看到你想像的橋樑，深吸一口氣，然後吐出來。你一個人站在橋的起點，暫時先不要過橋。首先，看清楚前面的情況，這是一座雜亂無序的橋樑，似

乎還在建設中，急需維修，一大半的橋不見了，橋上到處都是成堆的木頭、廢金屬和垃圾。然而，這座橋仍然屹立不倒。你看到有一個破損的標誌，上面有「暫停使用，風險自負」的警告。當你站在那裡看著前方橋上的碎片和瓦礫時，你注意到遠處有人在橋的另一端。他們朝你的方向揮手大喊，你聽到他們大喊：「我需要幫助！」他們再次大喊：「我需要幫助！放心，這個橋很安全。」

你看不到這個人是誰。他的距離太遠了，空氣中瀰漫著一層薄薄的霧氣。你壓根不相信這個神秘的人。很明顯，這座橋一點都不安全，你再次聽到他大喊：「我需要你，我需要幫助。請快點來！」

你大聲喊：「這座橋真的安全嗎？」

那個人回答：「很安全，我保證！非常安全。」

你立刻想不大對勁。這個承諾無法打動你。你以前聽過這句話，但你很失望。現在，你又聽到，「請來這裡！橋很安全。」

現在深吸一口氣，然後吐出來。數到三，再深吸一口氣。一、二、三：深吸一口氣，然後吐出來。你不能相信這個人，但內心有某種力量引導你走向他們的方向，走向橋，你說不上來為什麼，但感覺很熟悉。

你慢慢跨出第一步上橋，親自看看橋是否安全。你看到在你的左側老舊的汽車輪胎，你的前方看起來像一個災區，周圍眼見之處全是成堆的瓦礫和金屬。你再向前走一步，一個檸檬水小攤出現在你的右邊，一對母子正在賣檸檬水。這真的很奇怪，你以前沒有留意到他們，為什麼他們會在這麼危險的橋上？你問他們：「你們還好嗎？」他們沒有反應，他們安全地坐在橋上這區乾淨的小角落。

橋另一端的人喊道：「我不是告訴過你這裡很安全嗎？請過來，快一點！」

你看著前方的災區，還是不相信這座橋，這座橋完全是一片混亂，但你腳踏的地方是安全的。現在深吸一口氣，然後吐出來。

你向前走一步離開檸檬水小攤，不久它消失在霧中，看不見了。你向右看，有一輛拋錨的汽車。你往前看，那是一片荒地。橋上到處都是混凝土塊、金屬桶和坑洞。你看向左邊，留意到好像是一對父母和他們的孩子們拿著魚竿，正將釣魚線從橋邊拋下，這真的很奇怪。這座橋看似一場災難，你以前沒有見過他們。當你環顧四周時，幾乎看不到任何橋面可以支撐任何人，但在他們的空間裡，他

們正在釣魚，一切看似很好，他們有堅固的欄杆支撐著他們。

「繼續前進！」那個聲音從橋的另一端傳來。「我告訴過你這是安全的，快來！」

現在深吸一口氣，然後吐出來。你再往前走一步到橋上，一隻友善的小狗向你跑來，你大吃一驚！這隻小狗是怎麼越過橋上的坑洞？它看起來像一隻黃金獵犬。小狗開始舔你的手，舌頭強而有力，這真是太奇怪了。它是如何從另一邊來到這裡的？小狗後面的橋面破一個大洞，那個洞的後面到處都是碎片。你再次聽到橋另一端的人大喊：「我在這裡，快過來，我需要你！」

你環顧四周一切都不對勁，這座橋正在崩解，這是一個災區。然而，你站的地方已經自行修復變得堅固，你和小狗都很安全。突然間，一條皮帶出現在小狗身上，在皮帶的另一端是一個面帶微笑的人。你心想，這怎麼可能？當他們從你身邊走過時，你轉身看著他們，他們漸漸消失在迷霧中，不過，當你發現橋的碎片是安全時，每走一步，你的信心就增加一點。

現在你的前方橋面有一個大洞，你不確定是否有足夠的信心可以跨越這個洞。你看到橋上的洞了嗎？你看，這裡有一個洞。遠處的人大喊：「我需要你，繼續往前走，不要慢下來。」

你認為如果你再走一步，可能會從那個洞掉下去受傷甚至死亡。你轉身說：「我做不到，我不想為你而死，我拒絕為你而死，我不相信你，這不值得。」

那個聲音說：「快點！我需要你的幫助，你不能讓我失望，只要再向前一步。我保證，這裡很安全。」

又是這些承諾。你以前聽過這些話，轉頭看之前開始的地方，你認為自己最好往回走。然而，你意識到為時已晚，身後的橋比之前更破舊，橋上的人們都消失了。你意識到你有可能被騙、利用和誤導。那個聲音再次響起：「聽我說，你很安全的，這座橋很安全，時間不多了，快一點過來。」

你深深吸一口氣，然後吐出來；再深吸一口氣，吐出來。當你站在橋上看著那個大洞時，你決定閉上眼睛，大步向前邁出一步越過這個洞，你的腳踩在堅實的地面上，你沒有從橋上掉下來，你仍然站在橋上。

當你睜開眼睛站在橋上時，你看到腳下的洞已經修好了。你再向前一步，你

看到橋面開始修復，這座橋隨著你邁出的每一步而進行自我修復。

當你跨過橋時，你開始看到這座橋上的人，並意識到你之前見過他們。你看到家人、朋友、熟悉的動物經過身旁，他們都很高興。這座橋上的每個人都是你生命中某個時刻認識的人。你再次聽到橋盡頭的人大喊：「我在這裡，繼續走，你快到橋的盡頭了。」橋很漂亮、很安全、很寧靜。當你走在橋上時，你感覺到溫暖的陽光照在你的臉上，周圍的薄霧漸漸散去。

你快走到橋的盡頭了，你跨出最後一步，站在橋的盡頭，而那個一直在對面呼喚你的人也站在那裡，就在你的面前等著你。很明顯，這個人始終都是你。你的靈魂在橋的另一端等著自己，而讓你們分開的恐懼已然消失。深吸一口氣，然後吐出來。現在你可以慢慢地睜開眼睛。

我們沒有意識到，在我們的成長過程中，自我的靈魂會因為背叛和信任破滅而受到傷害，內心因此產生恐懼，進而阻礙靈魂和大腦之間的連結，所以生活在不安、失去信心的恐懼中。現在你已經完成將靈魂與大腦情緒中心的神經元連接起來的冥想，接下來，它們之間的連結會更加穩固，恐懼和信任破碎無法再阻礙你。你可以每天、每隔一天或每週幾次重複這個冥想，因為每做一次，修復你的靈魂和身體之間橋樑的力量就會更強大。

結合靈魂之光的冥想

這是一個強大療癒靈魂的冥想，可以修復多年來因困境、失落、背叛、信任破滅和被誤解等累積的靈魂碎片，或對抗生活中不公不義的事件而受挫，或是你想找回自己失去的某一部分靈魂。

現在讓我們開始冥想。找一個安全、舒適的地方躺下，你也可以坐著冥想。一旦你處於放鬆的位置，閉上你的眼睛，深吸一口氣，然後吐出來。現在，數到三，再深呼吸一次。一、二、三：深吸一口氣，慢慢吐出來。

想像遠處有一座高聳的樓梯，你慢慢朝著樓梯的方向前進，迎面而來的是一片迷霧。你看到霧了嗎？你仍然可以看到遠處的樓梯。你繼續朝著那個方向前

進，越來越近、越來越近，你再走幾步就到了。現在，你站在樓梯的下方往上看。深吸一口氣，慢慢吐出來。

這個樓梯從第一階到頂部總共有二十一個台階，你看到了嗎？我們現在要一階一階往上爬，邊爬邊數。現在把你的腳放在第一個台階上，這是第一個台階；接下來，將另一腳放在下一個台階上，這是第二個台階。當你在霧中爬樓梯時，這些數字對你是否有任何意義？現在讓我們再往上爬：三、四、五、六、七、八、九、十、十一、十二、十三、十四、十五、十六、十七、十八、十九、二十、二十一。現在，你到達樓梯的頂部，你看到一扇門，這是一個通道。現在深吸一口氣，然後吐出來。

請握住門把手，打開這大門。你進入一個黑暗而開闊的空間，下方沒有地板，你正在漂浮。你能感覺到自己在漂浮嗎？當你抬頭四處張望時，你會看到遠處閃閃發光的星星。在你的正前方，有一個光球正朝著你的方向前進。你看到這個光了嗎？準備好並伸出你的手，你要抓住這道光。它即將靠近你了。我們倒數三，二，一：抓住它。你現在握著這道光，將光舉到你的額頭前方，把它推進你的額頭，讓它進入你的靈魂。

遠處的另一道光正朝著你的方向前進。光越來越靠近你。準備好用手抓住它。三，二，一：抓住它。你現在握著這道光，感覺如何？把光帶到你的額頭上，將它推進你的額頭，讓它進入你的靈魂。

遠處又有另一道光正朝著你的方向前進。你看到了嗎？這道光更明亮更大。你需要用雙手抓住這個光。光離你越來越近。準備好，抓住它。三，二，一：用雙手抓住它。你看到手中的這道光有多美嗎？這是一道溫暖、舒適、祥和的光。某部分你就在這道光中，純潔、無暇、完整無缺，一直被安全地守護著。現在將光帶到你的額頭上，將它推進你的額頭，進入你的靈魂。你感覺到你靈魂裡的光了嗎？現在深吸一口氣，然後慢慢吐出來。

數到三，再深吸一口氣。一、二、三：深吸一口氣，慢慢吐出來。是時候離開這個空間，回到大門口。門還是開著。你到了嗎？你在樓梯的頂部了嗎？抓住門把手，關上身後的門。大門現在已關閉。是時候我們要下樓梯，一次一步。讓我們一起數。二十一、二十、十九、十八、十七、十六、十五、十四、十三、

十二、十一、十、九、八、七、六、五、四、三、二、一。深吸一口氣，然後吐出來。

你可以慢慢睜開眼睛。你已經完成結合靈魂之光的冥想。你靈魂中的任何碎片現在正在修復，隨著碎片的修復，你的靈魂也會癒合。你的靈魂現在是完整的，過去因為掙扎、失落和困境而失去的珍貴碎片全都找回來了。身為這個世界光之存在的你，靈性的力量又提升了。過往的傷痕不會像以前那樣緊緊牽絆你的靈魂。你是你的靈魂的主宰，你有權治癒自己的靈魂。你可以每天重複這個強大的冥想，或者根據需要多做幾次，為你的靈魂帶來平安和療癒。

「我們的靈魂是一種能量，不會被地球上發生的任何事件所征服。」

—— 安東尼・威廉

第十三章

靈魂之聲

　　什麼是靈魂？靈魂真的存在嗎？還是只是飄來飄去的空氣？或是我們幻想創造出來的？

　　你的靈魂確實存在。每個人都有靈魂，它是你完整存在的聲音，你的靈魂記錄著你在生命中發生的所有事件的認知，包含你的生命存在的意義。你的靈魂駕馭你以生命形體選擇或經歷的每一次旅程。即使在你的肉身消逝很久之後，靈魂依然不朽。

　　不管你是否喜歡你的靈魂、愛你的靈魂，還是討厭你的靈魂，這都不重要；即使你不相信靈魂的存在或者相信你有靈魂，這也沒關係，因為你的靈魂比你更強大，比你此刻存在的意識更強大，比你在地球上受到任何制約式的洗腦都更強大，因為你的靈魂離地球很遠，不受到人類營造的世俗環境泡沫所支配。你的靈魂遠大於你，它是你的光，來自上天的光而不是來自地球。你的靈魂遠比你的身體古老，並且擁有過去的記憶和信息，但你的表意識無法進入這些記憶和信息。你的靈魂有能力引領你前進，即使它被你周圍的人或身處的世界摧殘和打擊，你的靈魂殘餘的碎片仍然擁有力量和光芒，在最黑暗的時刻照亮前方的道路。

　　當我們在地球上發聲時，有時我們會發現舉世皆濁我獨清的時刻，而我們傳遞的不只是個人的真理，而是將我們與他人連結在一起的共同真理，甚至是超越言語，這可能是我們最真實而有力量的聲音。

　　很多時候，地球上所謂的真相可能漏洞百出，因為人性傾向於扭曲真相以維持現狀，因此真相被謊言所操控和破壞。此時，邪惡自封為真相，經過一番精心改造後把它拿來當作武器，因為這個真相早已被破壞，充滿欺騙，這是各行各業從上到下使用的生存機制。

你的靈魂擁有真實的真理——不受污染、純潔,無論我們在地球上傾向於何種生存機制。你的靈魂擁有更高的智慧,一眼就能看穿地球上玩弄的真相技倆。每個人的內心都有這個聲音,比我們塵世的聲音更加真實有力量。這個更真實的聲音遠大於我們所知內心深處的聲音——因為儘管我們真實、深層、塵世的聲音很強大且重要,但它往往夾雜著傷害、悲傷、不信任、困惑和錯誤的信息。然而,我們靈魂最真實的聲音永遠不會被詭計所左右,它存在於所有人的內心,它是你的靈魂。

我們的靈魂有一種聲音,一種我們用肉耳聽不到的聲音,一種穿越時空真實的聲音。當我們的靈魂離開我們的肉體向上揚升時,就會發出這種聲音。靈魂就是能量,靈魂的能量如此強大——光之火球。隨著靈魂的旅行,這個聲響就是靈魂穿越時間的聲音,一旦靈魂離開身體,時間對於它來說就已不存在了。

我們的靈魂所到之處,無所謂的時間。我們的靈魂回歸的家也不受時間支配,因為每個星球、每個太陽系、每個星系的時間都是不同的。如果一個行星或太陽系不復存在,那麼那個行星或太陽系的時間就會停止,但我們的靈魂是不朽的。

我們的靈魂始終存在,不受時空的限制。我們的靈魂是一種能量,不會被地球上發生的事情所征服。這是一個宇宙、上帝旨意的法則,那就是我們的靈魂擁有全身而退的特權,即使我們與大腦相連的意識不以為然。還好這些誤解無法進入並摧毀靈魂,最終真正重要的是我們靈魂的真相,因為它是我們永恆的存在,超越我們在地球上所有生命的軌跡。

「我們的靈魂有一種聲音,一種我們用肉耳聽不到的聲音,一種穿越時空真實的聲音。」

—— 安東尼·威廉

醫療靈媒之源起

　　至高之靈，來自上帝慈悲之聲，我稱之為慈悲高靈，在我四歲時進入我的生活，教我如何看到人們病痛的真正原因，並將這些訊息傳遞給世人。一直以來，慈悲高靈清晰且準確地在我耳邊說話，就好像一位朋友站在我身邊，讓我了解周圍每個人的症狀。另外，慈悲高靈從小就教我人體掃描，就像超級核磁共振掃描儀，可以揭示人體內所有阻塞、疾病、感染、病症部位和過去的問題。

　　作為慈悲高靈的使者，我的工作是繼續將先進的治療信息帶入醫療和健康社群。這意味著出版書籍和播客，在社交媒體上發布和曝光，以及任何其他可以接觸到慢性病患者的方式。本書中的信息來自慈悲高靈觀察數億長期遭受痛苦的人，然後解讀他們所面臨、感受或受創於不同變數、狀況和心理的健康狀態。慈悲高靈廣泛收集人們在地球上遇到的各種疾病，以及運用各種方法傳達這些資訊，好讓所有慢性病患者都能驗證並有機會應用這些信息治癒自己。

　　很多時候，當我坐在辦公桌前接收你在這些頁面中看到的信息時，我會進入一個光球，將我暫時帶離個人的世界和周圍的環境，以便我可以清晰聽到慈悲高靈的聲音，並看到高靈顯示的任何願景。有一天，當我坐著等待抄寫高靈關於飲食失調的資訊時，我問：「祢在哪裡？」慈悲高靈說：「我來了。我只是打開資料庫，讀取地球上超過十億人飲食失調的資訊，這樣我才能提供全方位的訊息，協助所有飲食困難的人。我希望它是全面的，所以要包含每一個人。」

　　慈悲高靈看到這個星球上人類的狀況，深入瞭解其中的來龍去脈，以及如何利用我們這個星球現有的資源。我們聽到你們的心聲，知道你面臨的困境，而且不希望你再經歷了。我畢生的使命是將這些信息傳遞給你們，好讓你可以穿越這片混亂的海洋——當今健康時尚和趨勢的雜音和論點——以恢復健康並按照自己的方式駕馭生活。

　　人們常說：「你的天賦真神奇！」有些人甚至稱我為先知。我總是回答：

「這不是給我的天賦，這是我對人們的責任，這是給你的禮物。」如果有人有登山的天賦，那麼他們真的很有天賦，他們擅長攀登，甚至要冒著生命危險挑戰自己，這份天賦使他們的靈魂得到滿足。當其他人對此抱以敬畏之心時，登山者是為了自己而爬山，無論是證明他們可以做到並實現那個偉大的目標，還是證明他們比以前更卓越。這與我的天賦不同，聽到聲音並不會帶給我任何滿足感，這不是為了我個人的目標。我聽到的聲音是給每一個人，以及任何想聽且正在受苦的人。我的滿足感是來自當有人生活因此改變或有人因此痊癒，這種滿足感是知道某人已從身體或精神上的痛苦中解脫了。

你不必喜歡我，不喜歡我傳遞的信息，不喜歡我傳遞信息的方式，甚至不相信賦予我的聲音，我仍然是一個訊息傳遞者。我壓根就不想聽到聲音，即使在我開始聽到聲音後，我仍然不想聽到它，最終我無法逃避且不得不接受它永遠不會消失。我知道這些信息始終存在，可以讓慢性病患者從失去希望、疾病和絕望的深淵走出來——並將他們帶入療癒的光中。被冠上「聽到聲音的人」的歧視一直是我一生的挑戰，但這與慢性病患者在生活中所經歷的歧視相比簡直是微不足道。我承諾並致力於為慢性病患者提供支持，只要我人還在，將不斷傳遞來自慈悲高靈的信息。

我的任務是讓那些想瞭解自己身體症狀的人清楚明白——不是因為他們的身體虛弱或有缺陷，而是因為生活在地球上確實有各種因素會妨礙他們的生活品質。能量是一種寶貴的資源，許多患有慢性疾病的人都是氣虛能量不足。如果有人善用他們僅有的任何能量，專注學習這些來自上天的信息，成果肯定是指日可待。我的任務是為那些不再相信其他健康領域的人提供協助，讓他們在僅存的信心中向前邁進。

如果你想瞭解更多關於我的起源，你可以在《醫療靈媒：慢性和難解疾病背後的秘密以及健康的終極之道》中找到我的故事。

單位換算表

本書的食譜是使用美國標準單位來測量液體和乾燥或固體成分（茶匙、湯匙和杯子）。以下為單位換算圖表以幫助美國以外的讀者成功使用這些食譜。所有分量都為近似值。

標準量杯	細粉 （如麵粉）	穀物 （如白米）	粒狀 （如糖）	固體 （如奶油）	液態固體 （如牛奶）
1	140 公克	150 公克	190 公克	200 公克	200 毫升
¾	105 公克	113 公克	143 公克	150 公克	180 毫升
⅔	93 公克	100 公克	125 公克	133 公克	160 毫升
½	70 公克	75 公克	95 公克	100 公克	120 毫升
⅓	47 公克	50 公克	63 公克	67 公克	80 毫升
¼	35 公克	38 公克	48 公克	50 公克	60 毫升
⅛	18 公克	19 公克	24 公克	25 公克	30 毫升

液態成份換算表				
¼ 茶匙				1 毫升
½ 茶匙				2 毫升
1 茶匙				5 毫升
3 茶匙	1 湯匙		½ 盎司	15 毫升
	2 湯匙	⅛杯	1 盎司	30 毫升
	4 湯匙	¼ 杯	2 盎司	60 毫升
	5 ⅓湯匙	⅓杯	3 盎司	80 毫升
	8 湯匙	½ 杯	4 盎司	120 毫升
	10 ⅔湯匙	⅔杯	5 盎司	160 毫升
	12 湯匙	¾ 杯	6 盎司	180 毫升
	16 湯匙	1 杯	8 盎司	240 毫升
	1 品脫	2 杯	16 盎司	480 毫升
	1 夸脫	4 杯	32 盎司	960 毫升
			33 盎司	1000 毫升　1 公升

乾燥成份換算表		
盎司轉換公克，請將盎司乘以 30		
1 盎司	¹⁄₁₆ 磅	30 公克
4 盎司	¼ 磅	120 公克
8 盎司	½ 磅	240 公克
12 盎司	¾ 磅	360 公克
16 盎司	1 磅	480 公克

烹調／烤箱溫度換算表			
烹調過程	華氏	攝氏	烤箱溫度檔位
冷水	32 °F	0℃	
室溫水	68 °F	20℃	
熱開水	212 °F	100℃	
	325 °F	160℃	3
	350 °F	180℃	4
	375 °F	190℃	5
	400 °F	200℃	6
	425 °F	220℃	7
	450 °F	230℃	8
炙烤			Grill

長度換算表				
公寸換算公分，請將公寸乘以 2.5				
1 英吋			2.5 公分	
6 英吋	½ 英呎		15 公分	
12 英吋	1 英呎		30 公分	
36 英吋	3 英呎	1 碼	90 公分	
40 英吋			100 公分	1 公尺

作者簡介

慢性病專家安東尼·威廉（Anthony William）是全球芹菜汁運動的創始人，《醫療靈媒播客》（Medical Medium Podcast）的主持人，以及榮登紐約時報暢銷書第一名醫療靈媒系列作者：

- **－醫療靈媒－**《守護大腦的激活配方》、《守護大腦的療癒食譜》：針對神經、自體免疫和心理健康。
- **－醫療靈媒－**《守護大腦的飲食聖經》：為你解答腦部發炎、心理健康、強迫症、腦霧、神經系統瘤狀、成癮、焦慮、抑鬱症、重金屬、EB 病毒、癲癇發作、萊姆病、注意力不足過動症、阿茲海默症、自體免疫和飲食失調等症狀。
- **－醫療靈媒－**《3:6:9 飲食排毒聖經》：焦慮、抑鬱、痤瘡、濕疹、萊姆病、腸道問題、腦霧、體重問題、偏頭痛、腹脹、眩暈、牛皮癬、囊腫、疲勞、多囊性卵巢症候群、肌瘤、泌尿道感染、子宮內膜異位症和自體免疫症治療方案。
- **－醫療靈媒－**《神奇西芹汁》：我們這個時代最強大的藥物，治癒全球數百萬人。
- **－醫療靈媒－**《拯救肝臟》：為你解答濕疹、牛皮癬、糖尿病、鏈球菌、痤瘡、痛風、腹脹、膽結石、腎上腺壓力症候群、疲勞、脂肪肝、體重問題、小腸菌叢過度增生和自體免疫性疾病等症狀。
- **－醫療靈媒－**《甲狀腺揭密》：橋本氏甲狀腺炎、葛瑞夫茲氏病、失眠、甲狀腺功能減退、甲狀腺結節和 EB 病毒背後的真相。
- **－醫療靈媒－**《改變生命的食物》：運用水果和蔬菜的隱藏療效拯救你自己和你愛的人。
- 《醫療靈媒》：慢性與難解疾病背後的秘密，以及健康的終極之道。

安東尼生來就具有與慈悲高靈交談的獨特能力，慈悲高靈為他提供超越時代非常先進的醫學信息。從四歲起，安東尼就一直在用他的天賦來觀察人們的身體狀況，並告訴他們和他們的醫生如何恢復健康。幾十年來，安東尼一直在幫助人們找到他們需要的答案，他發現隨著求助等候的名單不斷增加，他能幫助的人有限。於是，安東尼現在把大部分時間和精力投注在傾聽慈悲高靈的信息，並將其寫成書，以便讓每個人都有機會治癒。身為醫療靈媒的他，前所未有的準確和成功率，為他贏得全世界數百萬人的信任和喜愛，其中包括電影明星、搖滾明星、億萬富翁、職業運動員，以及無數來自各行各業的人，這些人為疾病所苦，找不到治癒之道，直到遇見安東尼。幾十年來，對於遇上一些難解的個案需要協助的醫生來說，安東尼更是寶貴的資源。

　　更多資訊請參考醫療靈媒官網 www.medicalmedium.com

　　「不管你是否喜歡你的靈魂、愛你的靈魂，還是討厭你的靈魂，這都不重要；即使你不相信靈魂的存在或者相信你有靈魂，這也沒關係，因為你的靈魂比你更強大，比你此刻存在的意識更強大。」

── 安東尼·威廉

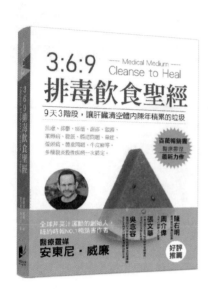

369 排毒飲食聖經

作者：安東尼・威廉
譯者：郭珍琪、吳念容
頁數：480 頁
定價：499 元

影響世界各地、備受讚譽的 3:6:9 排毒飲食法，只要 9 天 3 階段，讓肝臟清空你體內積累的陳年垃圾

* 如何選擇適合您的排毒飲食媒介
* 深入了解您的症狀和狀況的原因
* 重要的排毒注意事項，包括如何修改和替換菜單
* 您可以選擇添加到排毒中的健康食品指南
* 間歇性禁食和微生物組等流行話題的真相
* 排毒可以成為一種情感體驗的生理原因

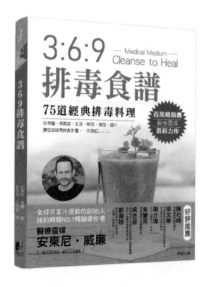

369 排毒食譜

作者：安東尼・威廉
譯者：郭珍琪、吳念容
頁數：176 頁
定價：390 元

本書為您提供 75 道實用的排毒料理，搭配原始版、簡易版、進階版食譜範例，為你制定具體可行的執行方案

* 從早餐、開胃菜／小菜、主菜／配菜、湯品、沾醬……。
* 當然也不會少了醫療靈媒系列最經典的排毒料理：芹菜汁、保肝果昔。
* 讓您在執行排毒飲食計畫上，能夠一次上手。

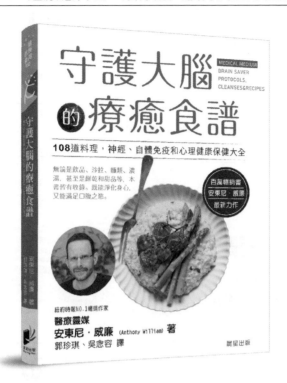

守護大腦的療癒食譜

作者：安東尼‧威廉
譯者：郭珍琪、吳念容
頁數：224 頁
定價：490 元

要有健康大腦，從飲食改變開始
特製的 108 道食譜，「吃」出療癒力

書中有助於安神，讓大腦舒緩的果汁與增強免疫力等各式菜餚。除治療症狀外，甚至可以靠飲食預防保健你的身體。

兼具變化，不枯燥乏味

涵蓋果汁、沙拉、壽司、漢堡等各國特色料理餐點。以「蔬食」為主力軍，訂製個人口感多變的菜單，使你的排毒計畫不單調又能兼具個人色彩。

國家圖書館出版品預行編目資料

守護大腦的激活配方/安東尼.威廉(Anthony William)著；
郭珍琪, 吳念容譯. -- 初版. -- 臺中市：晨星出版有限公司,
2023.05
　　面；　公分. -- （健康與飲食；149）

譯自：Medical medium brain saver protocols, cleanses &
recipes : for neurological, autoimmune & mental health.

ISBN 978-626-320-426-3（平裝）

1.CST: 健腦法 2.CST: 健康飲食

411.19　　　　　　　　　　　　　　　　112003716

健康與飲食 149

守護大腦的激活配方

作者	安東尼・威廉（Anthony William）
譯者	郭珍琪、吳念容
主編	莊雅琦
執行編輯	張雅棋
網路編輯	黃嘉儀
美術排版	曾麗香
封面設計	張雅棋
校對	莊雅琦、張雅棋、黃嘉儀
創辦人	陳銘民
發行所	晨星出版有限公司
	407台中市西屯區工業30路1號1樓
	TEL：（04）23595820
	FAX：（04）23550581
	health119 @morningstar.com.tw
	行政院新聞局局版台業字第2500號
法律顧問	陳思成律師
初版	西元2023年5月15日
再版	西元2024年6月27日（三刷）
讀者服務專線	TEL：（02）23672044 /（04）23595819#212
讀者傳真專線	FAX：（02）23635741 /（04）23595493
讀者專用信箱	service @morningstar.com.tw
網路書店	http://www.morningstar.com.tw
郵政劃撥	15060393（知己圖書股份有限公司）
印刷	上好印刷股份有限公司

可至線上填回函！

定價450元

ISBN 978-626-320-426-3

MEDICAL MEDIUM BRAIN SAVER PROTOCOLS, CLEANSES & RECIPES

Copyright © 2022 Anthony William

Originally published in 2022 by Hay House Inc.